呼吸道OCT基本图谱

主　审　钟南山　李百灵
主　编　李时悦　蔡志岗

人民卫生出版社
·北　京·

图书在版编目（CIP）数据

呼吸道 OCT 基本图谱 / 李时悦，蔡志岗主编 . 北京 ：人民卫生出版社，2025. 5. --（OCT 医学影像图谱系列）. -- ISBN 978-7-117-37955-7

Ⅰ. R560.4-64

中国国家版本馆 CIP 数据核字第 2025FL1863 号

呼吸道OCT基本图谱

Huxidao OCT Jiben Tupu

主　　编：李时悦　蔡志岗

出版发行：人民卫生出版社（中继线 010-59780011）

地　　址：北京市朝阳区潘家园南里 19 号

邮　　编：100021

E - mail：pmph @ pmph.com

购书热线：010-59787592　010-59787584　010-65264830

印　　刷：北京瑞禾彩色印刷有限公司

经　　销：新华书店

开　　本：787 × 1092　1/16　印张：12

字　　数：292 千字

版　　次：2025 年 5 月第 1 版

印　　次：2025 年 7 月第 1 次印刷

标准书号：ISBN 978-7-117-37955-7

定　　价：108.00 元

打击盗版举报电话：010-59787491　E-mail：WQ @ pmph.com

质量问题联系电话：010-59787234　E-mail：zhiliang @ pmph.com

数字融合服务电话：4001118166　E-mail：zengzhi @ pmph.com

编写人员

主　审　钟南山　李百灵

主　编　李时悦　蔡志岗

副主编　周子青　陈　愉

编　委　（按姓氏笔画排序）

王　峰　首都医科大学附属北京朝阳医院
王仁东　广州永士达医疗科技有限责任公司
王福娟　中山大学物理学国家级实验教学示范中心
王嘉辉　中山大学物理学国家级实验教学示范中心
邓涛涛　广州永士达医疗科技有限责任公司
龙　发　深圳市光明区人民医院
卢　根　广州市妇女儿童医疗中心
冯家欣　广州医科大学附属第一医院
朱　强　中国人民解放军总医院
孙加源　上海市胸科医院
苏柱泉　广州医科大学附属第一医院
李伟良　广州永士达医疗科技有限责任公司
李时悦　广州医科大学附属第一医院
李柏辉　广州永士达医疗科技有限责任公司
杨　阳　四川省人民医院
杨　震　中国人民解放军总医院
宋李烟　广州永士达医疗科技有限责任公司
张家瑜　广州永士达医疗科技有限责任公司
陈　愉　广州医科大学附属第一医院
陈小波　广州医科大学附属第一医院
周子青　广州医科大学附属第一医院
孟繁峥　吉林大学白求恩第一医院
胡国栋　南方医科大学第十附属医院
钟长镐　广州医科大学附属第一医院
姜桔红　广州医科大学附属第一医院
耿　科　广州永士达医疗科技有限责任公司
顾　晔　上海市肺科医院
高　峻　广州永士达医疗科技有限责任公司
高颂平　广州永士达医疗科技有限责任公司
郭祖源　广州医科大学附属第一医院
唐远平　广东省妇幼保健院
唐纯丽　广州医科大学附属第一医院
黄俊锋　广州永士达医疗科技有限责任公司
蔡志岗　中山大学物理学院
廖　槐　中山大学附属第一医院
蹇敦亮　广州永士达医疗科技有限责任公司

序　言

呼吸系统疾病是全球范围内威胁人类健康的重要疾病，随着医学影像技术的不断进步，OCT 技术在呼吸系统疾病中的创新应用逐渐展现出其独特的优势。OCT 技术作为一种高分辨率、无创、实时的成像技术，在支气管导航技术引导下的 OCT 导管可精确抵达第 9~10 级气道，突破传统支气管镜和影像学检查的解剖盲区，实现对小气道形态的准确、实时测量。

从 2013 年开始，我们引进了 OCT 设备，带领和指导团队通过一系列技术改良实现了气道检测层级的突破——将既往 OCT 最远第 5 级支气管的检测范围拓展至第 9 级支气管，并首次在人体内明确小气道（直径≤2mm）位于第 7 级支气管。后续的研究发现，OCT 技术有助于慢性阻塞性肺疾病的早期筛查与诊断，其定量评估的小气道结构参数与脉冲震荡肺功能检测呈现显著相关性；在哮喘诊疗方面，研究首次观察到部分轻度哮喘患者已出现气道重塑现象，并证实中等气道（3~6 级支气管）在吸入支气管舒张剂后的形态学改变与临床症状缓解存在直接关联。为了解决 OCT 读图工作量大、专业需求度高的问题，团队还开发了 OCT 图像 AI 自动分析系统，极大提高了 OCT 图像识别效率和准确度。同时，联合国内高新技术企业开展深度产学研合作，成功研制出具有完全自主知识产权的国产 OCT 设备，并通过国家药品监督管理局医疗器械审批进入临床使用。这一系列工作，成为我国在介入呼吸病学领域具有国际影响力的标志性研究进展。

为了进一步推动 OCT 技术在呼吸系统疾病中的应用，撰写了《呼吸道 OCT 基础图谱》，该书系统地介绍了 OCT 技术在呼吸系统疾病中的应用，涵盖了从基础理论到临床实践的全面内容。书中不仅详细阐述了 OCT 技术的原理、设备、操作步骤及技巧，还通过大量的临床病例和图像分析，展示了 OCT 在慢性阻塞性肺疾病、哮喘、肺癌、肺炎、支气管扩张等常见呼吸系统疾病中的具体应用及进展。本书的出版，将加快 OCT 技术在呼吸系统疾病中的临床应用推广，使得此项创新技术为呼吸系统疾病诊断评估和研究提供一种新的影像方法与视角，它不仅为临床医生提供了宝贵的参考案例和资料，也为科研人员在呼吸道形态学层面的研究提供了重要参考资料。

本书的编写成员既有从事 OCT 临床及研究工作的经验丰富的临床医师，也有从事 OCT 研发工作的技术人员，他们精益求精，花了二年时间完成该书的编写，感谢各位同仁前期在 OCT 技术领域所做的大量开发、临床研究工作，以及提供的相关支持，并感谢人民卫生出版社的支持，使得本书顺利出版。

希望本书能够成为 OCT 领域相关的医务人员、科研人员和医学生的专业参考书，推动 OCT 技术在呼吸系统疾病临床及研究的进一步应用，为更多患者带来福音。

中国工程院　院士
广州实验室　主任
广州医科大学附属第一医院　主任医师 / 教授
2025 年 3 月

前 言

作为中国介入呼吸病学领域的老兵，也是国内最早开展、探索气道内光学相干断层成像（optical coherence tomography，OCT）技术的团队成员，能为《呼吸道 OCT 基本图谱》撰写前言，我深感荣幸。

OCT 技术——现代医学检测的临床“生物显微镜”

OCT 技术是 20 世纪 90 年代开发的一种全新的成像技术，是利用近红外光干涉原理对生物组织进行微米级分辨率的横断面成像，属于非侵入式、高分辨率的生物医学成像技术，由于优秀的成像质量，被称为“生物显微镜”。最早应用于眼科、心血管等领域，并逐步在消化道、呼吸道领域得到认识及应用。

近年来，随着探头小型化、三维重建算法和功能成像（如血流动力学分析）的突破，OCT 能够实现气道黏膜层、软骨、腺体甚至早期肿瘤的微米级可视化，为气道、肺部疾病的认识提供了全新视角，为呼吸系统疾病的诊断、评估、随访等提供了新的工具。

例如，呼吸慢病（如慢性阻塞性肺疾病、哮喘和支气管扩张等）是国家的四大慢病之一，已成为全球公共卫生的重大挑战。其中，小气道病变是疾病进展的核心环节，但传统检测手段如常规肺功能、高分辨率 CT 等，在灵敏度和精准度上存在局限。OCT 基于光学成像原理，分辨率高达微米级，可无创、无辐射地探查至第 9～10 级支气管的细微结构，为气道重塑、黏膜病变等提供了“活体显微镜”般的可视化证据，从而为早期诊断、动态观察、治疗效果的评估、随访提供了重要的技术手段。

气道 OCT 技术——“中国声音”

在钟院士的直接带领下，广州医科大学附属第一医院、广州呼吸健康研究院、国家呼吸系统疾病临床医学研究中心、国家呼吸医学中心的呼吸介入团队在 2010 年开展气道 OCT 技术的探索，创新性地将 OCT 应用于慢性气道疾病诊断和评估，成功实现了对人体“小气道”这一检查盲区的形态学检测，并通过形态学的研究揭示慢性阻塞性肺疾病早期小气道异常与肺功能的相关性，同时利用 OCT 可在体内实时动态成像的特点观察到哮喘患者气道重塑和吸入药物后不同级别气道形态变化特征。在 *Chest*、*Allergy* 等呼吸领域高水平杂志发表 SCI 文章数篇，显示了 OCT 在小气道疾病的早期诊断、鉴别诊断、分期、评估、随访等方面有难以替代的价值。同时，在世界上率先采用 OCT 技术作为药物治疗临床研究疗效评估的核心指标，已初步显示其优越性。在成果转化方面，团队开发出了 OCT 图像 AI 自动分析系统，并与国内高新科技公司合作，研制出具有自主知识产权的国产 OCT 设备，获得国家食品药品监督管理总局审批并应用在临床上。这些工作是十多年的系统研究成果，是中国在世界介入呼吸领域的标志性工作，也是气道 OCT 方面的“中国声音”。

OCT 的实践价值：从研究到临床

OCT 技术早期主要应用在临床研究方面，如对慢性阻塞性肺疾病患者 OCT 的随访发现，早期慢性阻塞性肺疾病患者规律吸入噻托溴铵 12 个月后，中等气道和小气道的管腔面积（Ai）显著增大；且在中重度慢性阻塞性肺疾病患者中，固定三联疗法（ICS/LAMA/LABA）治疗 12 个月后，患者的小气道管腔面积（Ai）显著增大，管壁厚度（Aw%）明显降低，这为规律吸入药物治疗延缓慢性阻塞性肺疾病气道重塑提供了形态学证据。在哮喘患者 OCT 检查中发现，轻度哮喘即出现气道重塑，为轻度哮喘早期启动吸入性糖皮质激素治疗提供理论依据。近年来，该技术逐步应用于临床，如用于评估呼吸困难患者气道病变情况，协助判断呼吸困难病因。OCT 图像 AI 系统的开发也极大地提高了 OCT 图像的处理效率及准确性，推动了 OCT 技术在临床的应用，未来 OCT 在气道疾病鉴别诊断、病变部位结构了解、随访和药物疗效评估中都将发挥重要的作用。

OCT 图谱——初衷与特色

编写本书的初衷，源于临床对 OCT 技术规范化与普及化的迫切需求。书中系统梳理了 OCT 在气道形态学测量、疾病分型、疗效评估中的应用要点，并配以大量临床病例图像及数据解析。例如，图谱详细展示了慢性阻塞性肺疾病患者治疗前后小气道的动态变化，以及哮喘患者气道壁增厚的特征性表现，力求为读者提供“即学即用”的参考模板。

展望与致谢

随着光学工程与计算科学的协同突破，OCT 技术正迎来发展新纪元。分辨率、成像速度和多模态信息融合的突破，将使 OCT 在呼吸系统疾病临床和科研中的应用更加深入。一些新的 OCT 技术不断涌现，如 Micro-OCT 凭借其微米级分辨能力可解析纤毛运动节律；超声 -OCT 复合探针实现支气管壁分层可视化；而偏振光 OCT 通过分析气道壁偏振态，精准捕捉黏膜纤维化进程。这些创新设备已从实验室走向临床，使呼吸道形态学多维度解析成为可能。人工智能的引入将极大提升图像分析的自动化水平，通过云端辅助诊断平台，基层医疗机构可共享医疗中心的判读能力，这将该技术进一步推广到更多基层医疗机构。期待本书能成为 OCT 气道影像学的“基石之作”，希望它激发更多研究，从技术优化（如人工智能辅助诊断）到临床应用拓展（如术中导航）等。

广州医科大学附属第一医院呼吸介入工作是钟南山院士 1976 年开启的，团队一直致力于呼吸介入的临床工作、科研与新技术研发、教学培训等，本书的编写也是在钟南山院士的引领与支持下、凝聚了团队十多年来在 OCT 方面的科研心血与临床经验，也结合了国内同行的经验。本书的编写过程中，得到了广州永士达医疗科技有限责任公司及李百灵先生的大力支持，也得到了出版社老师的指导和支持，以及各界朋友的关心和支持！

最后，希望这本 OCT 图谱为呼吸病学领域的临床医生、研究者及医学生提供一部兼具科学性与实用性的技术工具书，以推动这一创新技术在呼吸疾病领域的规范化应用与普及。

李时悦
广州呼吸健康研究院　副院长
国家呼吸医学中心　副主任
广州医科大学附属第一医院呼吸与危重症医学科　主　任
2025 年 4 月

致 谢

《OCT 医学影像图谱系列：呼吸道 OCT 基本图谱》的编纂，起源于对呼吸道 OCT 知识普及与技术推广应用的愿景，旨在为广大的医疗从业者、研究人员以及对医学领域抱有浓厚兴趣的读者提供一部新知读本。这是第一本关于呼吸道 OCT 的医学专业书籍，凝聚了各方专家对科技应用于临床创新的长期坚持。在此对每一位给予本书鼎力支持的人士致以最真挚的谢意！

衷心感谢钟南山院士对本项目发起的倡导与支持。同时，特别感谢王广发、徐金富、李强、丁明、李静、李锋、任新玲、刘来昱、周云芝、刘丹、陶梅梅、黄海东、阳隽、王昌惠、苏远、李发久、程兆忠、杨拴盈、杨晓红、郑敬阳、黄惠萍、郭述良、李一诗、程渊、马晓宇、陆海雯、王海、陈兢兢、陈娉娉等众多专家。他们在呼吸道 OCT 的临床应用、研究和推广方面做出了大量贡献，其丰富的临床经验、前瞻性的研究成果以及理论与实践相结合的深刻见解，充分融入本书之中，极大地提升了本书的学术水平和实用价值，使本书得以呈现给广大读者。

其次，要感谢在此过程中编辑团队与校对人员的默默付出。他们以高度的责任心，对文字、图表及版面的美观协调进行了反复打磨与核对，确保内容的准确性和表达的流畅性，为本书的高质量呈现奠定了基础。

同时，还要感谢那些虽未直接参与本书编写，但却在日常工作中给予灵感与帮助的同事们、朋友们，以及在研究过程中给予支持的患者群体。没有他们的理解与配合，本项目将难以实现其推动医学进步的目标。

最后，向所有未来的读者致以最高的敬意，希望这本书能够成为每位读者职业生涯中不可或缺的伙伴，无论是作为呼吸道 OCT 的学习指南，还是研究和临床的重要参考。期待本书能够激发更多关于呼吸道 OCT 的思考与讨论，促进知识的交流与创新，更好地服务于呼吸系统疾病的诊疗。

特别鸣谢以下单位：

1. 广州呼吸健康研究院
2. 广东省呼吸与健康学会
3. 广州永士达医疗科技有限责任公司

目 录

第一章

呼吸道 OCT 基础理论概述

第一节　OCT 技术简述

光学相干断层成像(optical coherence tomography，OCT)技术，是一种以低相干干涉测量法和光学相干反射计为理论和技术基础，用于生物浅表组织成像，能够清晰显示组织微小结构的新型断层成像技术。OCT 起源于光学相干域反射测量技术(optical coherence-domain reflectometry，OCDR)，该技术原本用于光缆的检测，采用宽带光源发出的低相干光进行反射域的测量，通过实验，OCDR 的纵向分辨率达到了 10μm 量级，动态范围大于 100dB，很快人们就认识到这项技术在生物组织探测上的潜力。1991 年，麻省理工学院的 J.G. Fujimoto 和 D. Huang 等人在 OCDR 的基础上，添加了一个可以对被测样品进行横向扫描的装置，从而实现了二维和三维的成像模式，首次提出了 OCT 技术的概念。

从原理来讲，OCT 技术应被称为光学干涉断层成像技术或光学干涉层析成像技术，因为其实质上是一种基于光学干涉的低相干干涉测量方法，尽管使用“相干”命名可能会造成物理概念上的误解或混淆，不过，由于历史原因，这项技术现已成型，并且其重点在于应用，因此我们继续沿用“光学相干断层成像”这个最初的命名方式。

OCT 技术具有获取图像分辨率高、成像速度快、对被检样品伤害小等优点，同时还可以对材料或生物系统的内部微观结构进行高分辨率横断面层析成像，已广泛应用于多个领域，在生物医学及工业检测等方面具有巨大的科研和应用潜力。然而，OCT 技术最主要的应用领域还是生物医学，其可为诊疗提供光学相干断层成像图。

OCT 作为一种非接触式、高成像速率、高分辨率、实时检测的成像技术，已普遍应用于各个临床领域，包括病理检测、病理机制分析、病理过程监测和治疗评估。与广泛使用的临床诊疗工具相比，OCT 的关键优势在于其微米级别的分辨率，能够检测微小的病理变化，使其在各种类型组织的上皮或膜层病变的检测方面具有巨大的优势。

第二节　呼吸道 OCT 原理

生物组织具有高散射的特性，其内部组织的折射率会有微小变化，当光在生物组织中传播时，会被生物介质反射和散射，由于不同深度的出射光波存在相位差，因此可通过这些相位变化来进行组织成像。OCT 是一种基于低相干光干涉测量的技术，它利用宽带光源的低空间相干性来区分检测介质不同深度的反射光和背向散射光，从而获取样品的断层扫描图像。呼吸道 OCT 系统的成像原理为：光源发出的光经 2×2 光纤耦合器分为两束，一束作为参考光束，射向参考臂内的平面反射镜；另一束作为测量光束，射向样品臂内的样品。参考光束被平面镜反射后，与样品产生的背向散射光在光纤耦合器内进行干涉，形成携带样品内部信息的干涉光。进行干涉信号的检测和数据处理后，可得到样品纵向的一维结构数据（A-Scan）；再对样品臂的扫描进行横向控制，改变其光斑位置，可以获得样品的二维测量数据（B-Scan）；如果再加上轴向的回抽动作（C-Scan），可以获得完整的三维数据信息。将这些矩阵信号经过计算机进行图像处理，并根据信号的强弱，赋予相应的灰度或者色彩，从而得到样品的灰度或伪彩色的二维层析图像和三维立体结构图像。

自 1991 年首篇关于 OCT 技术的文章发表以来，OCT 技术已有显著的进步，按其工作原理可分为两大类别：时域 OCT（time domain optical coherence tomography，TD-OCT）和频域 OCT（frequency domain optical coherence tomography，FD-OCT）。二者在工作原理和系统结构上既有共同点，也有区别，总体的发展趋势是朝着成像分辨率更高、扫描速度更快、成像深度更深和灵敏度更高的方向发展。

OCT 按照系统的构成结构可以分为空间型 OCT 和光纤型 OCT。以空间型的 OCT 系统为例，其基本结构是迈克耳逊干涉仪，光源经过分束器分别进入参考臂和样品臂，两臂的反射光经过分束器重新汇合，并且发生干涉，干涉信号通过光电探测器探测得到，见图 1-1。其中，参考镜为可沿轴向线性移动的反射镜，通过移动改变反射镜的位置，样品臂与参考臂之间的光程差发生改变。对于实际光源，应该有固定的相干长度。根据相干条件，只有光程差小于相干长度的两束光才能发生干涉，所以干涉信号会受到光源功率谱的影响，而 OCT 技术正是利用宽带光源相干长度较短的特点来进行层析分辨的，光源功率谱越宽，层析分辨率越高。通常情况下，宽带光源功率谱呈高斯分布，因此实际干涉信号可视为由余弦函数调制的高斯波形。

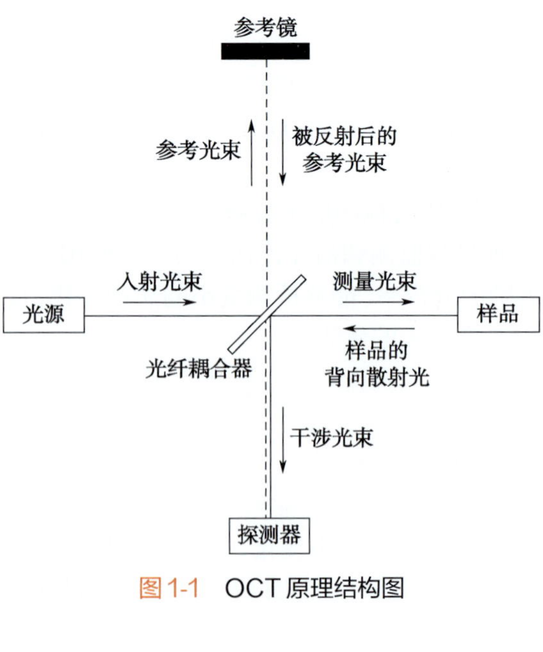

图 1-1　OCT 原理结构图

在 TD-OCT 系统中，光电探测器只能探测到对应于某一参考臂光程的光强，即同一时刻只能记录到样品某一深度的信息。通过扫描参考臂，探测器以参考臂光程为变量记录干涉信号（光程与扫描时间一一对应），从而获得样品的全部深度信息。由于受机械装置的稳定性和扫描速度的影响，TD-OCT 的灵敏度和成像速度受到一定限制。

OCT 轴向（深度）分辨率为光源相干长度 L_c 的一半，即 $\delta_z=\frac{L_c}{2}=\frac{2\ln 2}{\pi}\frac{\lambda_o^2}{\Delta\lambda}$。例如，采用绿光 LED，其半高全宽为 $\Delta\lambda$=24.88nm，中心波长为 λ=527.36nm，分辨率为相干长度的一半，即 4.935μm，这意味着小于该值

的界面将不会被分辨出和探测到。OCT 的横向分辨率取决于探测光束的聚焦状态，与物镜的数值孔径 NA 有关，若考虑高斯光束，则$\delta_x = 0.37\dfrac{\lambda_o}{NA}$。可以通过选用较高数值孔径的物镜来提高 OCT 的横向分辨率，但横向分辨率的提高又会减小景深 Z_R（$Z_R = \dfrac{\pi\delta_x^2}{2\lambda_o}$），进而影响探测深度（横向分辨率在景深范围外迅速下降）。因此，在实际应用中，横向分辨率与景深需要综合考虑而定。

对于 FD-OCT 系统，其不同之处在于探测干涉包络的方法。FD-OCT 系统利用阵列探测器，可对干涉信号的各个光谱成分进行分别记录，然后通过傅里叶变换重构出深度分辨的干涉包络信号。TD-OCT 与 FD-OCT 获得的信号波形见图 1-2。

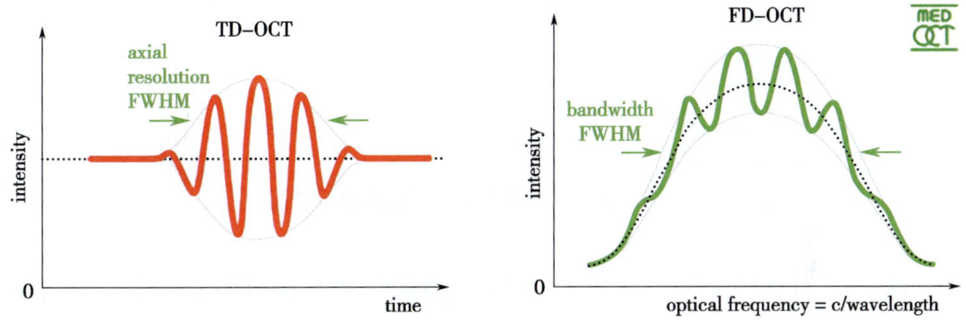

图 1-2 TD-OCT 与 FD-OCT 信号波形图

FD-OCT 的优点是无须对参考臂进行机械式扫描，即可并行得到样品各深度处的信息，大大提高了成像速度，为实时成像提供了可能性。第一种 FD-OCT 是谱域 OCT（spectral domain OCT，SD-OCT），一般采用有一定谱宽的宽带光源（如发光二极管）与光纤光谱仪配合进行测量，宽带光源的相干性比较低，对应的相干长度比较短，即具有一定的空间分辨能力，但其测量深度受到光谱仪分辨率的限制。理论上，FD-OCT 系统最大成像深度的计算公式如下。

$$z_{max} = \frac{n\lambda_o^2}{4\delta\lambda_s}$$

式中，n 为介质折射率，λ_o 为光源光谱中心波长，$\delta\lambda_s$ 为 CCD 的采样间隔（最高分辨率）；在扫频 OCT（swept source OCT，SS-OCT）系统中，$\delta\lambda_s$ 为扫频间隔。

SD-OCT 的成像速度得到了很大的提升。但由于发光二极管（light emitting diode，LED）或超辐射发光二极管（super luminescent diode，SLD）作为宽带光源的功率仍然有限，扫频光源的设想便应运而生。1997 年，麻省理工学院的 Fujimoto 小组提出了一种外腔型扫频光源方案，随后其他不同的扫频光源方案陆续涌现，但直到傅里叶域锁模（fourier domain mode locking，FDML）新激光技术的出现，OCT 才终于等来了最适合它的激光光源——傅里叶域锁模激光器。利用扫频激光的 OCT 称为扫频 OCT（swept source OCT，SS-OCT），是第二种 FD-OCT。顾名思义，SS-OCT 使用了扫频激光器，其输出激光的中心频率是随时间而改变的。探测时，仅需一个光电探测器即可测量得到的功率在不同时刻对应的不同波长，通过 k-clock 来进行同步。傅里叶域锁模激光是在光纤中产生的，SS-OCT 一般采用光纤型设计。光纤型扫频 OCT 系统原理示意图见图 1-3。

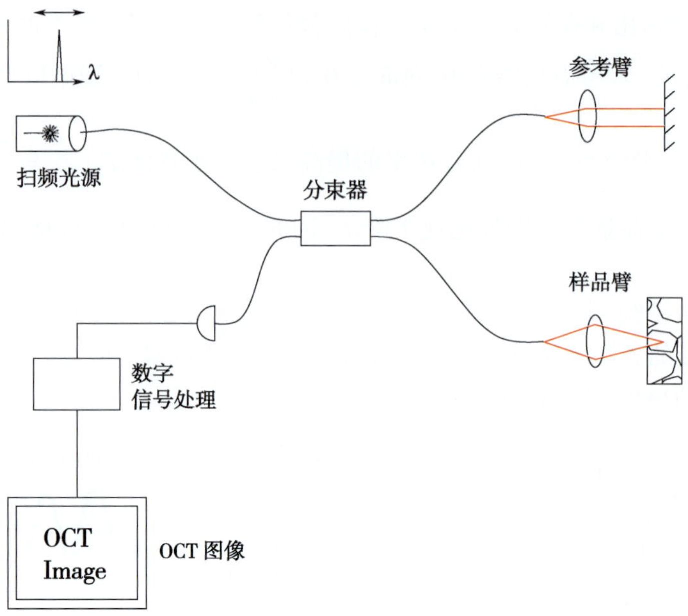

图 1-3　光纤型 SS-OCT 系统原理示意图

相对 TD-OCT，FD-OCT 的探测方式在灵敏度方面提升了 10~100 倍，同时其成像速度也得到了提高。光纤型 OCT 可用于内窥式 OCT。

简而言之，OCT 就是以光干涉测量法和光学相干时域反射测量法为理论和技术基础，利用近红外光的散射特性，观察到生物组织表面下一定深度的反射影像。OCT 的影像空间分辨率为 10~20μm，比 CT 的分辨率高 100 倍，比超声的分辨率高 10~25 倍；组织穿透深度为 1~3mm，能够清晰显示组织微小结构，是一种非接触、无损伤，对生物活体组织进行实时和立体可视化的分层扫描成像的技术。

与通过延时参考光路实现的时域分层采样方式不同（如眼科 OCT），呼吸道 OCT 分层采样是通过扫频激光器的激光束、高速旋转的光纤探头和光学干涉测量模块来实现的，即频域光学相干断层扫描技术。在呼吸道 OCT 的工作过程中，扫频激光器的激光频率进行线性扫描，来自参考通道和信号通道的信号因通过不同的空间距离而产生不同的延时，频率差取决于支气管管壁反射影像所发生的深度；由于支气管管壁的反射影像发生在不同的深度，这些反射影像信号与来自参考通道的信号在光电探测仪上发生干涉，产生频率连续变化的拍频信号。因此，把光电探测器测量到的时域信号，用适当的变换方法变换到频域中后，每一个频谱分量与支气管管壁每一个深度的反射影像一一对应，从而实现了支气管管壁反射影像的分层采样；最后利用图像处理模块对分层采样信号进行还原，即可得到支气管管壁的断面分层图像。然后，利用高速旋转的光纤探头进行 360° 连续扫描，可得到光纤探头光束当前位置的二维影像；再通过回抽方式进行连续切片扫描，即可得到一系列二维影像，通过叠加重构就能够实现生物组织表面下一定深度结构的三维成像（图 1-4）。传统的影像学检查方法，如 X 线、超声、CT 和 MRI 等影像技术的分辨率，分别为 100μm、100~200μm 、900~2 000μm、1 000~2 000μm，而 OCT 影像的分辨率为 10~20μm，是目前呼吸系统影像学检查工具中分辨率最高的工具之一。呼吸道 OCT 技术综合了光学、工艺设计、超灵敏探测和计算机图像处理等高新科技，具有相对无创、无辐射、高分辨率、可实时检测等诸多优点；呼吸道 OCT 可对支气管管壁组织进行高精度扫描，为气道疾病早期支气管管壁变化和支气管早期癌变等微小病变的识别和诊断提供了重要参考，在呼吸系统疾病的“早诊早治”方面有很大优势。

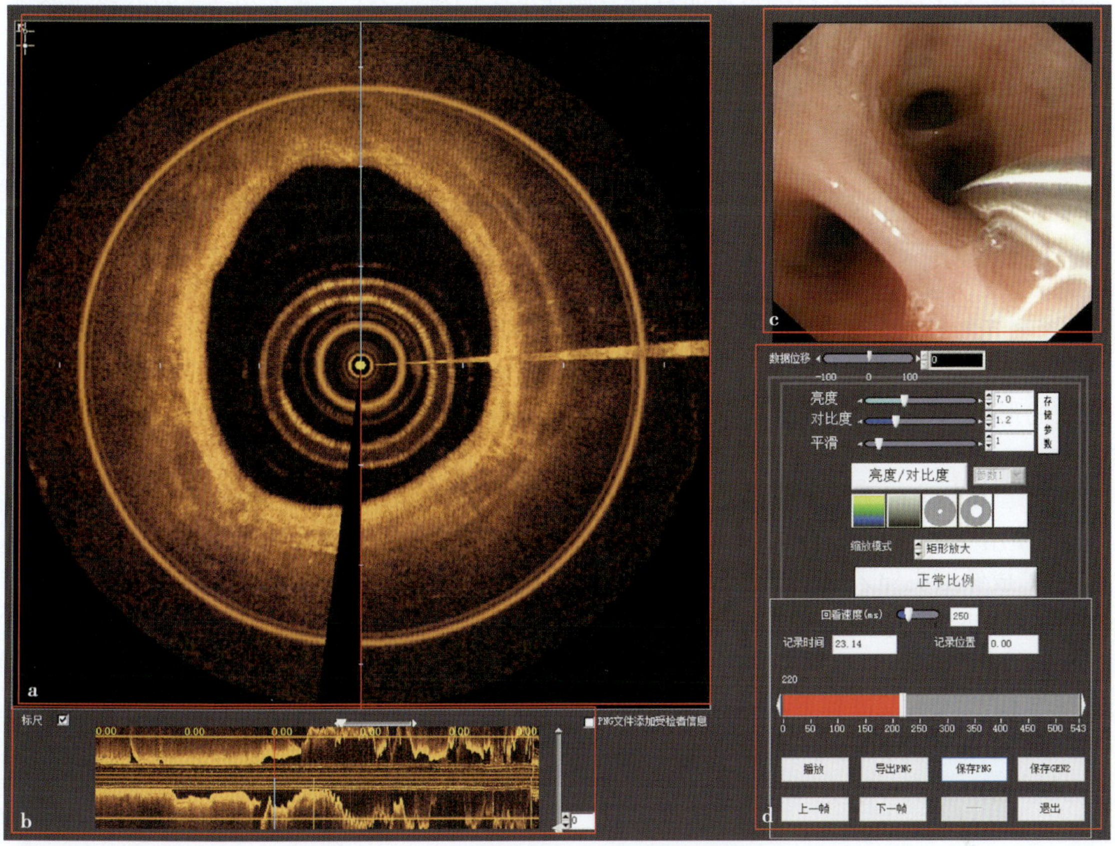

a: OCT 横断面图像；b: OCT 纵截面图像；c: 支气管镜画面；d: 软件设置面板

图 1-4 呼吸道 OCT 成像示意图

第三节 呼吸道 OCT 设备简介

目前，OCT 技术根据不同的临床领域，有对应的专用 OCT 设备，如常见的眼科 OCT 设备、皮肤科 OCT 设备、冠状血管内 OCT 设备，以及本书《呼吸道 OCT 基础图谱》专门介绍的呼吸道 OCT 设备。自 2005 年 Tsuboi 等首次完成了人体支气管的 OCT 成像以来，国内外越来越多的临床单位陆续加入气道 OCT 临床研究的队列，目前在呼吸道 OCT 应用和研究中，临床普遍采用的是内窥式腔道 OCT 设备，获取支气管管腔直径、管壁层次厚度、管腔面积、管壁面积等参数信息。

目前，常见的内窥成像技术包括内窥超声、内窥光声以及内窥 OCT 技术等，以及新兴的基于激光扫描的内窥共聚焦显微成像技术。内窥超声技术能够诊断心血管、呼吸道、消化道等的疾病，具有成像深度大的优点，但由于超声成像的分辨率通常大于 100μm，因此难以实现高分辨的组织内窥成像；内窥光声成像技术具有较高的光学对比度和较大的成像深度，但其轴向分辨率受限于超声成像技术。相比之下，内窥 OCT 技术弥补了 OCT 只能对生物浅表组织进行成像的缺陷，能够实现对生物体内组织的 10μm 分辨率的成像。相较于传统 OCT 系统，内窥 OCT 系统将样品臂部分制作成了内窥探头（一般是光纤型的），微型成像探头在导管的配合下伸入生物体内，实现体内组织成像。根据成像光束和扫描方式的不同，OCT 内窥探头可以分为侧视成像探头和前视成像探头。

一、呼吸道 OCT 系统

呼吸道 OCT 设备的光学主机通过分束器将输出的激光分为探测光和参考光，探测光通过搭载纤维支气管镜的 OCT 探头到达腔道探测部位，照射并穿透相关组织，引发反射或者散射，携带的生物组织的光学相位信息通过光纤探头传输到光学主机。在光学主机内，探测光与参考光发生相干叠加干涉，形成与人体组织信息相对应的光学信号。光学主机对数据信息进行算法重组，最终可获得呼吸道管壁组织结构的三维断层影像，可观察到管腔的形态，还可以清晰识别气道黏膜上皮层、固有层、黏膜下层、软骨甚至肺泡等组织结构。

气道内光学相干断层扫描检查（endobronchial optical coherence tomography，EB-OCT）中，须使用专用的呼吸道 OCT 设备和光纤式 OCT 成像探头，通过纤维支气管镜的工作通道将 OCT 成像探头伸入支气管，然后开启呼吸道 OCT 扫描工作模式，扫频激光器发出波长为 1310nm 的近红外激光（无电离辐射），OCT 探头在支气管内进行 360° 径向扫描。扫描时，从支气管管壁反射回来的信号被 OCT 探头传回呼吸道 OCT 设备内进行分层采样并成像；还可以将 OCT 探头前进到患者支气管远端的小气道处开始扫描，匀速往近端的支气管大气道处回抽（C-Scan），由此连续记录并生成从近端到远端的一段完整支气管的影像数据。其工作原理见图 1-5。

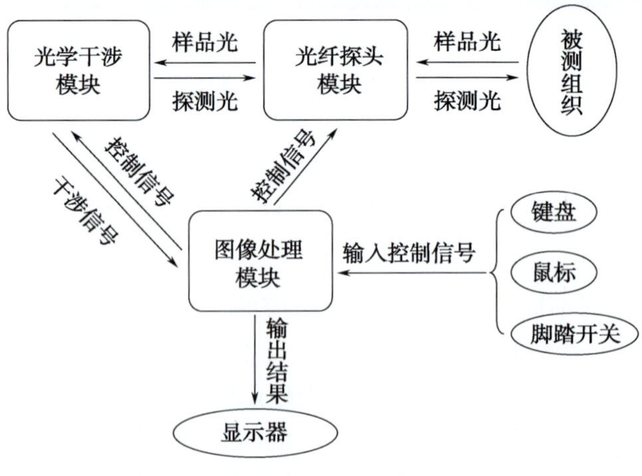

图 1-5 EB-OCT 工作原理示意图

呼吸道 OCT 具有超高分辨率（微米级）、无电离辐射、无创无损、可活体实时观测、黏膜下成像、可三维重构、支持数据远程传输，以及便于 AI 及大数据处理等突出优点，无须切片即可获得接近病理的影像效果，被誉为“光学活检”。

二、OCT 设备部件

（一）OCT 设备主要部件

呼吸道光学干涉断层成像系统型号为 YSD-OCTIS-R-A1，见图 1-6；光纤扫描探头型号为 YSD-LC2515RA/YSD-LC1715RA，探头外径分别为 2.5mm 和 1.7mm，长度为 1.5m，见图 1-7。该设备由以下四部分组成：DU 驱动单元（含光学扫描探头）、OCT 主机（包括 OU 光学主机和计算机系统）、显示器、控制面板（键盘、鼠标、脚踏控制器等）。内窥镜的辅助视频可连接 OCTIS 主机，视频在显示器屏幕的右上角区域呈现，可与 OCT 影像同步保存。

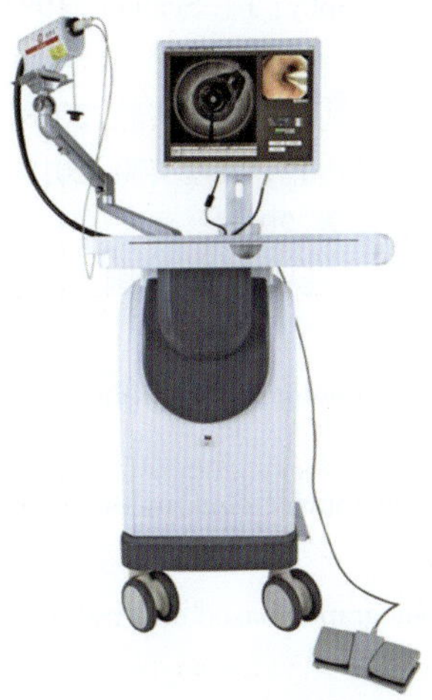

图 1-6 呼吸道光学干涉断层成像系统

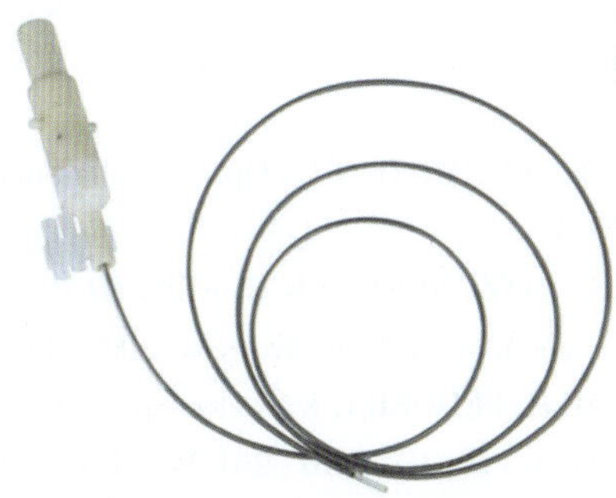

图 1-7 光纤扫描探头

（二）OCT 探头

内窥 OCT 探头分为径向成像探头和前视成像探头。其中，径向成像探头是应用很广泛的一种 OCT 内窥探头，以下主要介绍径向成像探头。径向成像探头的光束从探头侧面射出，进入样品，探头接收样品的后向散射光信号。OCT 探头的主体结构为一根单模光纤，末端的微型反射镜用来反射来自 OCT 光源的光束，使其照射到组织表面，并采集组织的后向散射光信号，从而进行成像。螺旋式扫描的实现依赖于旋转电机驱动整个内窥 OCT 探头旋转。

三、呼吸道 OCT 操作步骤

1. 启动设备，将消毒后的探头安装到驱动器探头接口上，并输入参数进行图像校正，同时录入患者信息。

2. 查看 CT 影像，确认病变支气管的级别位置，使用支气管镜进入检查的目标部位，如有分泌物，可先吸引分泌物再进行冲洗。

3. 将探头通过支气管镜的工作通道送达目标检查部位，保证探头出光口位于工作通道外部，并靠近目标观测部位。

4. 启动扫描功能后，显示屏会实时显示探头扫描部位的横截面影像。操作者可通过控制工作通道入口的探头推送长度来调整探头末端的观测点位置，以获得目标位置的影像。

5. 根据检查需要，可进行定点实时检测，也可匀速回抽探头，记录气管节段的影像资料。影像资料自动进行备份储存，以便后期分析。对于具有自动回退扫描功能的 OCT 设备，可以将导管停留在目标支气管，启动自动回退扫描功能，即可获得一段完整气道形态图像。

6. 完成 OCT 检查后，先停止扫描，退出工作模式，再将探头从工作通道撤出，拆卸探头，退出并关闭系统，关闭设备电源。

参考文献

[1] HUANG D, SWANSON E A, LIN C P, et al. Optical coherence tomography[J]. Science, 1991, 254(5035): 1179-1181.
[2] 韩荣磊，李佼洋，韩涛，等．时域光学干涉层析成像实验系统的研制[J]．物理实验，2018, 38(7): 26-30.
[3] 韩涛，王福娟，李佼洋，等．频域光学干涉层析成像实验系统的研制[J]．物理实验，2018, 38(8): 21-26.
[4] 李子健．基于 LabVIEW 的扫频 OCT 控制系统[D]．广州：中山大学，2018.
[5] 陆冬筱，房文汇，李玉瑶，等．光学相干层析成像技术原理及研究进展[J]．中国光学，2020, 13(5): 919.
[6] DREXLER W, FUJIMOTO J G, Optical coherence tomography technology and applications[M]. Berlin: Springer, 2008.
[7] LEITGEB R, HITZENBERGER C, FERCHER A. Performance of fourier domain vs. time domain optical coherence tomography[J]. Opt Express, 2003, 11(8): 889-894.
[8] PAN Y T, XIE H, FEDDER G K. Endoscopic optical coherence tomography based on a microelectromechanical mirror[J]. Optics Letters, 2001, 26(24): 1966-1968.
[9] TEARNEY G J, BREZINSKI M E, BOUMA B E, et al. In vivo endoscopic optical biopsy with optical coherence tomography[J]. Science, 1997, 276(5321): 2037-2039.
[10] SERGEEV A, GELIKONOV V, GELIKONOV G, et al. In vivo endoscopic OCT imaging of precancer and cancer states of human mucosa[J]. Optics Express, 1997, 1(13): 432-440.
[11] 李艳，奚杰峰．内窥式光学相干断层成像系统及其应用[J]．中国医疗器械信息，2017, 23(5): 13-18.

第二章

呼吸道 OCT 相关临床研究

OCT 自 20 世纪 90 年代被提出以来，凭借其高分辨率、无创性和实时成像的优势，逐步成为呼吸道疾病研究的重要工具。早期的研究验证了 OCT 在气道结构分层成像中的可行性，其分辨率接近组织病理学水平，被誉为“光学活检”。随着技术进步和临床需求的推动，OCT 在呼吸系统疾病中的应用不断拓展：从哮喘气道重塑的动态评估、肺纤维化的精准鉴别，到肺癌的病理分型指导及气管狭窄的连续监测，OCT 展现出独特的临床价值。近年来，结合气道内 OCT（EB-OCT）及人工智能算法，研究者进一步提升了 OCT 在气道微观结构量化、组织成分分析及疾病鉴别中的效能。这也为个体化诊疗方案的制定提供了影像学依据。本章阐述了 OCT 在呼吸系统疾病中的关键研究进展，探讨其临床转化前景及挑战。

早在 1998 年，Pitris 等人的研究初步证实了 OCT 在呼吸道成像中的可行性，其所得的图像具有分辨上皮、黏膜、软骨及其亚层等相关结构的能力。随后 Yang 等人对猪离体气道进行了 OCT 成像的有效性研究，研究表明，OCT 成像深度可达 2mm，分辨率可达 10μm，可以清晰识别上皮、上皮下组织和软骨，并且能够准确地反映各结构层次的相对厚度。

在国际上，Coxson 于 2008 年首次将 OCT 技术用于测量第 5 级支气管以上的气道壁厚度，发现 OCT 能准确地测量气道形态和气道结构，其变化与肺功能指标相关。随后，国际上又有许多学者相继证实了 OCT 在呼吸系统疾病，尤其是小气道病变相关疾病中的应用价值。

钟南山、李时悦教授团队 2013 年开始在国内最早将 OCT 检查应用于呼吸系统疾病，率先证实 OCT 在评价人体气道，尤其是小气道结构上具有高分辨率、精确可重复等特点，可准确探查到第 9 级（图 2-1），甚至第 10~11 级的远端气道结构。研究结果表明，在中等气道，OCT、CT 与组织学测量结果三者之间具有良好的一致性；在小气道，OCT 与组织学测量结果之间一一对应，且具有良好的一致性，优于 CT 测量法，因此证实 OCT 是一种直接、创伤小、精确探测小气道结构的方法。

后续，团队在国际上率先利用 OCT 技术检测小气道，发现 1 级慢性阻塞性肺疾病（chronic obstructive pulmonary disease，COPD）患者与肺功能正常的重度吸烟者在气道形态上有着非常相似的特征（图 2-2），与健康对照者有明显的区别。对于肺功能无法反映的早期 COPD 患者以及重度吸烟者的形态学改变，OCT 可以发现 1 级 COPD 患者与肺功能正常的重度吸烟者在小气道形态上的重塑，这一发现可用于筛查 COPD 高危人群，有利于对 COPD 进行早期干预，改善远期预后。进一步研究发现，慢性阻塞性肺疾病患者中，OCT 测量的小气道

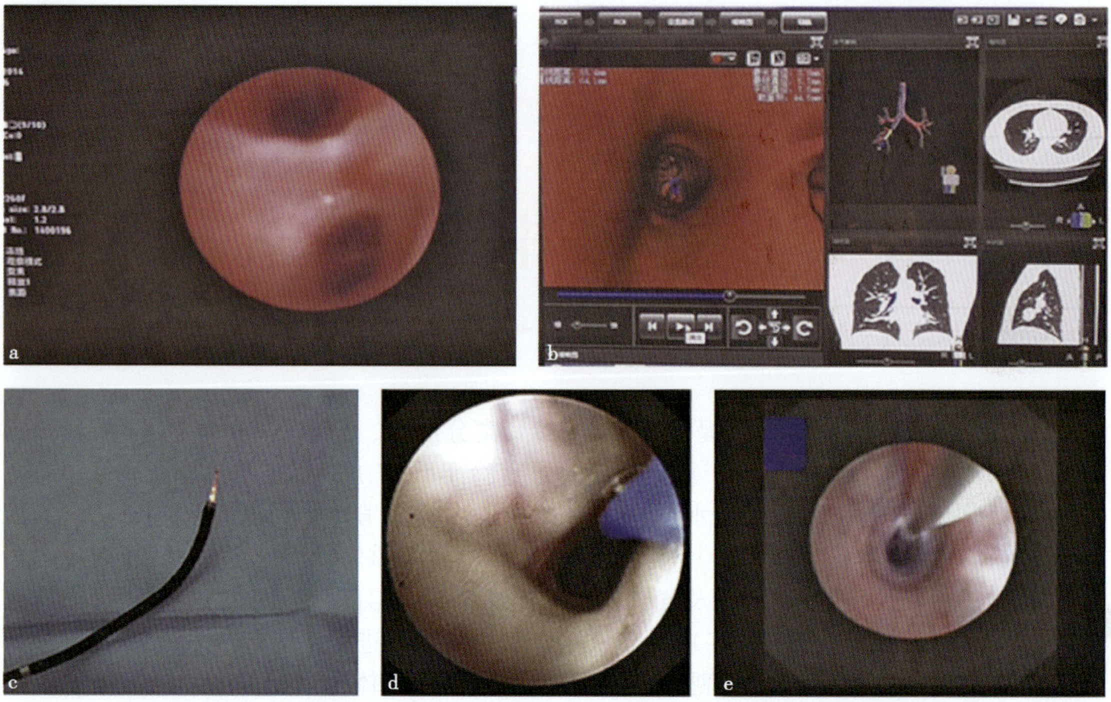

图 2-1 借助导航支气管镜技术，对气道检测拓展至第 9 级支气管

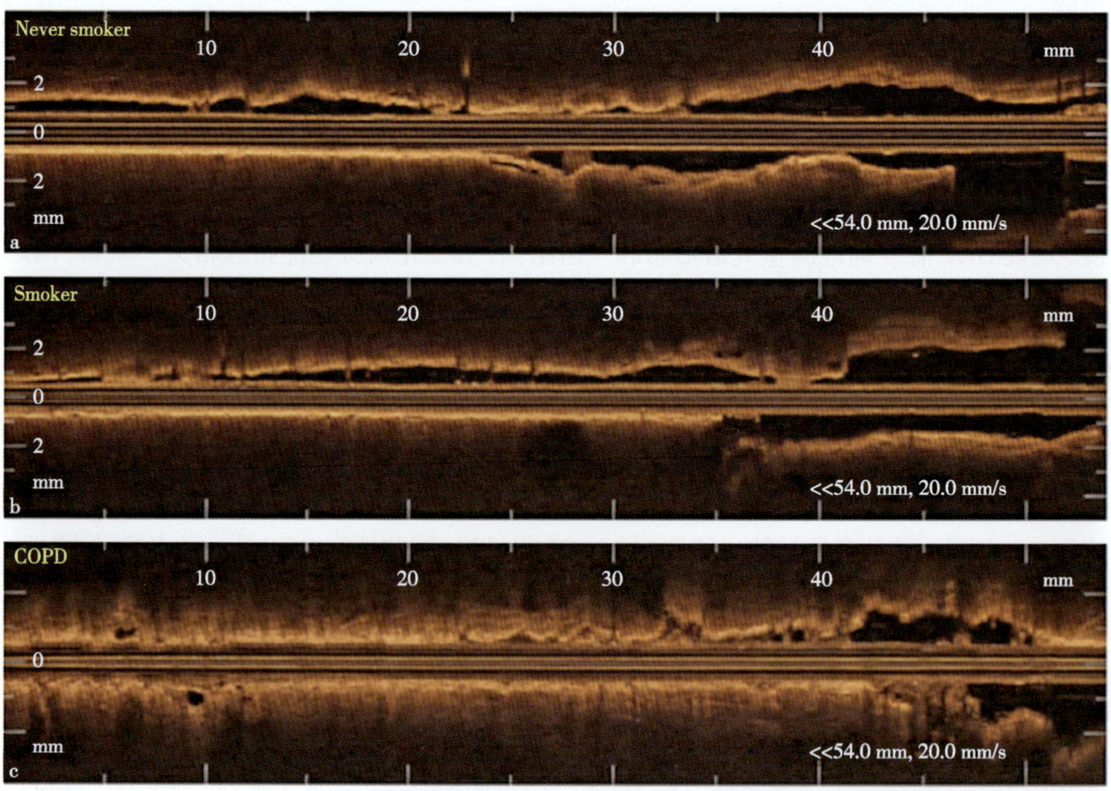

图 2-2 该研究首次阐述了重度吸烟者和早期 COPD 气道重塑这一形态变化，在气道形态层面区分 COPD 患者、重度吸烟者，以及正常人群

形态指标与脉冲震荡肺功能指标（R5-R20 和 Fres）密切相关，筛选出可反映小气道功能的脉冲震荡肺功能指标。

钟南山、李时悦教授团队还使用 OCT 检测正常人群小气道，明确小气道（内径 <2mm）主要为第 7 级及以远的气道，小气道中仍有气道软骨分布，越远端的气道伴行软骨分布越少，气道软骨厚度随年龄增长而减小。中小气道管腔面积缩小可能是年龄增长相关的气道结构形态变化的主要特征（尤其是年龄 >55 岁的人群）。

Julia 等人的研究显示，用 OCT 来识别和量化的体内外的人体气道壁结构与组织学表现具有显著相关性。研究中两名独立的观察员评估气道壁层周长及其相应的区域，计算气道壁层面积（总壁层面积、黏膜层面积和黏膜下肌层面积）。结果显示，所有测量值的体外 OCT 成像和组织学表现、体内 OCT 成像和组织学表现、体外 OCT 成像和体内 OCT 成像之间存在显著相关性。

荷兰的 Goorsenberg 团队在纳入 15 例接受支气管热成形术（bronchial thermoplasty，BT）的重度支气管哮喘患者的 OCT 研究中表明，OCT 可发现 BT 术后急性效应的三种特征：①消融部位支气管壁水肿；②外周小气道（非消融区域）管壁周围水肿；③气道上皮层脱落。相比胸部高分辨 CT，OCT 能在形态学层面更详细地评估 BT 对消融区域和非消融外周气道的作用。

美国麻省总医院 Suter 团队 2019 年报道，用 EB-OCT 研究轻度支气管哮喘组和正常对照组之间的气道微观结构和功能差异，该研究使用 EB-OCT 发现了“气道黏膜皱褶”“气道黏液潴留”和“气道上皮厚度改变”等哮喘气道病变形态，且与哮喘疾病状态密切相关，提示使用 OCT 评价哮喘气道形态对哮喘研究以及哮喘的监测和治疗评估有重要临床意义。

钟南山、李时悦教授团队进一步使用 EB-OCT 对支气管哮喘患者气道进行动态观察，证明气道形态的异常与哮喘严重程度相关，且轻度哮喘患者已经出现气道重塑。中等气道（第 3~6 级支气管）对支气管扩张的反应与喘息症状的缓解关系更密切，为未来哮喘吸入药物的开发提供了科学依据。

针对临床应用中存在的 OCT 检查图像读图专业性强、工作量大的问题，钟南山、李时悦教授团队开发了 OCT 图像自动分析系统。使用 ResUNet、MultiResUNet 和 Siamese 神经网络分别对包括管腔面积（Ai）、气道管壁厚度（Aw%）和气道分叉等气道 OCT 图像的关键气道形态参数进行自动学习和训练，结果（图 2-3~ 图 2-5）显示对 Ai、Aw% 和气道分叉等气道形态学参数和相关气道病变识别的准确率超过 95%。自动分析 OCT 图像关键气道形态学参数和气道内病变，可以为哮喘和慢性阻塞性肺疾病等呼吸道疾病的精准诊疗提供高效可靠的分析工具。

麻省总医院的 Hariri 团队在使用气道 OCT 评估和诊断特发性肺纤维化的研究中发现，气道 OCT 检测能准确识别间质性肺炎的特发性肺纤维化和非特发性肺纤维化区域，且与病理检查一致性良好。提示 OCT 可作为形态学层面评估间质性肺炎肺部纤维化的工具，提供辅助诊断信息，减少临床诊断对病理活检的依赖。

Hariri 团队的研究还显示，偏振光 OCT（polarization-sensitive optical coherence tomography，PS-OCT）具备区分肺部肿瘤和纤维化区域的能力，可用于实时引导经支气管镜肺组织活检。

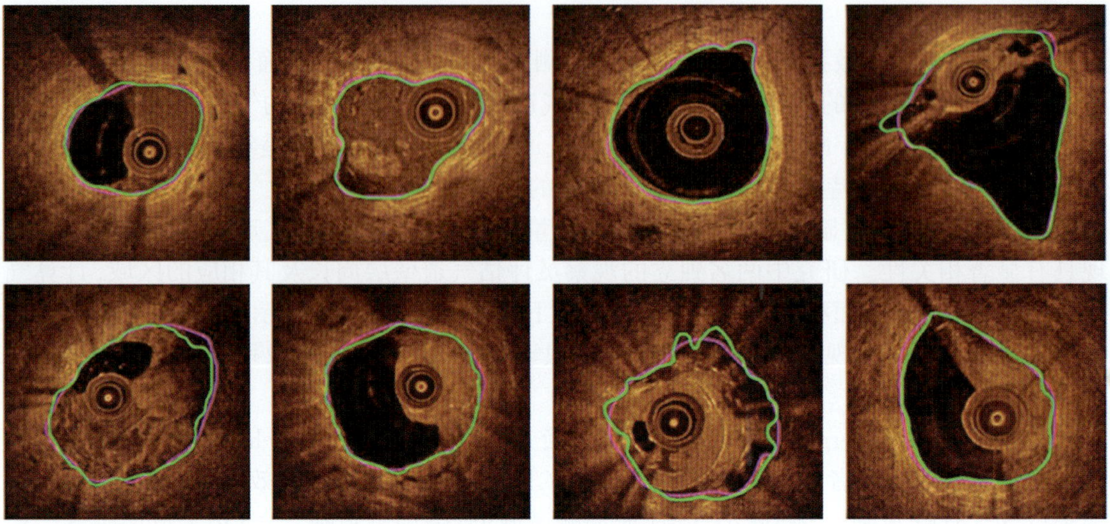

图 2-3 AI 自动识别气道管腔

气管内腔（Ai）的分割结果，其中绿色为自动分割结果，紫色为手工标定

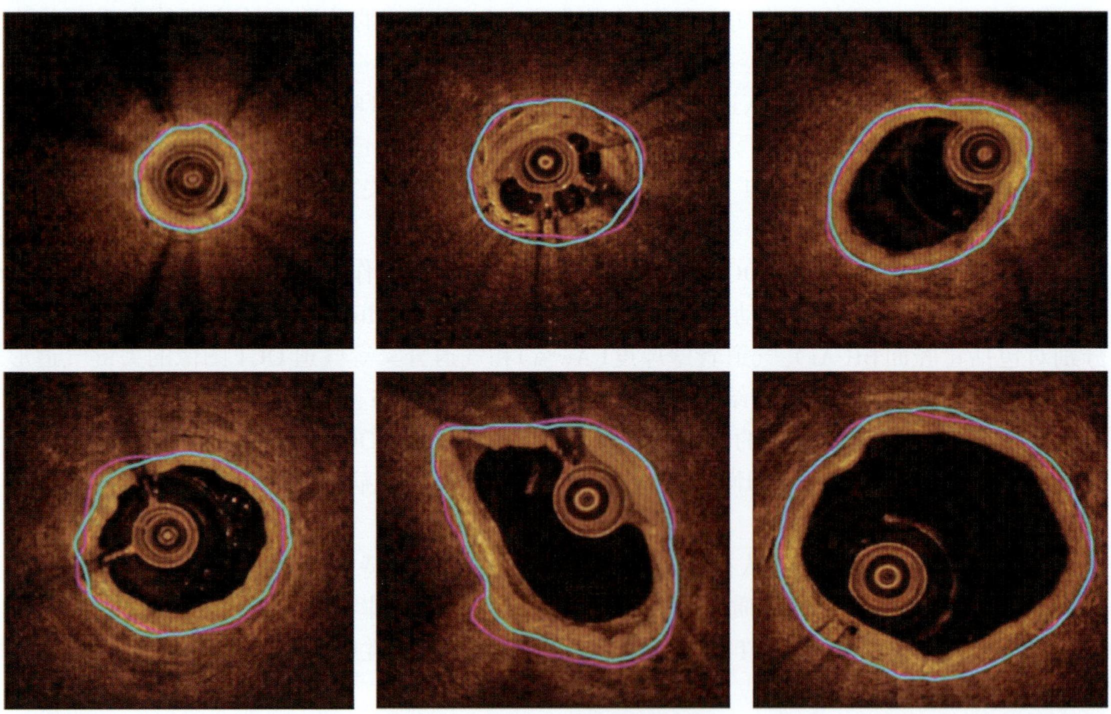

图 2-4 AI 自动识别启动壁（Aw）

气管内腔（Aw）的分割结果，其中绿色为自动分割结果，紫色为手工标定

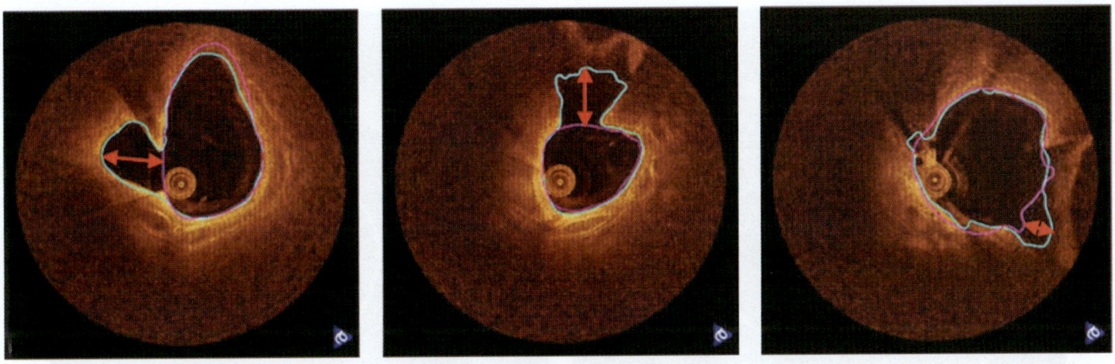

图 2-5 AI 自动识别气道分叉

使用气管内腔的几何变化来判断气道分叉，其中蓝色为该图的气管内腔，紫色图像为其前一张图像的气管内腔，红色箭头表示两者之间的几何变化

在大气道形态评估方面，李时悦团队通过对比格犬进行经口气管内插管术，建立插管后气管狭窄模型，并于建模前和拔管后每天进行 EB-OCT 扫描，对比分析 EB-OCT 测量的管壁形态、灰度值和大体病理图像。结果显示，管壁厚度在造模后显著增加，管壁成像灰度值显著降低，且与管壁厚度呈负相关（r=–0.945，P=0.001）。EB-OCT 测量的大气道形态与病理组织形态一致性良好。EB-OCT 扫描显示了正常管壁上皮、基底膜、固有层和软骨的清晰图像（图 2-6a），拔管后第 1 天，管壁厚度增加和灰度值下降（图 2-6b）。组织病理学结果显示，黏膜下层的中性粒细胞浸润、血管充血和组织水肿导致了 OCT 成像出现管壁增厚和密度不均匀性变化（图 2-7a、图 2-7b）。在建模后第 7 天，管壁显著增厚和影像灰度值明显下降（图 2-6c），这与组织病理切片观察到的管壁肉芽增生、新生血管形成和黏膜下水肿的变化相一致（图 2-7c、图 2-7d）。在建模后第 12 天，管壁外层也出现损伤，管壁进一步增厚，影像灰度值也继续降低（图 2-6d）。相应地，组织病理结果显示气道软骨破坏、肉芽生成以及成纤维细胞增生（图 2-7e、图 2-7f）。通过评估软骨损伤的情况和测量灰度值，EB-OCT 可能有助于评估插管后气管损伤情况，进一步阐明插管后气管狭窄（postintubation tracheal stenosis，PITS）的病理生理机制，并预测 PITS 的病情发展及预后。

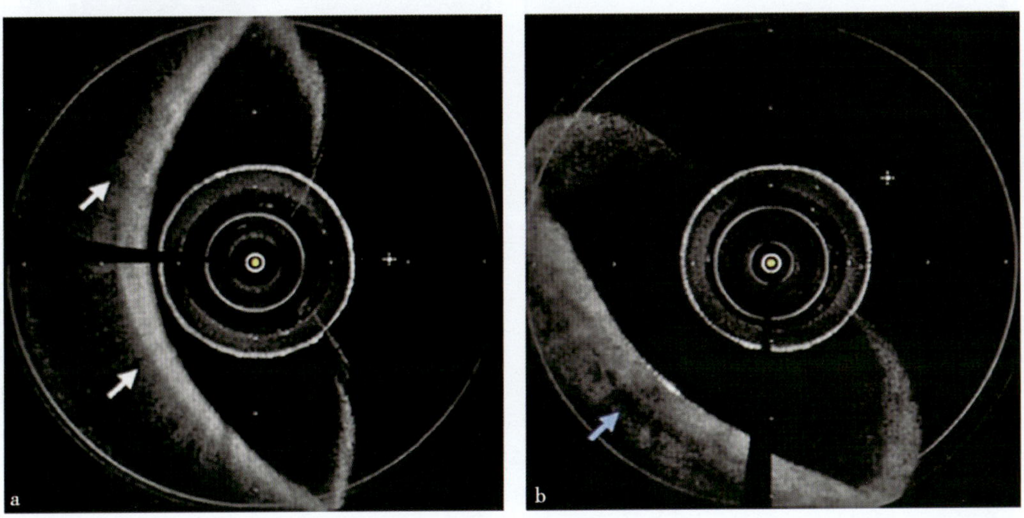

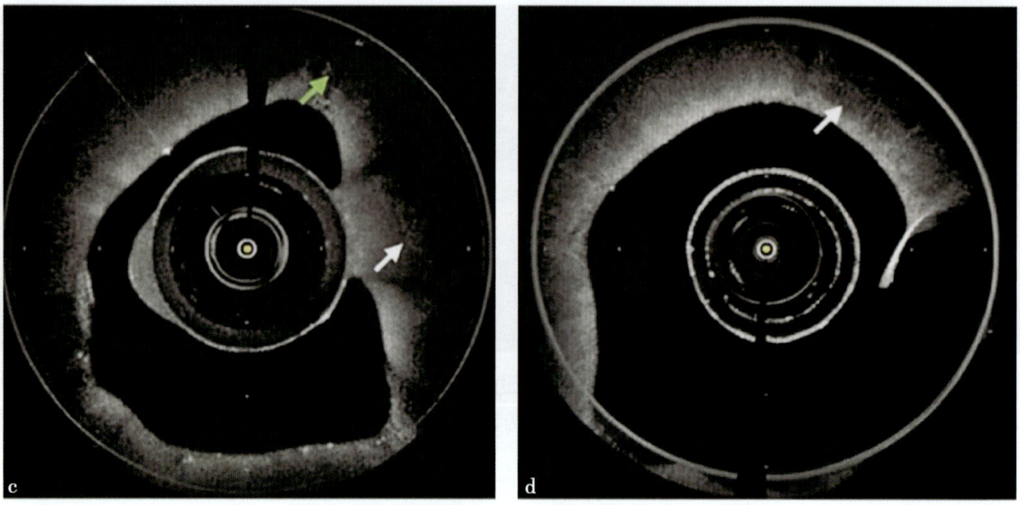

a：建模前，黏膜层、黏膜下层和软骨（白色箭头）清晰可见；b：管壁水肿（蓝色箭头）；c：肉芽组织形成（绿色箭头）、软骨损伤（白色箭头）；d：管壁增厚、软骨破坏、气道层次模糊（白色箭头）

图 2-6 PITS 发展过程中的 EB-OCT 影像结果

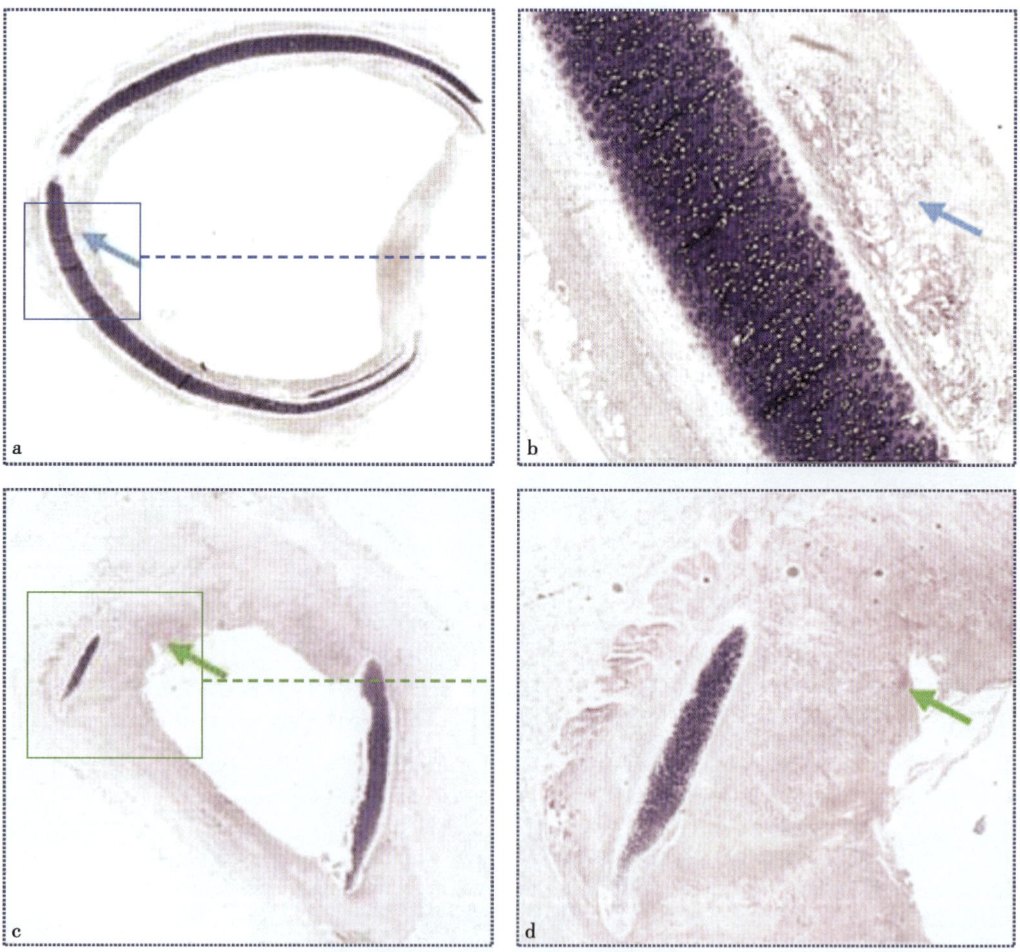

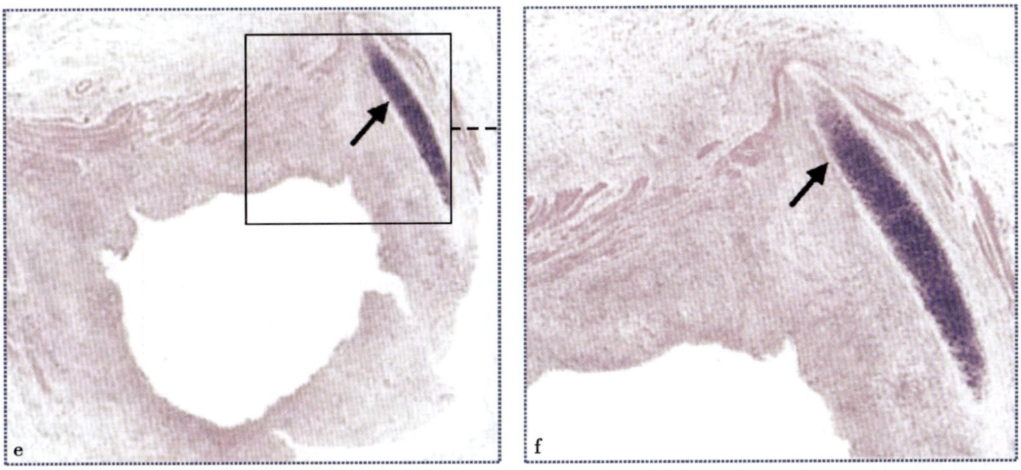

a、b：黏膜下层组织水肿（蓝色箭头）；c、d：肉芽组织增生（绿色箭头）、新生血管形成、黏膜下层水肿和软骨损伤；e、f：软骨损坏（黑色箭头），肉芽组织和成纤维细胞增生

图 2-7 PITS 发展过程中的组织病理学结果

加拿大 Malone 的研究发现，OCT 在诊断慢性移植肺功能障碍（chronic lung allograft dysfunction，CLAD）患者的小气道扩张方面具有潜力，并可能成为 CLAD 及其表型的诊断工具，值得进一步探索。

Whiteman 等人对肺癌患者进行气道 OCT 检测，表明 OCT 可以有效区分正常气道和病理畸变区域，OCT 图像显示肿瘤呈破坏性生长，正常组织边界消失，与组织病理学检查匹配。OCT 还可区分慢性炎症和侵袭性恶性肿瘤区域；存在浸润性肿瘤时，炎症部位的上皮细胞和固有层的清晰界限消失；存在急性炎症时，可区分上皮细胞和固有层，而固有层难以与黏膜下层区分，组织边界被破坏。

朱强等人发表的研究初步总结了癌前病变、肺实质、肺结节以及不同类型肺癌的 OCT 图像特征，并指出 OCT 检查的特异度和灵敏度均较高；此外，同期的研究表明，OCT 可辅助评估存在手术机会的肺癌患者气道内肿瘤侵犯情况，指导治疗方案的选择。

丁明等采用随机森林算法提取 OCT 图像特征，该算法成功地对肺结节进行了分类，其灵敏度、特异度和准确率分别为 90.41%、77.87% 和 83.51%，验证了将 EB-OCT 成像与自动机器学习算法相结合来鉴别肺结节的性质在临床上的可行性。

陈良安团队研究发现，黏膜层是否水肿及正常结构层次是否破坏是鉴别支气管良恶性病变的主要 OCT 图像特征，准确率为 94.1%，灵敏度和特异度分别为 97.1% 和 83.3%，均明显高于荧光支气管镜（均 $P < 0.001$）。OCT 图像特征中，“高信号巢”用于预测鳞癌的病理分型，“低密度腺”及“连续低密度阴影”用于预测腺癌的病理分型，而“断裂线”及“固有层增厚”则用于预测小细胞肺癌的病理分型，这些特征的准确率分别为 95.6%、94.3% 和 92%，且其灵敏度、特异度均高于白光支气管镜。研究总结了可能应用于肺癌病理分型的 OCT 影像学特征，提示 OCT 作为一种相对无创的经气道检测技术，可为肺恶性肿瘤提供辅助诊断信息，并可作为引导病灶精准活检的工具，促进无创组织学活检的发展。

相信随着 OCT 技术的进一步发展，OCT 图像与组织病理学图像的匹配性会进一步提高。未来有望开展更大样本量的研究，包括肺癌的早期筛查和周围型肺癌的诊断，以发现更多具有临床意义的 OCT 图像特征。相信在不久的将来，OCT 技术在气道疾病中的应用将日渐普及，气道疾病的诊断阳性率、灵敏度和特异度将会逐渐提高。总之，OCT 技术对气道疾病的病情和预后评估具有重要的应用价值和广泛的应用前景。

参考文献

[1] PITRIS C, BREZINSKI M E, BOUMA B E, et al. High resolution imaging of the upper respiratory tract with optical coherence tomography: a feasibility study[J]. Am J Respir Crit Care Med, 1998, 157(5 Pt 1): 1640-1644.

[2] YANG Y, WHITEMAN S, GEY V P D, et al. Use of optical coherence tomography in delineating airways microstructure: comparison of OCT images to histopathological sections[J]. Phys Med Biol, 2004, 49(7): 1247-1255.

[3] COXSON H O, QUINEY B, SIN D D, et al. Airway wall thickness assessed using computed tomography and optical coherence tomography[J]. Am J Respir Crit Care Med, 2008, 177(11): 1201-1206.

[4] CHEN Y, DING M, GUAN W J, et al. Validation of human small airway measurements using endobronchial optical coherence tomography[J]. Respir Med, 2015, 109(11): 1446-1453.

[5] DING M, CHEN Y, GUAN W J, et al. Measuring Airway Remodeling in Patients With Different COPD Staging Using Endobronchial Optical Coherence Tomography[J]. Chest, 2016, 150(6): 1281-1290.

[6] SU Z Q, GUAN W J, LI S Y, et al. Significances of spirometry and impulse oscillometry for detecting small airway disorders assessed with endobronchial optical coherence tomography in COPD[J]. Int J Chron Obstruct Pulmon Dis, 2018, 13: 3031-3044.

[7] SU Z Q, GUAN W J, LI S Y, et al. Evaluation of the normal airway morphology using optical coherence tomography[J]. Chest, 2019, 156(5): 915-925.

[8] D' HOOGHE J, GOORSENBERG A, DE BRUIN D M, et al. Optical coherence tomography for identification and quantification of human airway wall layers[J]. PLoS One, 2017, 12(10): e184145.

[9] GOORSENBERG A, D' HOOGHE J, DE BRUIN D M, et al. Bronchial Thermoplasty-Induced Acute Airway Effects Assessed with Optical Coherence Tomography in Severe Asthma[J]. Respiration, 2018, 96(6): 564-570.

[10] ADAMS D C, MILLER A J, APPLEGATE M B, et al. Quantitative assessment of airway remodelling and response to allergen in asthma[J]. Respirology, 2019, 24(11): 1073-1080.

[11] SU Z Q, ZHOU Z Q, GUAN W J, et al. Airway remodeling and bronchodilator responses in asthma assessed by endobronchial optical coherence tomography[J]. Allergy, 2022, 77(2): 646-649.

[12] ZHOU Z Q, GUO Z Y, ZHONG C H, et al. Deep learning-based segmentation of airway morphology from endobronchial optical coherence tomography[J]. Respiration, 2023, 102(3): 227-236.

[13] HARIRI L P, ADAMS D C, WAIN J C, et al. Endobronchial Optical Coherence Tomography for Low-Risk Microscopic Assessment and Diagnosis of Idiopathic Pulmonary Fibrosis In Vivo[J]. Am J Respir Crit Care Med, 2018, 197(7): 949-952.

[14] HARIRI L P, ADAMS D C, APPLEGATE M B, et al. Distinguishing Tumor from Associated Fibrosis to Increase Diagnostic Biopsy Yield with Polarization-Sensitive Optical Coherence Tomography[J]. Clin Cancer Res, 2019, 25(17): 5242-5249.

[15] ZHOU Z Q, SU Z Q, SUN W, et al. Postintubation tracheal stenosis evaluated by endobronchial optical coherence tomography: A Canine model study[J]. Respiration, 2020, 99(6): 500-507.

[16] MALONE J, LEE A, HOHERT G, et al. Small airway dilation measured by endoscopic optical coherence

tomography correlates with chronic lung allograft dysfunction [J]. J Biomed Opt, 2021, 26 (7): 076005.

[17] WHITEMAN S C, YANG Y, GEY V P D, et al. Optical coherence tomography: real-time imaging of bronchial airways microstructure and detection of inflammatory/neoplastic morphologic changes [J]. Clin Cancer Res, 2006, 12 (3 Pt 1): 813-818.

[18] 朱强,杨震,陈良安. 光学相干断层成像技术在肺癌的应用研究进展[J]. 国际呼吸杂志, 2021, 41 (5): 5.

[19] DING M, PAN S Y, HUANG J, et al. Optical coherence tomography for identification of malignant pulmonary nodules based on random forest machine learning algorithm [J]. PLoS One, 2021, 16 (12): e260600.

[20] ZHU Q, YU H, LIANG Z, et al. Novel image features of optical coherence tomography for pathological classification of lung cancer: Results from a prospective clinical trial [J]. Frontiers in Oncology, 2022, 12: 870556.

第三章

呼吸道 OCT 成像的基本特征

第一节　呼吸道 OCT 图像特征描述

本图谱相关的研究由广州呼吸健康研究院研究团队开展，对不同年龄段的相对正常人、弥漫性和局限性呼吸系统气道疾病患者的气道进行扫描成像，通过与病理切片对照，分析总结不同病种的 OCT 影像学特征。

当进行较长节段的扫描时，操作者会将 OCT 探头通过支气管镜通道推送至病变位置远端，然后开始扫描并记录；OCT 探头以 600 ± 60r/s 的旋转速率进行环形扫描；同时操作者匀速回抽探头，或启动 OCT 探头的自动回退扫描模式，连续记录所扫描部位的横截面影像。软件会自动保存扫描图像，并在主界面上显示横截面图像以及纵截面图像。纵截面图像左侧为扫描起点，右侧为扫描终点。当进行局部定点扫描时，操作者则将 OCT 探头通过支气管镜通道送至扫描部位后，保持探头与扫描部位的相对静止，而后进行扫描。如图 3-5，从远端第 6~9 级气道开始记录，至中气道结束，则纵截面图像的左侧是扫描起点的气道远端，右侧是扫描终点的气道近端。

OCT 的气道横截面结构剖析图像如图 3-1 所示，从横截面图像中可以看到导管（图 3-1a）、

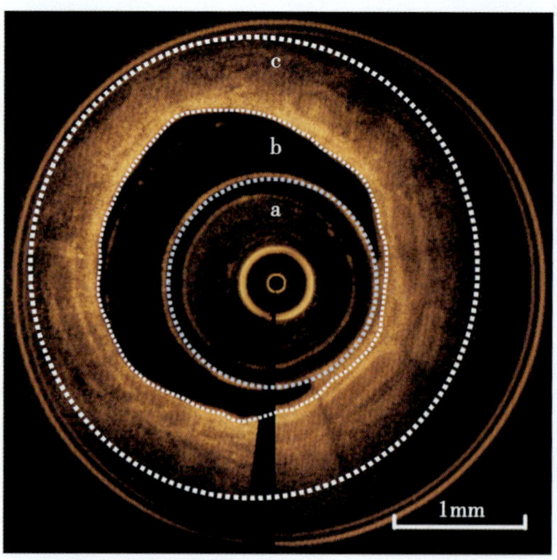

图 3-1　气道横截面结构剖析图像

气道内腔(图 3-1b)、气道壁组织(图 3-1c)。OCT 管壁纵截面结构剖析图像如图 3-2 所示，从左到右分别是小气道、中气道及中气道的分叉口，26/275、101/275、142/275、224/275 分别代表 275 张 OCT 影像中的第 26 张、第 101 张、第 142 张、第 224 张。根据既往研究，小气道指管径小于 2mm 的气道，一般起源于第 7 级气道，而第 3~6 级气道为中气道，第 0~2 级气道为大气道。

OCT 成像的气道横截面组织结构剖析图像中，第一层低强度信号是气道上皮层(图 3-3a)；第二层高强度信号是固有层(图 3-6b)；第三层低强度信号是黏膜下层(图 3-3c)，内部包括平滑肌，但平滑肌形态往往不易区分；月牙状的低强度信号为软骨组织(图 3-3d)。

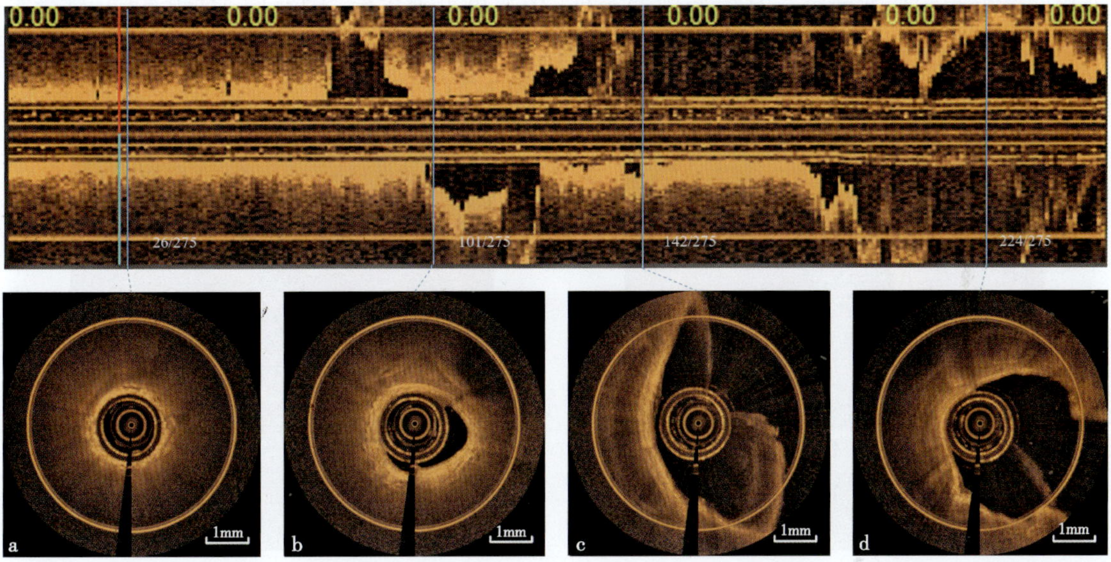

a：小气道(第 7~9 级支气管)周围可见肺泡组织，管壁软骨分布少，管壁层次较紧密；b、c：中气道(第 3~6 级支气管)管壁软骨逐渐增多，组织层次逐渐清晰，越靠近近端的气道软骨形态越明显，并可呈现大面积的 C 形软骨低强度信号区域；d：中气道分叉口，管腔与分叉口外管腔为不同圆心，气道分叉可作为气道分级的依据

图 3-2 管壁纵截面结构剖析图像

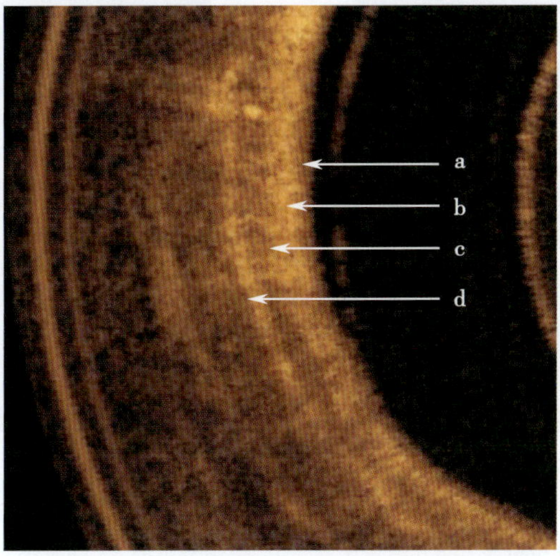

图 3-3 气道横截面组织结构剖析图像

第二节 气道管腔 OCT 图像特征

一、正常表现

导管周围的低强度信号（较暗）区域为气道管腔，呈类圆形，腔内通畅，无或仅有少量分泌物。管壁组织层次清晰。从管腔内面至外，依次可见上皮层、固有层、黏膜下层、软骨等组织结构。软骨多存在于中气道、大气道，小气道（第7级气道及远端）周围软骨逐渐减少，管壁结构逐渐变薄，周围可见肺泡组织（图3-4~图3-7）。

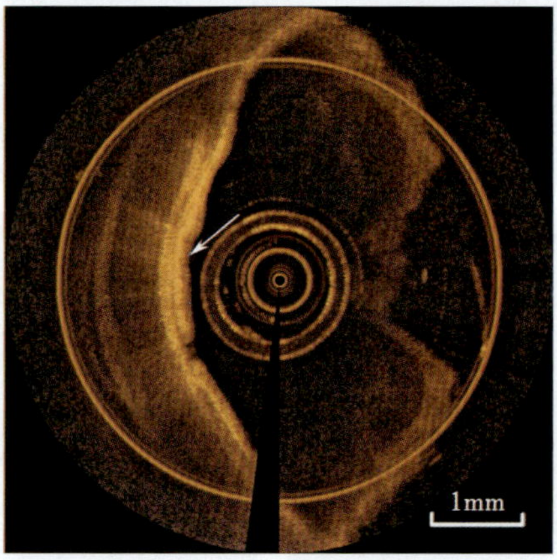

图3-4 气管上段 OCT 图像

在大气道中，导管周围较亮一侧（高强度信号）为管壁组织，从内到外依次可见上皮层、固有层、黏膜下层及软骨（白色箭头）

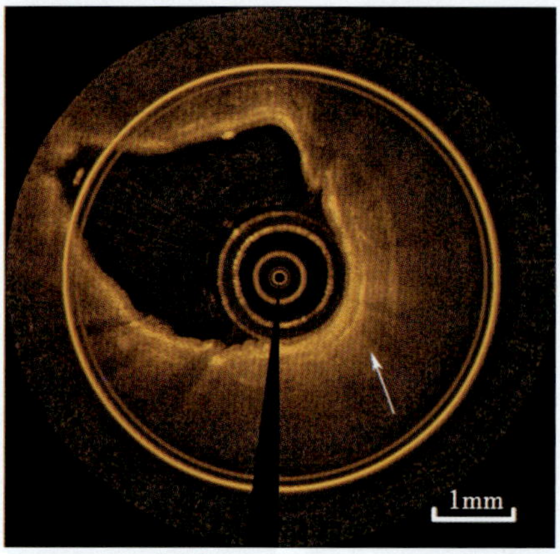

图3-5 第3级气道 OCT 图像

气道管腔内通畅，无分泌物；管壁组织层次大多较清晰，从管腔内至外依次可见上皮层、固有层、黏膜下层和软骨等（白色箭头）

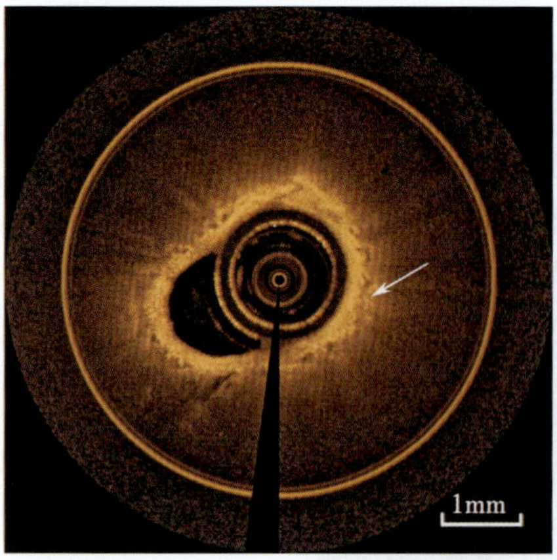

图3-6 第5级气道 OCT 图像

气道管腔呈类圆形，腔内通畅，无分泌物；相较于大气道管壁厚度更薄，软骨分布减少；部分图像中管壁周围可见肺泡组织（白色箭头）

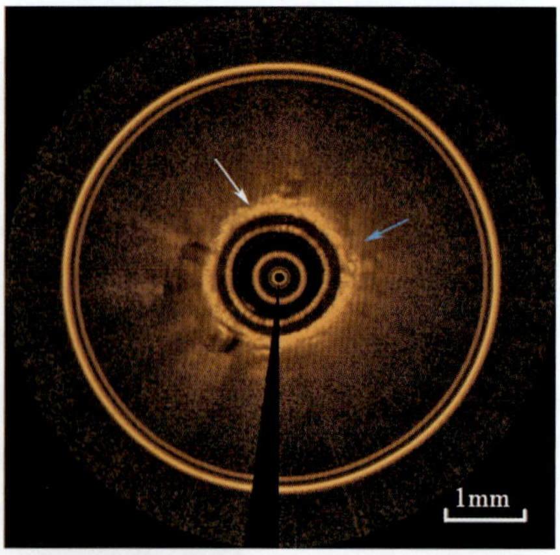

图3-7 第7级气道 OCT 图像

远端气道管壁厚度进一步变薄（白色箭头），软骨结构基本消失（偶有不完整的软骨出现），管壁周围可见肺泡组织（蓝色箭头）

二、气道管腔狭窄

指气道管腔面积显著缩小。大气道狭窄多由气道损伤（如结核、插管后）或肿瘤压迫引起，多存在不同程度的管壁破坏及异常修复。OCT 图像上多表现为管腔显著狭窄，并伴有管壁组织层次紊乱和软骨破坏（图 3-8~ 图 3-10）。当肿瘤侵犯气道时，气道管腔的组织层次消失或紊乱，管腔可能被信号强度相对较高的肿瘤组织填充。小气道狭窄可由急、慢性气道炎症和气道重塑导致的气道黏膜组织肿胀，以及气道壁增厚引起，多见于支气管哮喘（图 3-11、图 3-12）、慢性阻塞性肺疾病（图 3-13）等慢性小气道疾病，小气道的管腔面积显著减小同时常伴有管壁增厚、分泌物增多或潴留、气道周围组织水肿以及气道皱褶（痉挛）等改变。

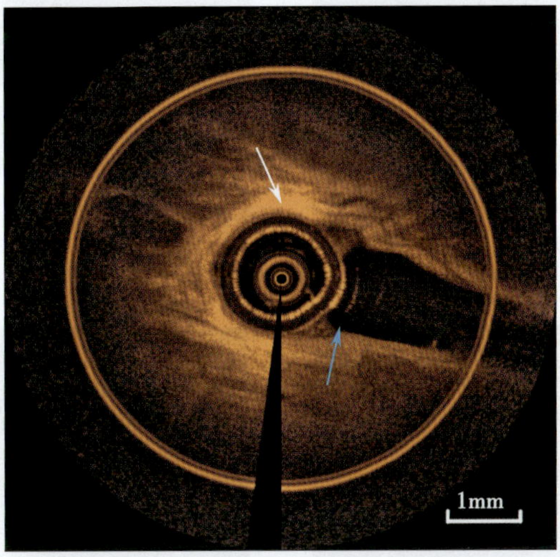

图 3-8 主支气管 OCT 图像

管壁层次紊乱，黏膜增厚（白色箭头），管壁管腔变形、狭窄（蓝色箭头）

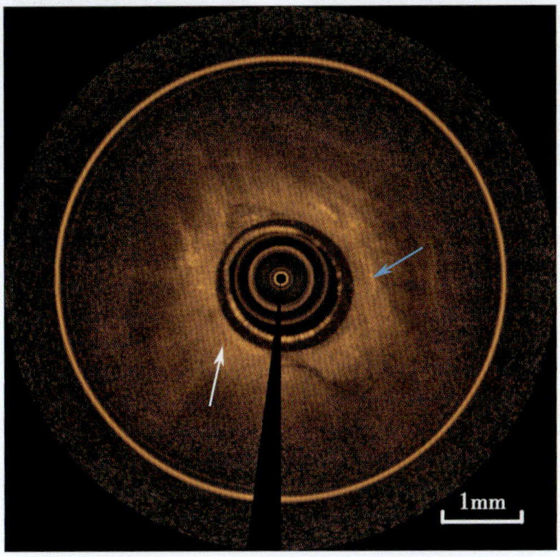

图 3-9 主支气管 OCT 图像

气道管壁显著增厚，结构紊乱，管壁破坏（白色箭头）；管腔狭窄（蓝色箭头）

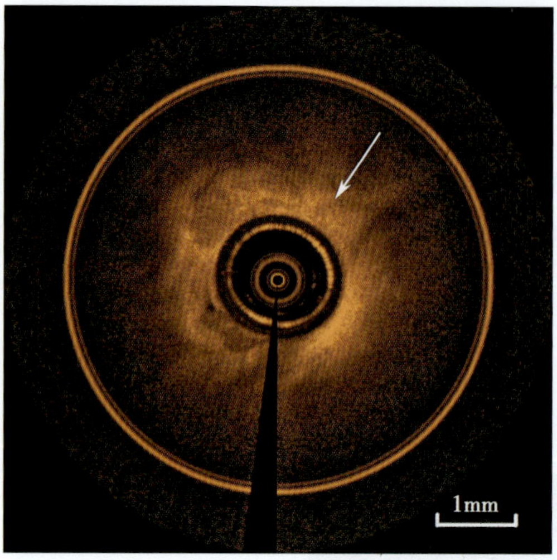

图 3-10 主支气管 OCT 图像

气道管壁结构紊乱（白色箭头），管腔变形、狭窄

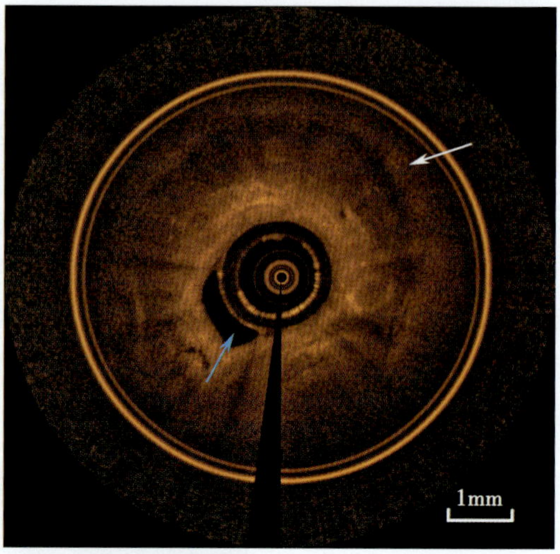

图 3-11 第 5 级支气管 OCT 图像

气道管腔缩窄（蓝色箭头），管壁水肿（白色箭头）

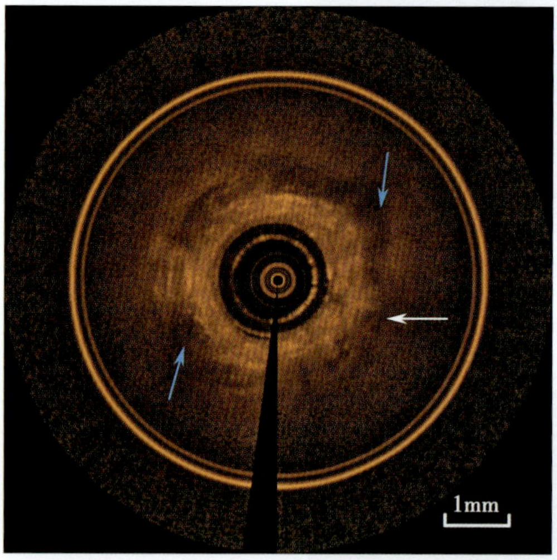

图 3-12 第 6 级支气管 OCT 图像

气道管腔面积显著减小，管壁显著增厚，管壁内组织层次模糊（白色箭头）；管壁水肿明显（蓝色箭头）

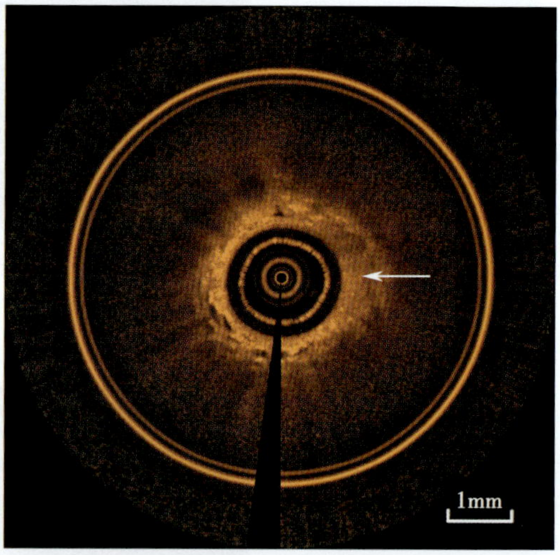

图 3-13 第 7 级支气管 OCT 图像

气道管壁局部增厚明显（白色箭头），管腔闭塞

三、气道管腔扩张

气道管腔扩张时，气道管腔面积显著增加，多见于支气管扩张症等疾病（图 3-14~图 3-16），常伴有管壁破坏和分泌物增多或潴留。

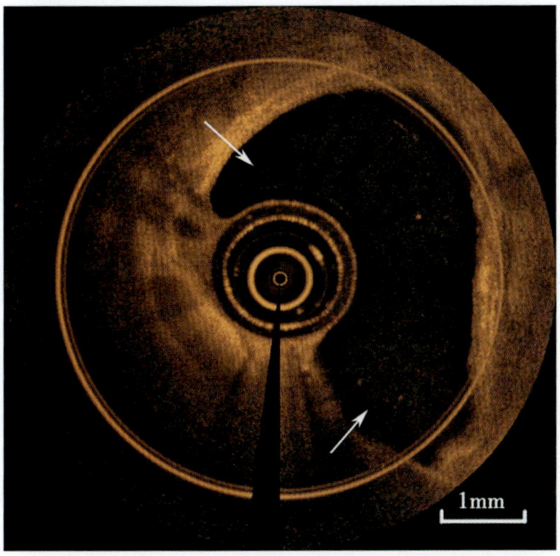

图 3-14　第 5 级支气管 OCT 图像

气道管腔扩大，管腔面积显著增加（白色箭头）

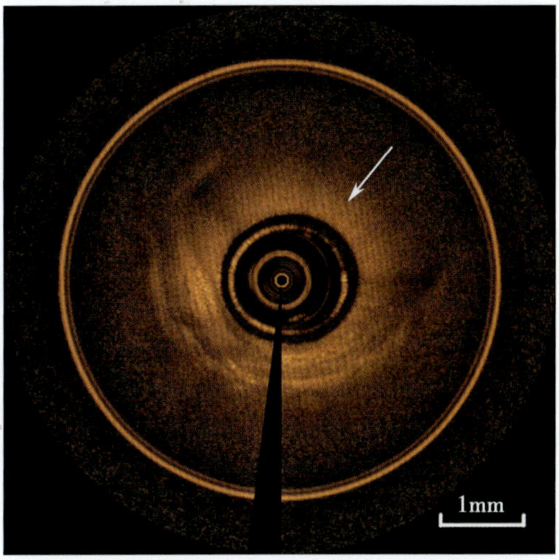

图 3-15　第 6 级支气管 OCT 图像

气道管腔扩大，管腔内可见大量分泌物潴留，导致管道堵塞（白色箭头）

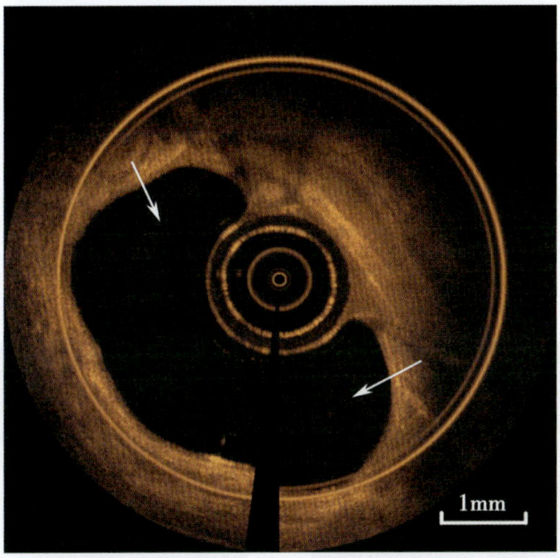

图 3-16　第 7 级支气管 OCT 图像

气道管腔面积增大（白色箭头）

四、新生物堵塞管腔

由气道原发或浸润至气道内的新生物（如气道恶性肿瘤）（图 3-17~ 图 3-18）引起。表现为气道管腔被中等强度信号填充，可见部分或完整的管壁结构。当新生物侵入管腔时，受累部位的管壁组织层次消失；管腔内的新生物多无清晰组织层次，表现为相对均匀的中等或高强度信号影。

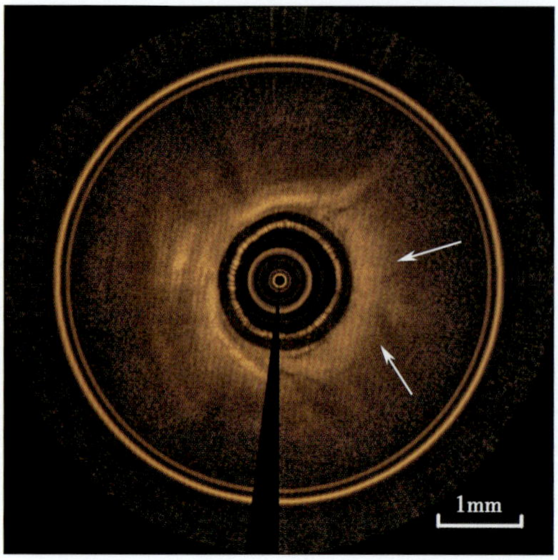

图 3-17 第 2 级支气管 OCT 图像

气道管腔低强度信号区域完全被中、高强度信号影填充(白色箭头),腔内组织缺乏层次,提示新生物向腔内浸润生长,引起气道管腔堵塞

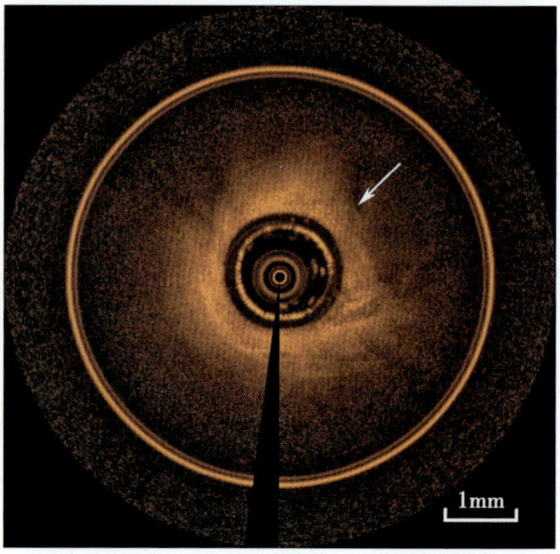

图 3-18 主支气管 OCT 图像

气道管腔低强度信号区域完全被中、高强度信号影填充(白色箭头),腔内组织缺乏层次,管壁局部显像模糊,信号混杂,提示新生物向腔内浸润生长,导致气道管腔堵塞,可能伴有管壁浸润破坏

五、分泌物潴留

当管腔内被分泌物填充时,根据黏液性质不同可表现为管腔内低、中、高强度信号影,分泌物显像常呈黏稠液状。管腔内分泌物潴留多见于慢性阻塞性肺疾病(图 3-19)和支气管扩张症(图 3-20、图 3-21)等。

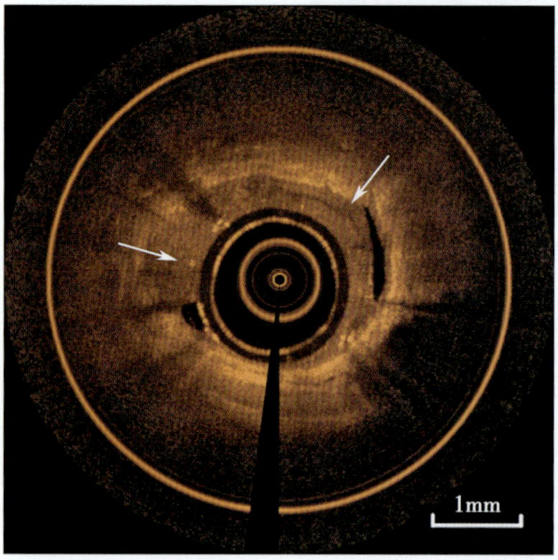

图 3-19 第 7 级支气管 OCT 图像

管腔被中等强度信号、黏稠液状影填充,提示腔内有大量分泌物潴留(白色箭头),管腔显著扩大

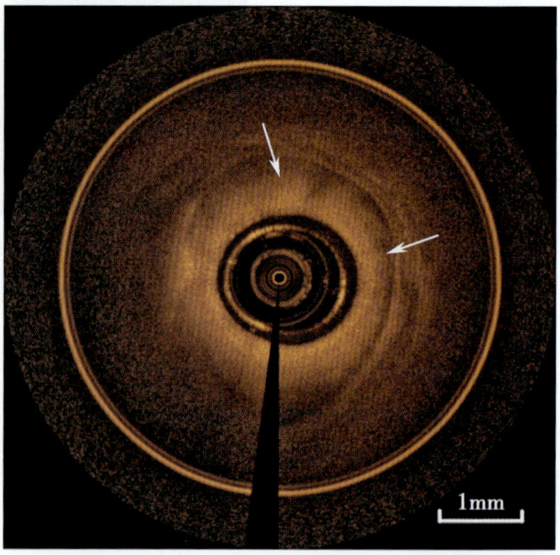

图 3-20 第 6 级支气管 OCT 图像

管腔被中、高强度液状信号影填充,提示腔内有大量分泌物潴留(白色箭头)

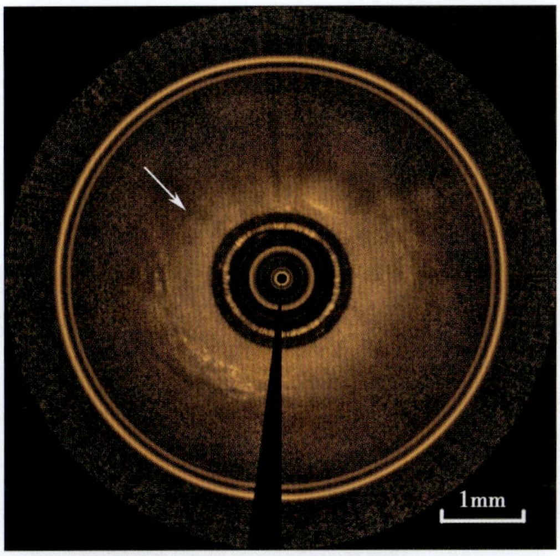

图 3-21　第 7 级支气管 OCT 图像

管腔被中、高强度液状信号影填充，提示腔内有大量分泌物潴留（白色箭头）

第三节　黏膜层和黏膜下层 OCT 图像特征

一、正常黏膜

在中大气道中，黏膜层为气道管壁组织中最贴近管腔的一层环状高信号亮度组织，包括上皮层和固有层。其信号强度常高于黏膜下层和软骨，并且层次清晰、连贯；黏膜下层处于软骨和黏膜层之间，包含气道平滑肌和腺体等，信号强度常介于黏膜层和软骨之间（图 3-22~ 图 3-25）。由于平滑肌和腺体等组织受到近红外光照射后产生的干涉信号强度与黏膜

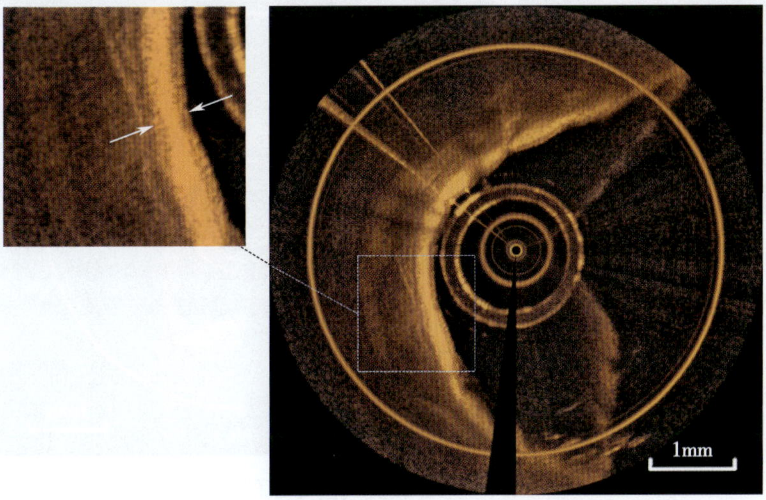

图 3-22　第 2 级支气管 OCT 图像

两箭头之间为黏膜

层的总体信号强度相似，故往往难以通过气道 OCT 图像分辨黏膜下层的平滑肌、腺体等结构。相较黏膜层，黏膜下层的各组织分界欠佳。

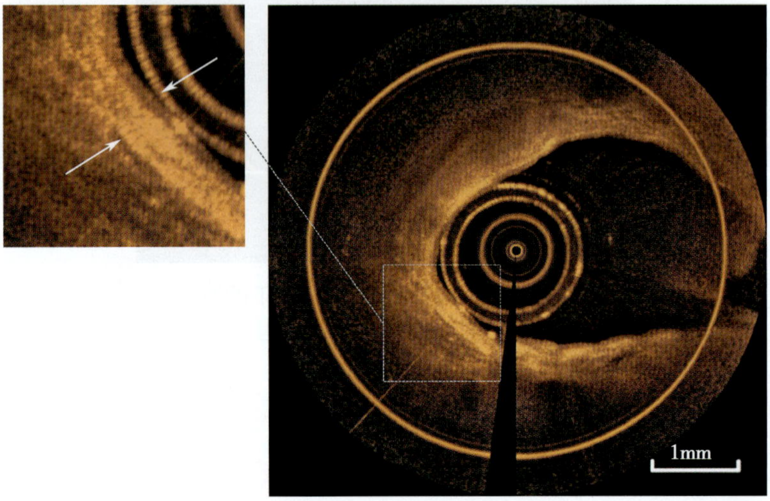

图 3-23 第 4 级支气管 OCT 图像
两箭头之间所指为黏膜

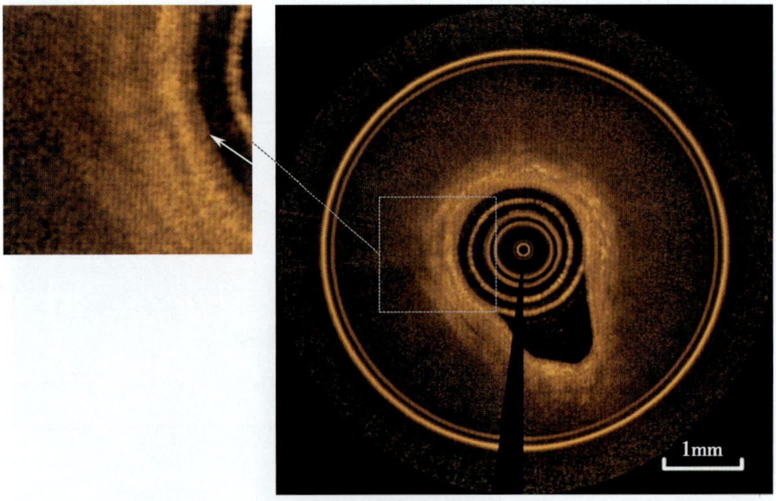

图 3-24 第 5 级支气管 OCT 图像
黏膜层包括上皮和固有层，在正常气道往往可见黏膜层和管腔间存在一层信号强度稍低的组织，为上皮层（白色箭头）

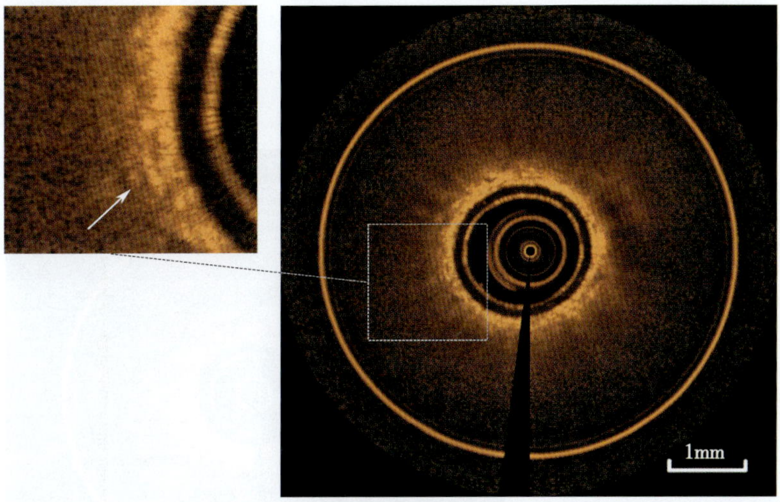

图 3-25 第 7 级支气管 OCT 图像

在小气道，黏膜层和黏膜下层显著变薄，上皮层不明显，OCT 较难分辨小气道黏膜层和黏膜下层组织层次分界（白色箭头）

二、增厚肿胀

黏膜层的管壁组织显著增厚，表现为管壁组织最内层的高强度信号区域显著增宽。黏膜下层组织显著增厚，表现为气道软骨和黏膜层之间组织的中等强度信号区域显著增宽，且往往伴随着黏膜层增厚。黏膜层增厚 / 肿胀多见于慢性阻塞性肺疾病（图 3-26、图 3-27）、支气管哮喘（图 3-28）等。黏膜下层增厚也多见于中小气道，常见于慢性阻塞性肺疾病（图 3-29~ 图 3-30）及支气管哮喘（图 3-31）等慢性气道疾病。

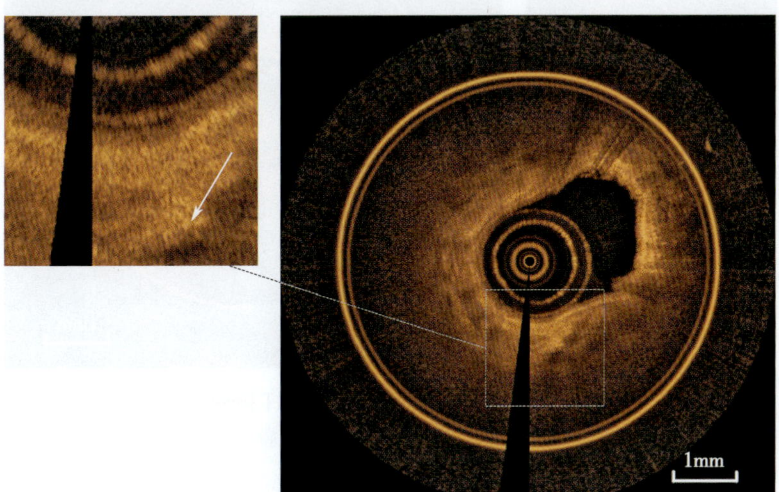

图 3-26 第 4 级支气管 OCT 图像

最内层高强度信号区域显著增宽，提示管壁黏膜层增厚（白色箭头）

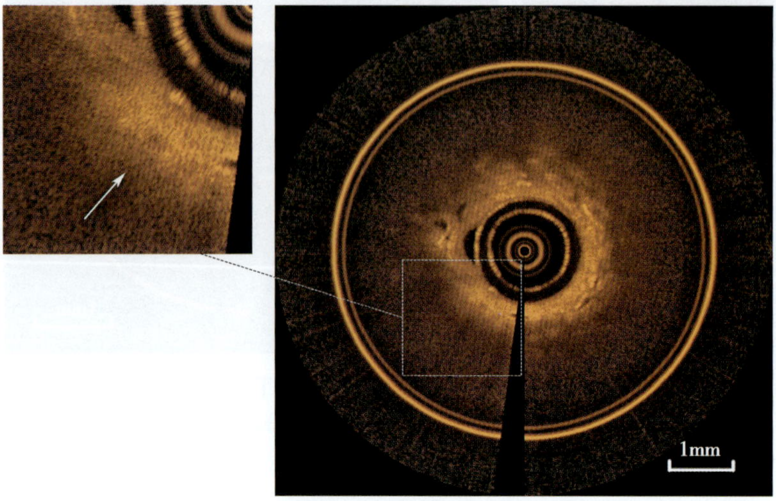

图 3-27 第 6 级支气管 OCT 图像
最内层高强度信号区域显著增宽，提示管壁黏膜层增厚（白色箭头）

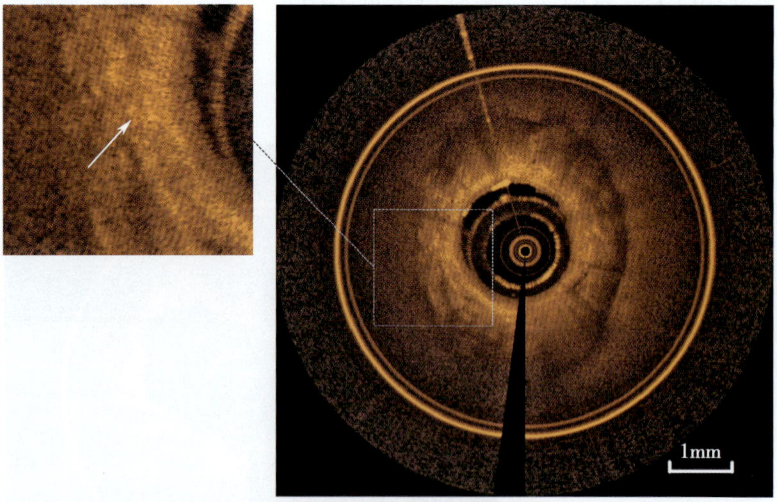

图 3-28 第 6 级支气管 OCT 图像
最内层高强度信号区域显著增宽，提示管壁黏膜层增厚（白色箭头）

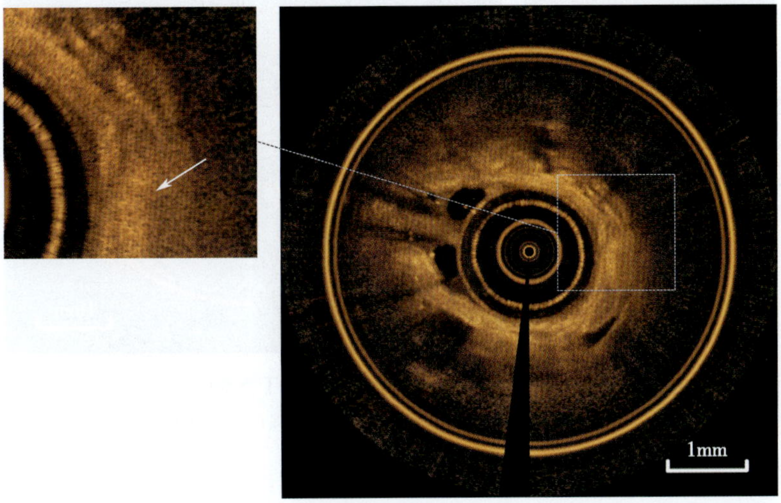

图 3-29　第 5 级支气管 OCT 图像

黏膜层及黏膜下层组织显著增厚且分界不清（白色箭头）

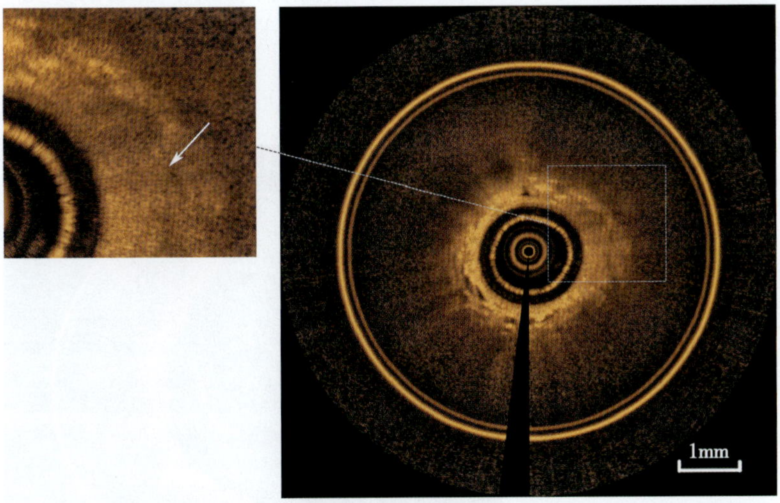

图 3-30　第 6 级支气管 OCT 图像

管壁局部可见黏膜下层组织显著增厚，提示局部炎症（白色箭头）

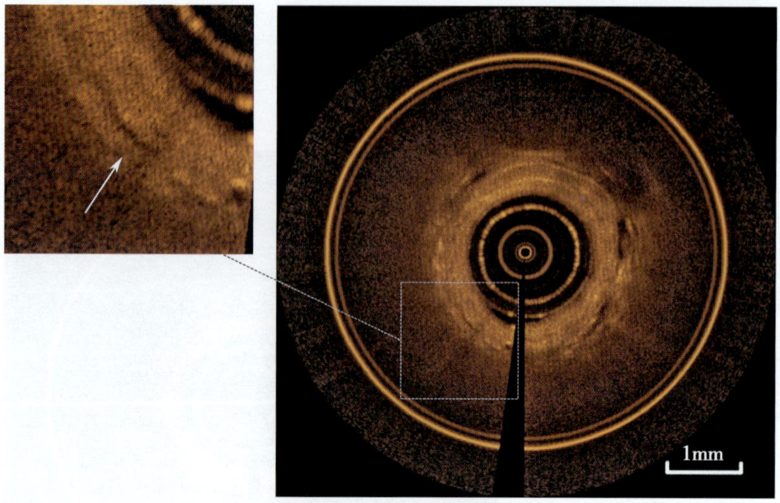

图 3-31 第 7 级支气管 OCT 图像

黏膜下层组织显著增厚，信号强度增强（白色箭头）

三、气道壁痉挛

气道壁痉挛是由平滑肌收缩、痉挛所导致的，表现为气道黏膜层高强度信号区域皱褶变形扭曲，呈波浪状改变。正常人在进行气管镜检查的过程中，偶尔也会出现气道痉挛的现象。由于黏膜下层内的平滑肌收缩等原因，黏膜下层的中到低强度信号区域会发生皱缩、不平滑的改变，出现类波浪形的弯曲折叠形变。黏膜层、黏膜下层皱褶多见于支气管哮喘、慢性阻塞性肺疾病（图 3-32~ 图 3-33）。

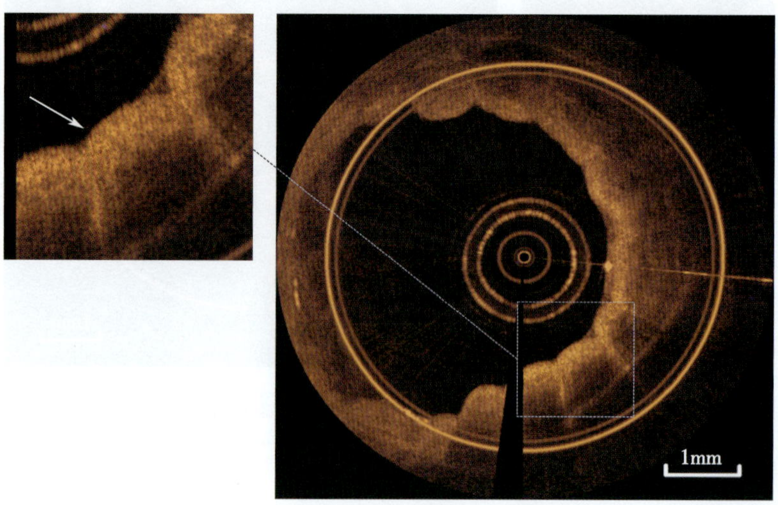

图 3-32 第 3 级支气管 OCT 图像

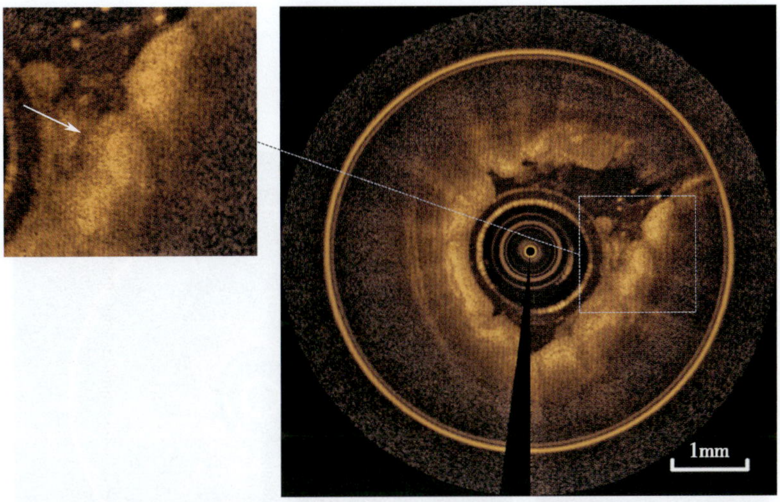

图 3-33　第 4 级支气管 OCT 图像

四、恶性肿瘤浸润

长期炎症或恶性病变的侵犯使黏膜层及黏膜下层的组织结构破坏，导致基底膜难以分辨，正常的组织层次消失或被肿瘤组织填充。黏膜层和黏膜下层的正常组织分界消失，常呈现为跨越黏膜和黏膜下层的模糊边界，以及均匀或混杂的中 / 高强度信号，多呈现出均质化的表现。黏膜层与黏膜下层均质化改变多见于恶性肿瘤（图 3-34~ 图 3-38），这主要是由于肿瘤组织侵犯破坏了气道管壁结构层次。

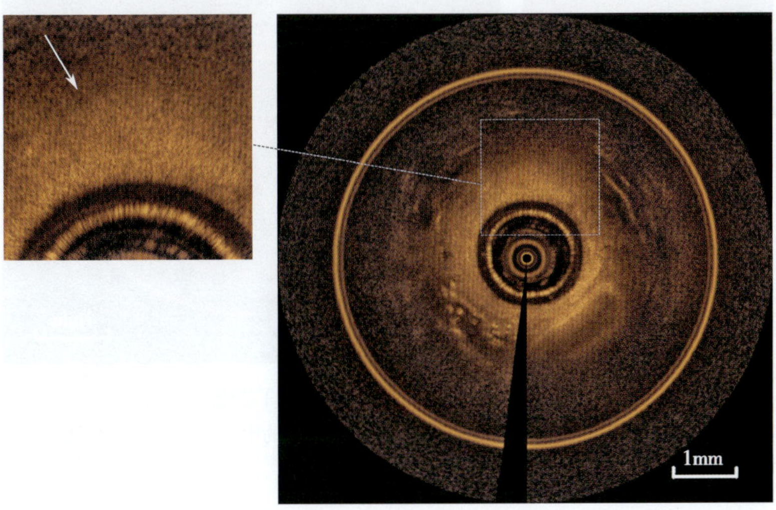

图 3-34　气管 OCT 图像

黏膜层和黏膜下层正常组织分界消失，不可辨认，呈现均匀分布的高强度信号影（白色箭头）

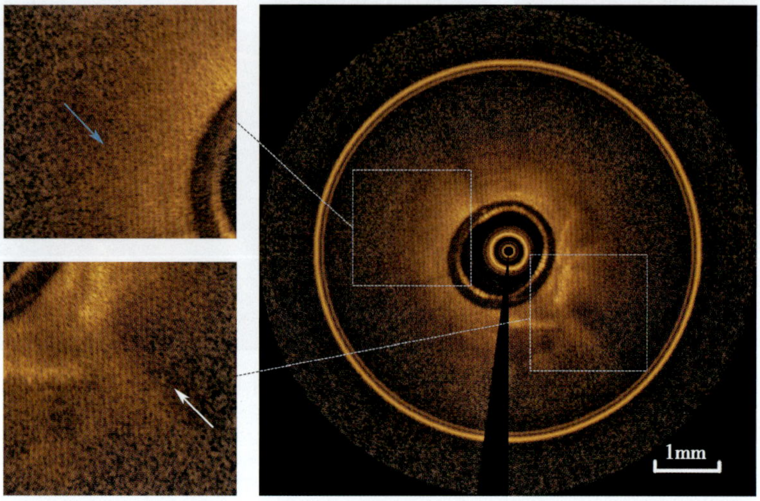

图 3-35 第 2 级支气管 OCT 图像

黏膜层和黏膜下层正常组织分界消失（蓝色箭头），可见局灶低强度信号影，提示管壁破坏（白色箭头）

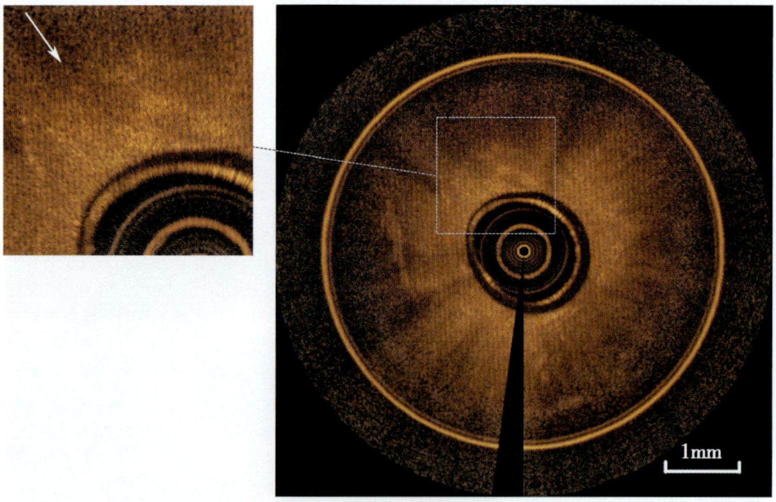

图 3-36 第 3 级支气管 OCT 图像

黏膜层和黏膜下层正常组织层次消失，呈现均匀分布的中、高强度信号（白色箭头）

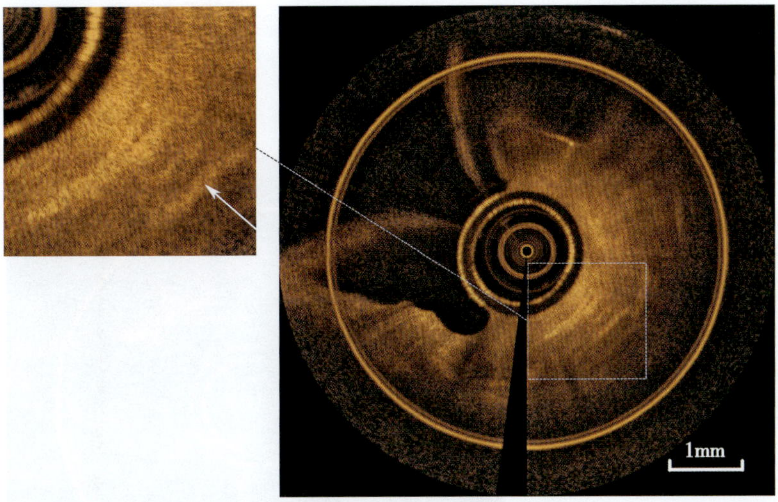

图 3-37　第 2 级支气管 OCT 图像

黏膜层及黏膜下层组织结构破坏，正常组织分界消失，呈现均匀分布的高强度信号（白色箭头）

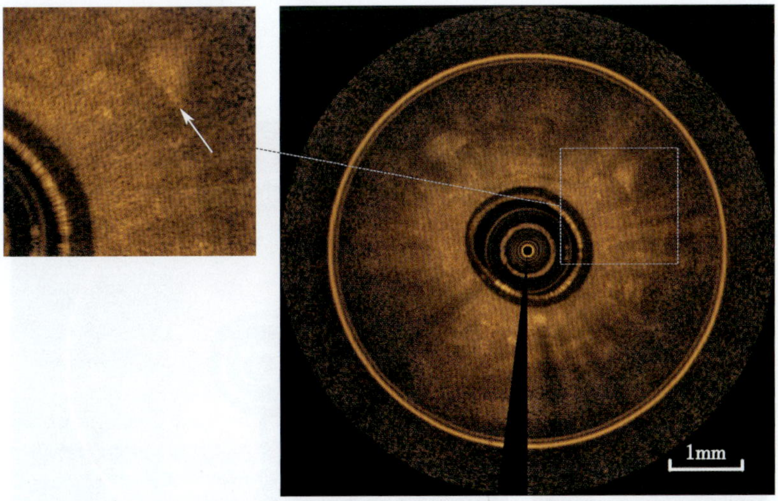

图 3-38　第 4 级支气管 OCT 图像

黏膜层及黏膜下层组织结构破坏，正常组织分界消失，呈现均匀分布的中、高强度信号（白色箭头）

五、黏膜缺损

黏膜缺损指黏膜层不连续、不完整。这种情况可见于支气管骨化症，由骨性组织异常增生破坏黏膜引起（图 3-39），也可见于恶性肿瘤（图 3-40）等疾病，由肿瘤组织侵犯并破坏管壁正常结构层次所致。

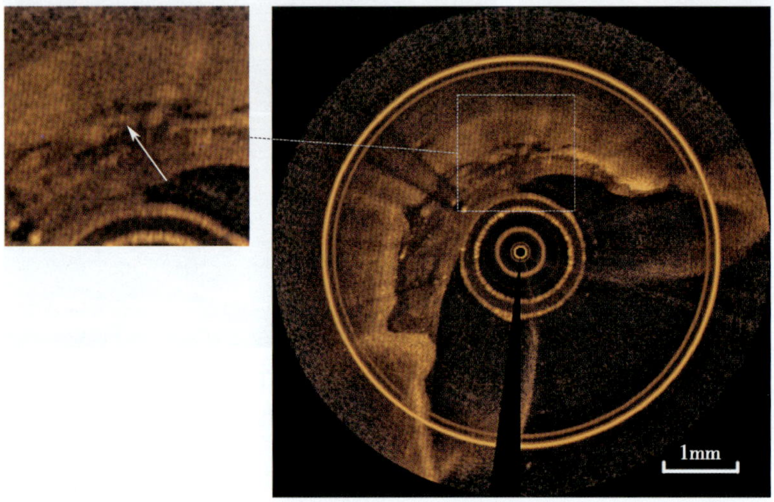

图 3-39　第 3 级支气管 OCT 图像

黏膜缺损，黏膜层断开，未能形成完整闭环（白色箭头）

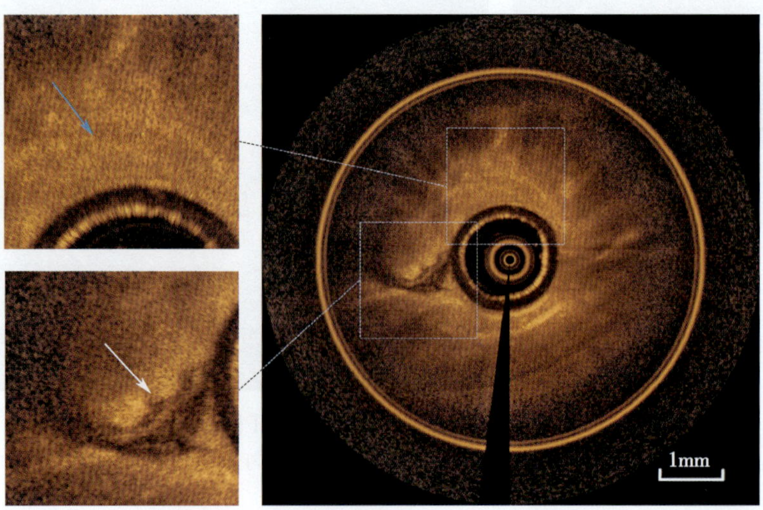

图 3-40　第 3 级支气管 OCT 图像

黏膜缺损，黏膜层断开，未能形成完整闭环（白色箭头）；黏膜层和黏膜下层分界不清（蓝色箭头）

六、隆起

黏膜下层受肿瘤侵犯或发生异常物质沉积（如淀粉样变）等，引起黏膜下层组织肿胀、隆起，常表现为软骨和黏膜层之间的局部组织增宽、膨出，呈现中 / 弱信号强度。黏膜下层异常隆起可见于淀粉样变（图 3-41）、支气管骨化症（图 3-42）、恶性肿瘤（图 3-43）等疾病。

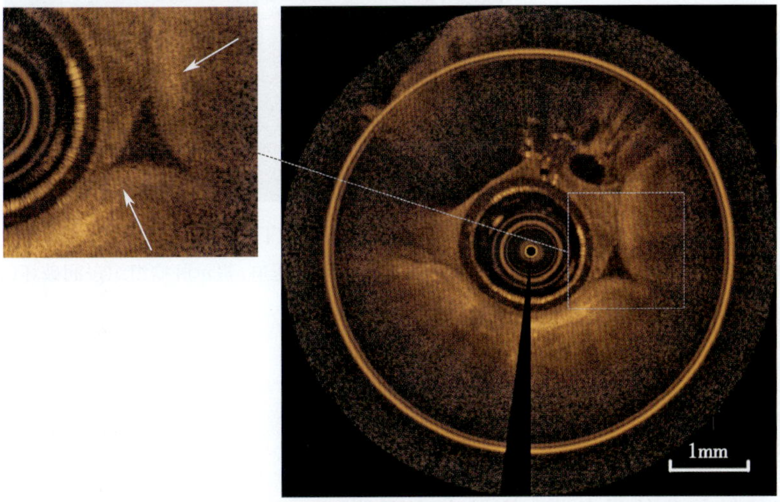

图 3-41　气管 OCT 图像

黏膜下层组织显著增厚，肿胀，黏膜下层隆起、呈丘状（白色箭头）

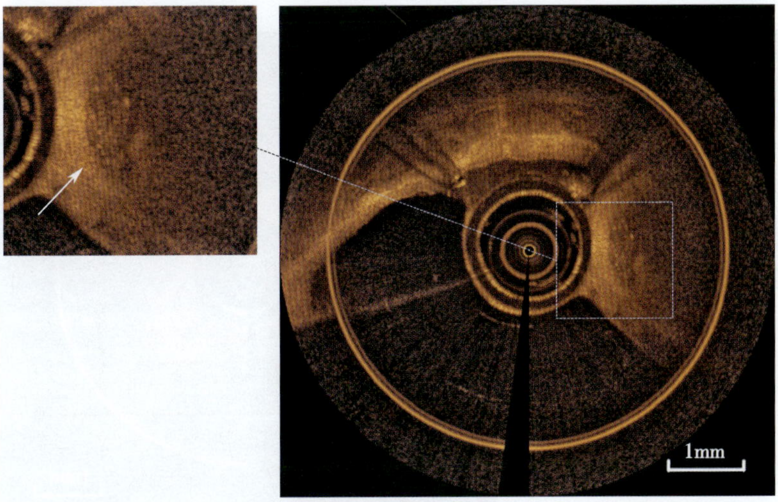

图 3-42　气管 OCT 图像

黏膜下层可见类软骨样异常物质病灶，黏膜下层隆起、呈丘状（白色箭头）

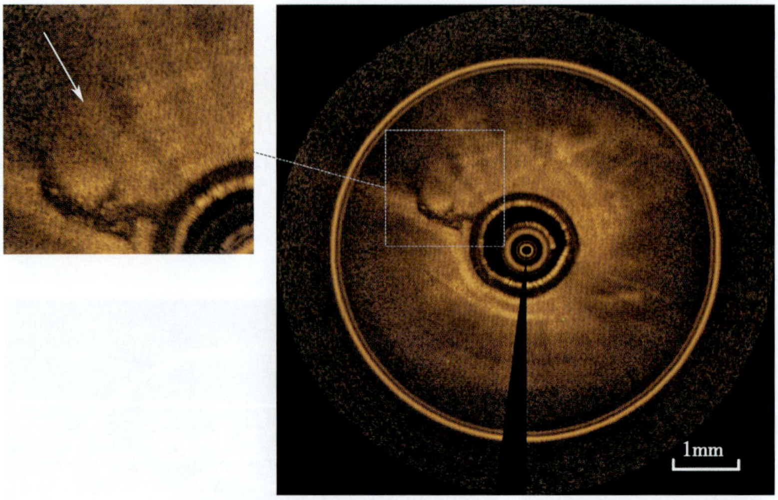

图 3-43 第 3 级支气管 OCT 图像

黏膜下层显著增厚，与黏膜层分界不清，信号混杂，向腔内隆起压迫，提示肿瘤组织浸润破坏（白色箭头）

七、网格状 / 絮状改变

管壁周围可见黄色信号条带，信号亮度强弱不一，局部可见强反射高亮信号影或絮片状影，丧失正常层次结构，呈不规则的网格状或者絮状分布，与周围组织分界不清。黏膜下层网格状 / 絮状改变多见于恶性肿瘤浸润累及黏膜下层（图 3-44、图 3-45）。

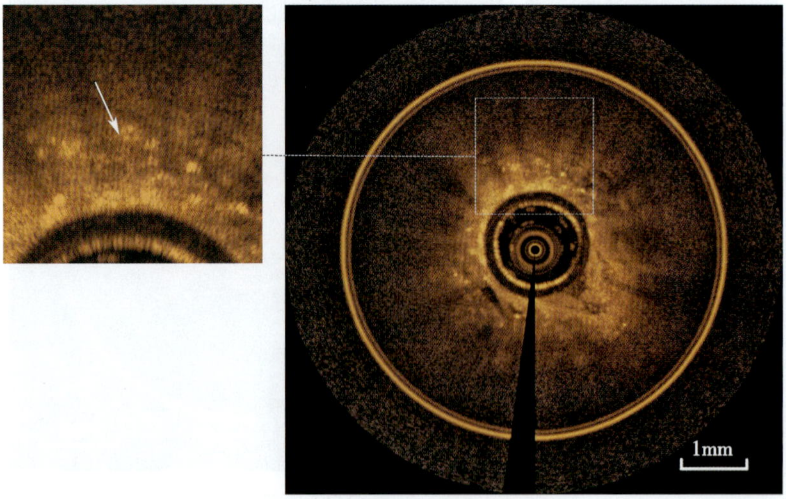

图 3-44 主支气管 OCT 图像

网格状改变（白色箭头）

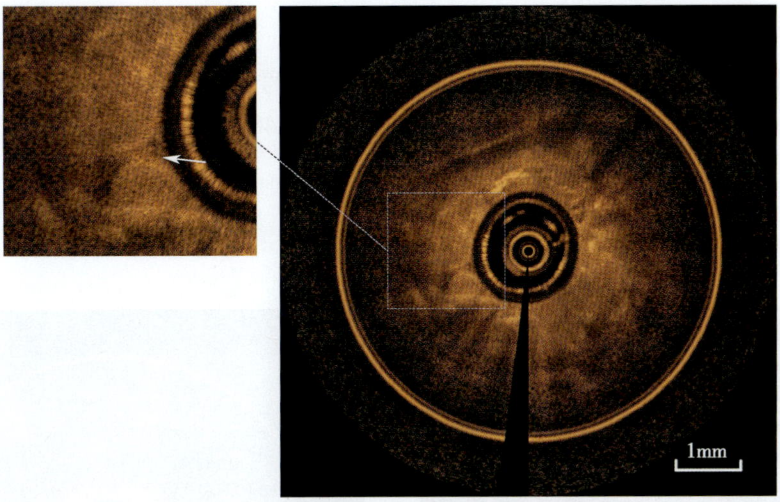

图 3-45　第 2 级支气管 OCT 图像
絮状改变（白色箭头）

第四节　小气道 OCT 图像特征

一、正常表现

小气道周围组织在图像上对应管壁外围的圆弧形区域，正常情况下显示为自管壁外围至外周区域信号亮度逐渐均匀减弱（图 3-46、图 3-47）。

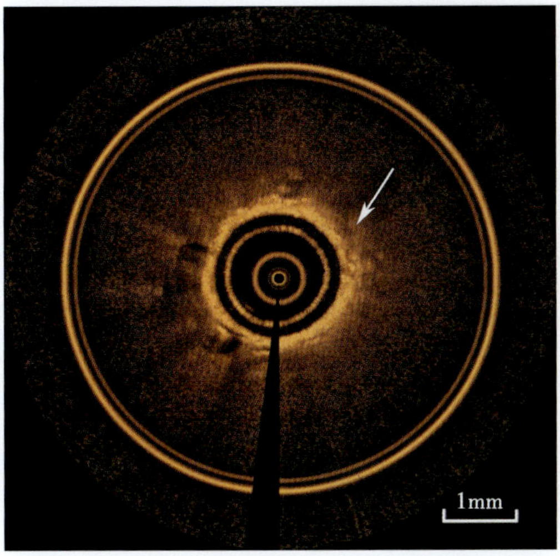

图 3-46　第 7 级支气管 OCT 图像
气道周围组织，信号强度逐渐均匀减弱（白色箭头）

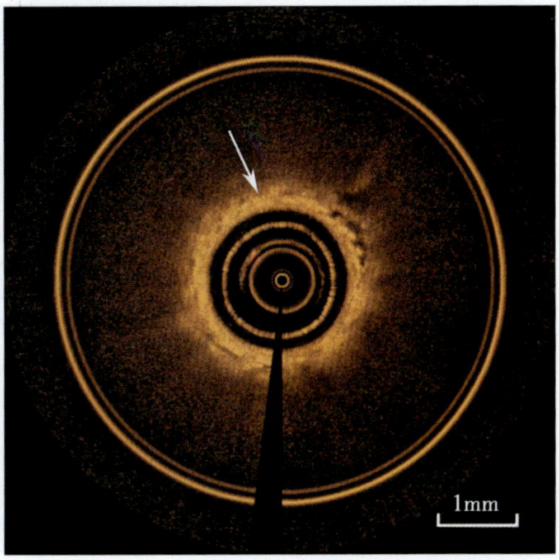

图 3-47　第 7 级支气管 OCT 图像
气道周围组织，信号强度逐渐均匀减弱（白色箭头）

二、水肿

小气道周围组织水肿在图像上表现为圆弧形低信号亮度的暗条带区域，区域内信号亮度较条带内外侧组织均更弱，多见于支气管哮喘（图3-48、图3-49）、慢性阻塞性肺疾病（图3-50）等。

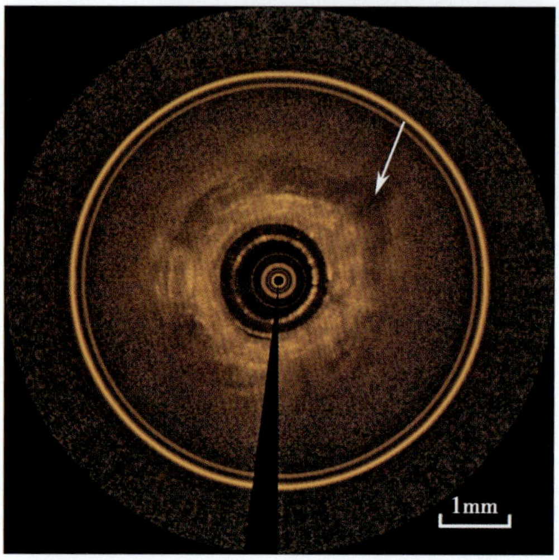

图3-48 第6级支气管OCT图像

小气道外周出现低强度信号的暗条带区域，区域内信号较条带内侧及外侧组织更弱（白色箭头）

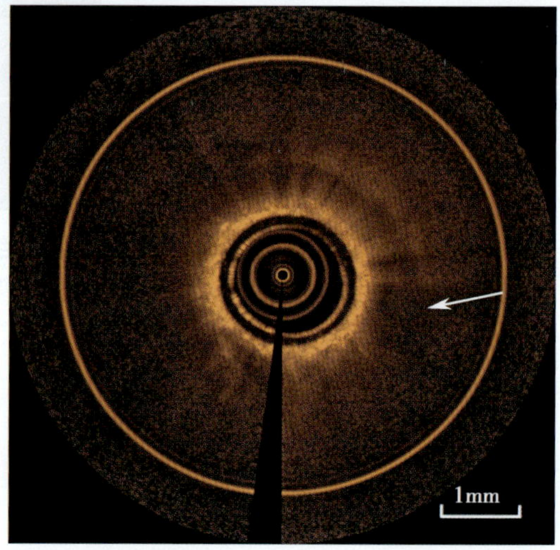

图3-49 第7级支气管OCT图像

小气道外周出现低强度信号的暗条带区域，往往环形分布于黏膜层以外（白色箭头）

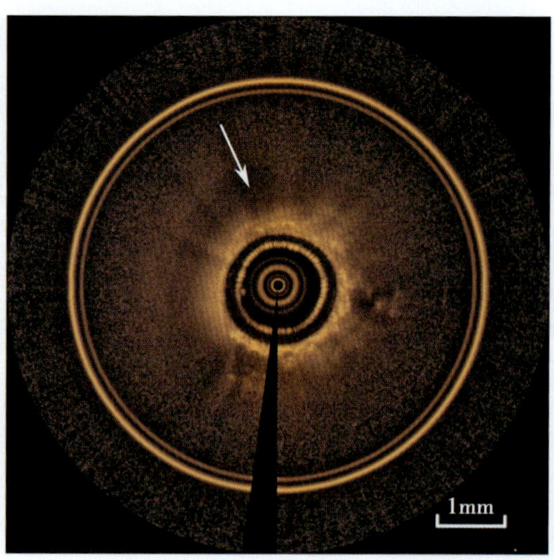

图3-50 第7级支气管OCT图像

小气道外周出现的低强度信号的暗条带区域，区域内信号较条带外组织更弱（白色箭头）

三、实变

管壁外周组织呈现均匀高信号亮度，管壁组织层次尚清晰，或可见异常高信号亮度区域中存在细条状间隙。气道周围组织实变多见于肺炎（图 3-51~ 图 3-53）等，尤其是大叶性肺炎。

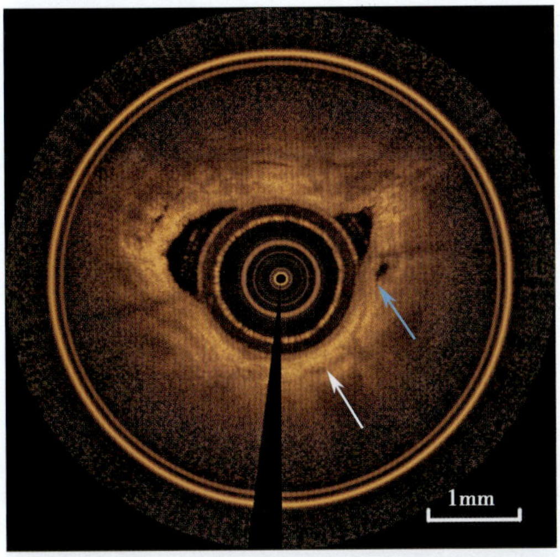

图 3-51　第 4 级支气管 OCT 图像
可见管壁外周组织信号增强（白色箭头），局部可见细条状间隙（蓝色箭头）

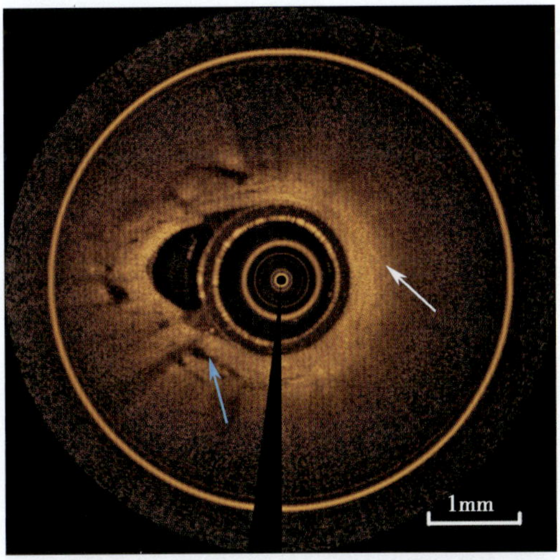

图 3-52　第 5 级支气管 OCT 图像
可见管壁外周组织信号增强（白色箭头），局部可见细条状间隙或弱信号灶（蓝色箭头）

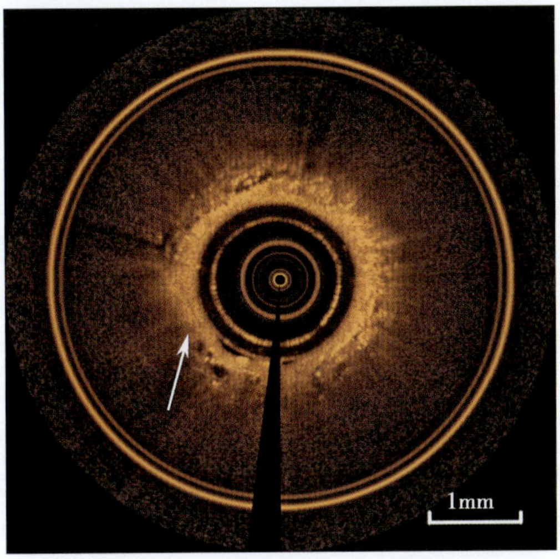

图 3-53　第 7 级支气管 OCT 图像
可见管壁外周组织信号增强（白色箭头）

第五节 肺泡 OCT 图像特征

一、正常表现

在正常情况下，肺泡在图像上以小气道为中心，周围呈类蜂窝形态的低强度信号灶，大小分布均匀，肺泡之间被信号较强的肺泡壁隔开（图 3-54、图 3-55）。

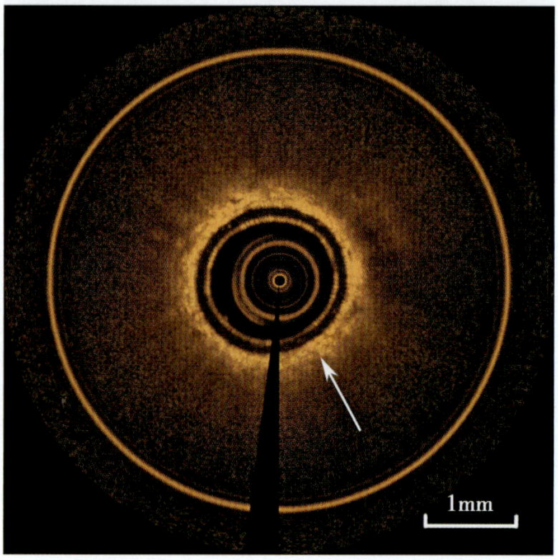

图 3-54 第 7 级支气管 OCT 图像

肺泡呈类蜂窝形态的低强度信号灶，大小分布均匀（白色箭头）

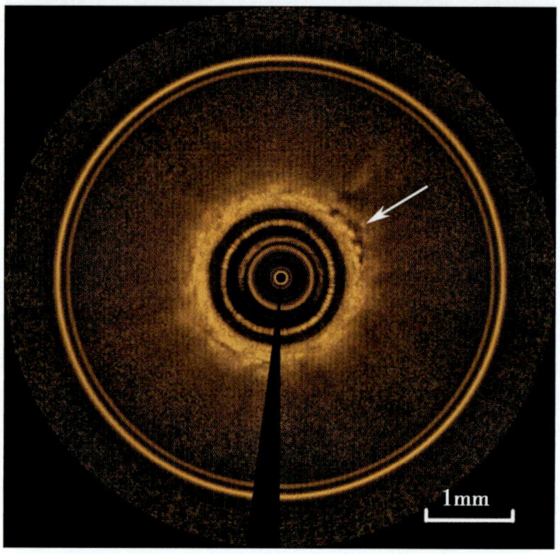

图 3-55 第 7 级支气管 OCT 图像

肺泡呈类蜂窝形态的低强度信号灶，大小分布均匀（白色箭头）

二、肺泡腔增大

小气道周围的低强度信号灶出现部分或大部分扩大，部分低强度信号灶可受压变小或消失，肺泡壁可出现断裂。肺泡腔融合多见于慢性阻塞性肺疾病（图 3-56、图 3-57），提示肺气肿。

三、大疱样改变

正常情况下小气道周围呈类蜂窝形态的低强度信号灶消失，呈现为以小气道为中心或偏心的成片暗视野，边界清晰，也可表现为几个低强度信号灶融合成大的低信号区域（图 3-58~ 图 3-61）。肺泡组织大疱样改变多见于肺大疱、先天性发育异常或肺淋巴管平滑肌瘤病等。

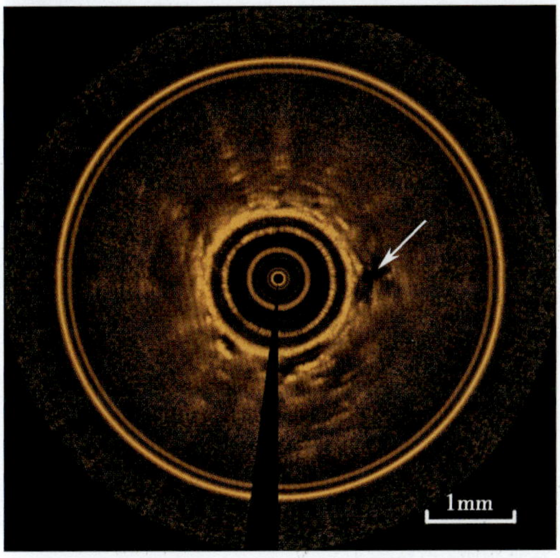

图 3-56　第 7 级支气管 OCT 图像

类蜂窝形态的肺泡组织消失，部分肺泡扩大，呈低强度信号灶（白色箭头）

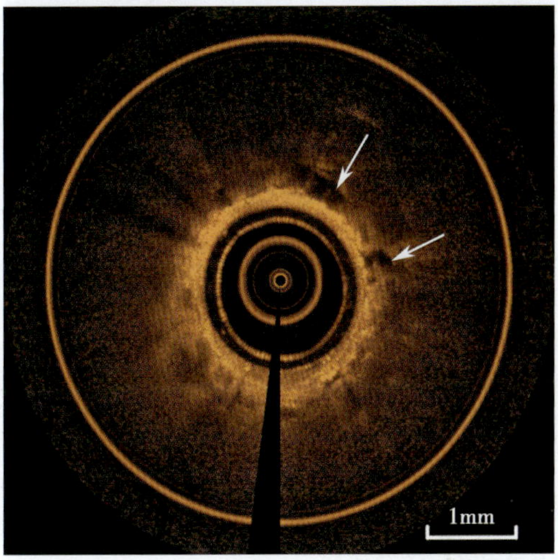

图 3-57　第 6 级支气管 OCT 图像

类蜂窝形态的肺泡组织消失，部分肺泡扩大，呈低强度信号灶（白色箭头）

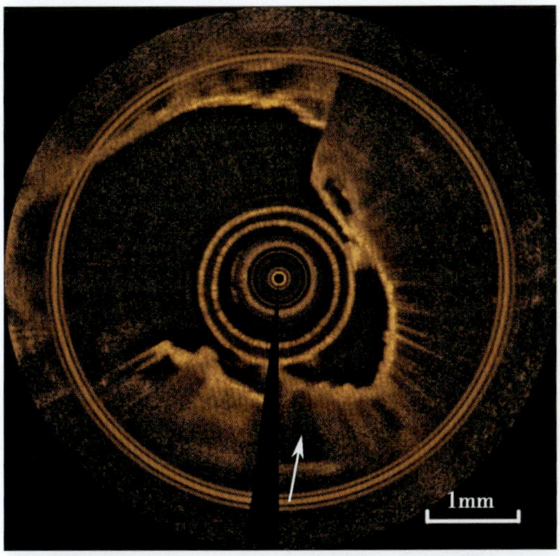

图 3-58　第 6 级支气管 OCT 图像

几个低强度信号灶合为一体，形成巨大低强度信号灶，正常肺泡组织消失（白色箭头）

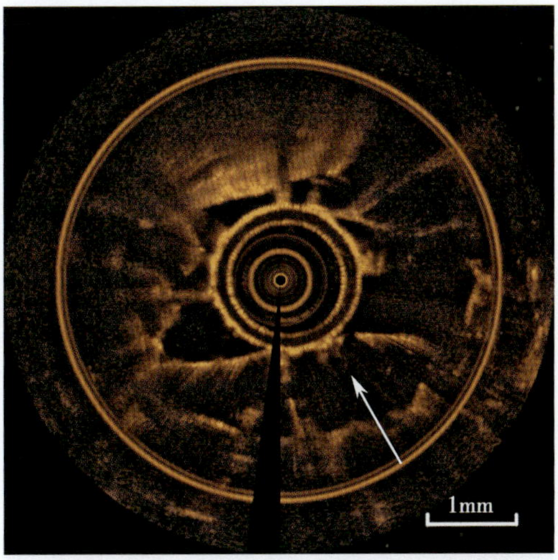

图 3-59　第 7 级支气管 OCT 图像

几个低强度信号灶合为一体，形成巨大低强度信号灶，正常肺泡组织消失（白色箭头）

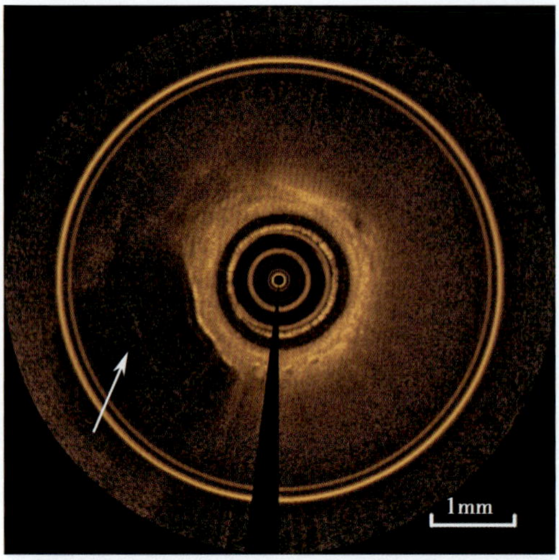

图 3-60 第 6 级支气管 OCT 图像

小气道周围呈大疱形态的低强度信号灶消失，呈现成片暗视野（白色箭头）

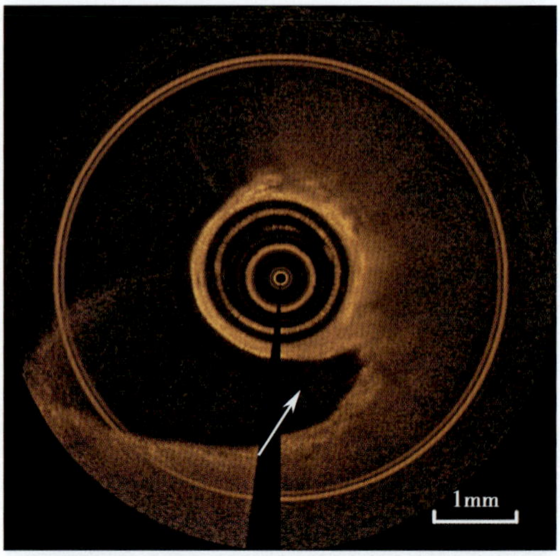

图 3-61 第 7 级支气管 OCT 图像

小气道周围呈大疱形态的低强度信号灶消失，呈现成片暗视野（白色箭头）

第六节 软骨 OCT 图像特征

一、正常表现

在黏膜下层外缘，环绕管腔的呈类 C 形的圆弧状中、低强度信号区域（图 3-62、图 3-63），在大气道中边界常清晰可认，在中等气道和小气道中，软骨结构逐渐减少，最终消失，小气道仅偶见散在的不完整软骨形态。

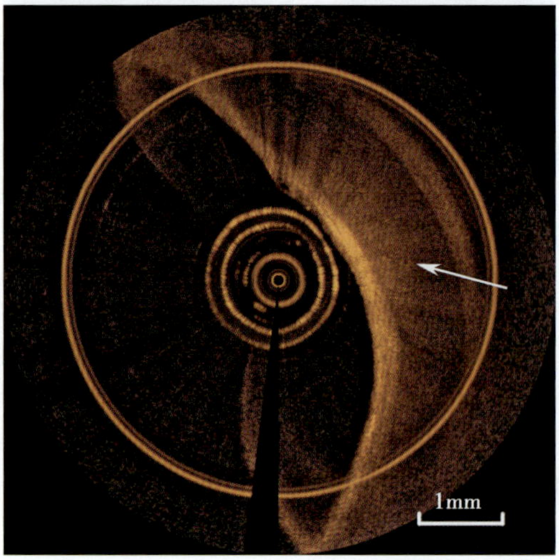

图 3-62 气管 OCT 图像

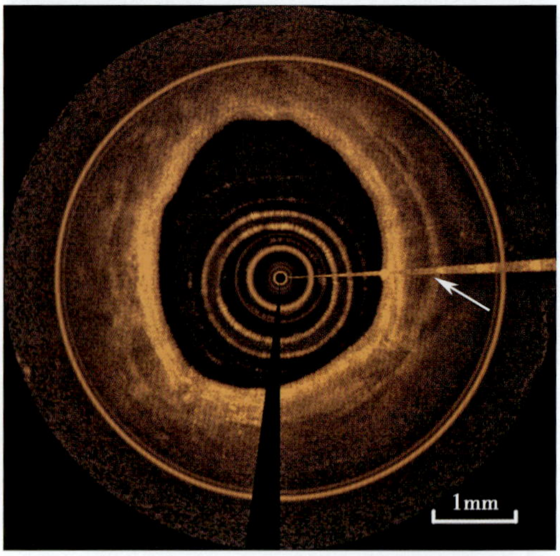

图 3-63 第 4 级支气管 OCT 图像

二、不规则 / 变形

原本呈类 C 形的圆弧状中、低强度信号区域发生形态上的改变，可因病变原因出现各种形态的扭曲、折叠等，局部可因骨化出现局灶性信号增强。软骨不规则 / 变形多见于气道损伤后狭窄（图 3-64）或恶性肿瘤（图 3-65）等，由软骨或周围组织遭到破坏所致。

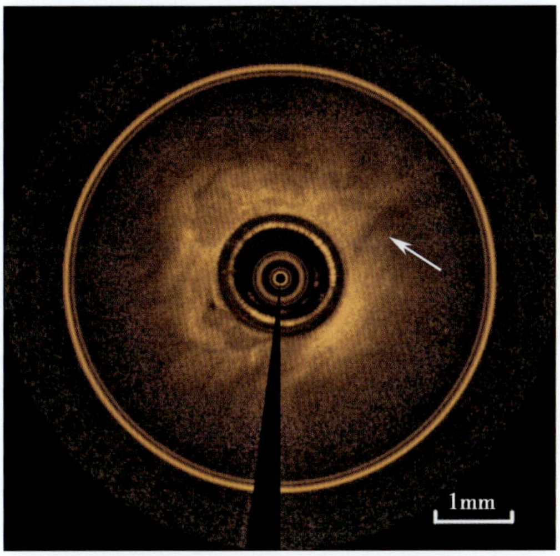

图 3-64 主支气管 OCT 图像

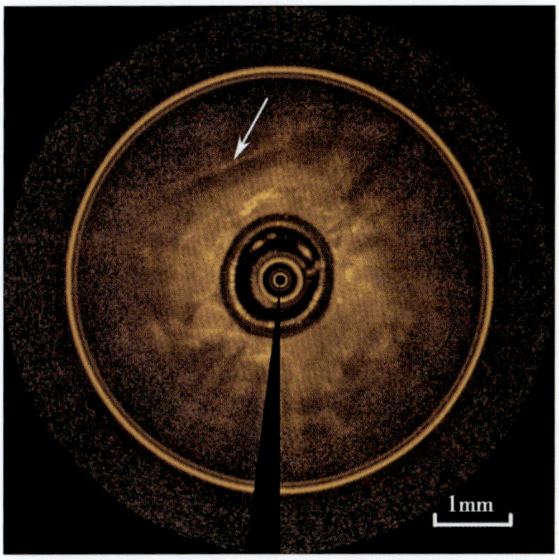

图 3-65 第 2 级支气管 OCT 图像

三、模糊 / 消失

原本呈类 C 形的圆弧状中、低强度信号区域边界不清，或难以分辨该区域。软骨不清晰多见于气道损伤后狭窄或恶性肿瘤（图 3-66、图 3-67）等，是由于软骨或周围组织遭到破坏。

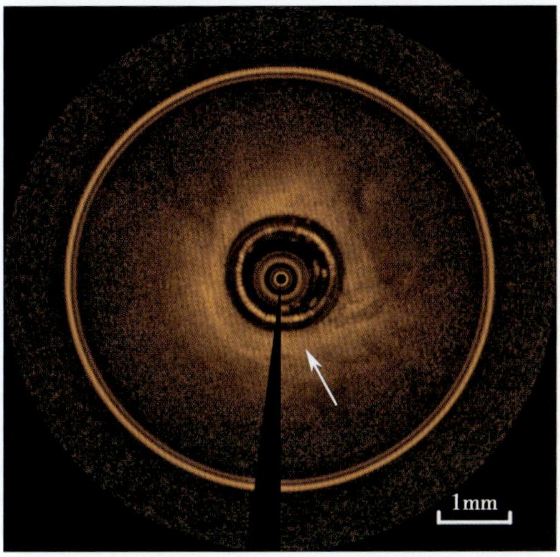

图 3-66 主支气管 OCT 图像

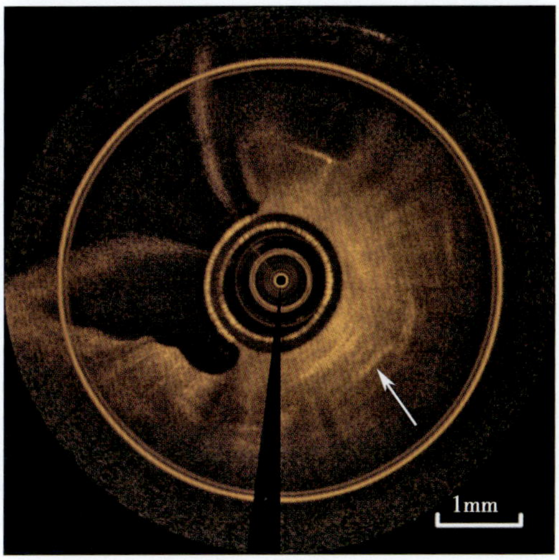

图 3-67 第 2 级支气管 OCT 图像

参考文献

[1] ZHOU Z Q, SU Z Q, SUN W, et al. Postintubation tracheal stenosis evaluated by endobronchial optical coherence tomography: a canine model study [J]. Respiration, 2020, 99 (6): 500-507.

[2] SU Z Q, GUAN W J, LI S Y, et al. Evaluation of the normal airway morphology using optical coherence tomography [J]. Chest, 2019, 156 (5): 914-925.

第四章

正常呼吸道 OCT 图谱

第一节　OCT 图像分析

【病例 1】

刘××，男，38 岁。肺功能检查提示：肺通气功能正常。胸部 CT 可见肺野透亮度正常，气管、各大支气管通畅，未见明显狭窄或扩张，未见管壁增厚及腔内外肿物。两侧肺门、纵隔未见肿大淋巴结。

（1）CT 图像：见图 4-1

（2）气管镜图像：可见气管隆嵴，气道通畅，黏膜光滑，隆嵴锐利（图 4-2）；左主支气管（图 4-3）可见气道通畅；左上叶支气管、左下叶支气管通畅，黏膜光滑，有少量白色分泌物，未见新生物（图 4-4、图 4-5）；右主支气管（图 4-6）可见气道通畅；右上叶支气管、右中下叶支气管通畅，黏膜光滑，有少量白色分泌物，未见新生物（图 4-7、图 4-8）。

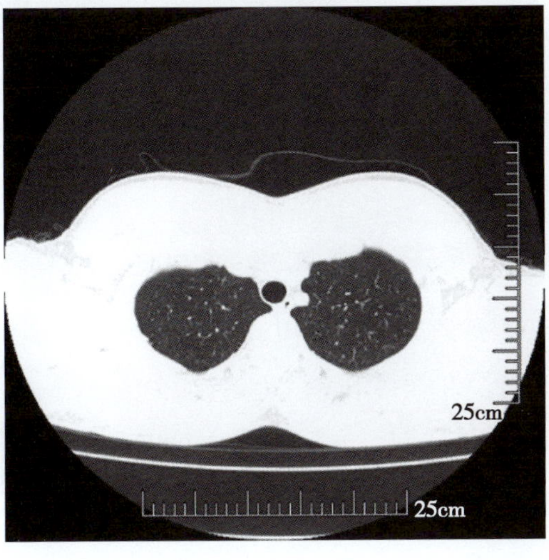

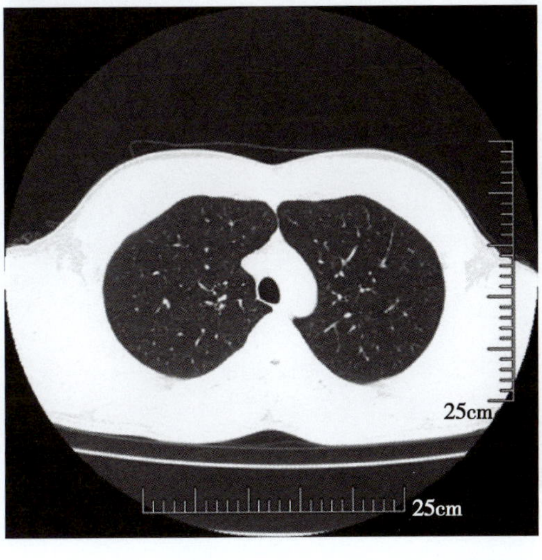

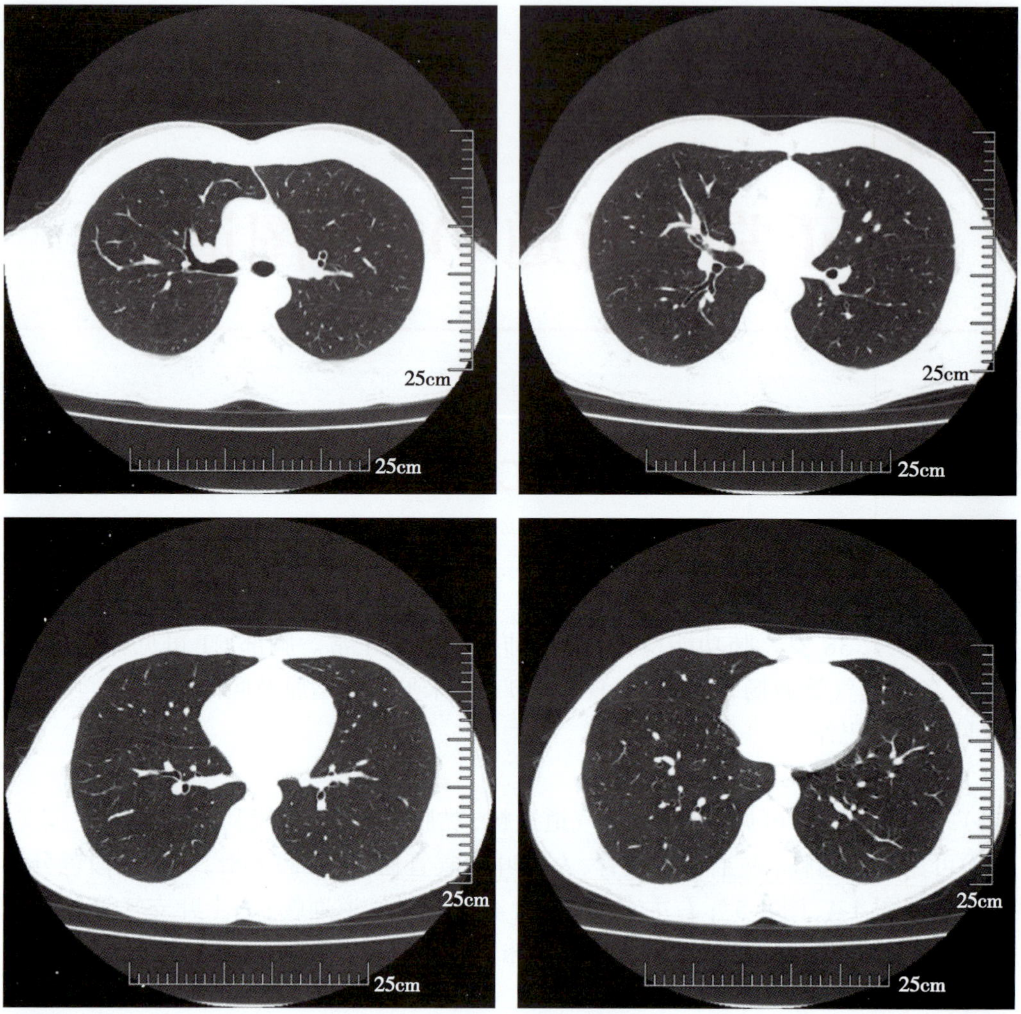

图 4-1 肺部正常 CT 图像

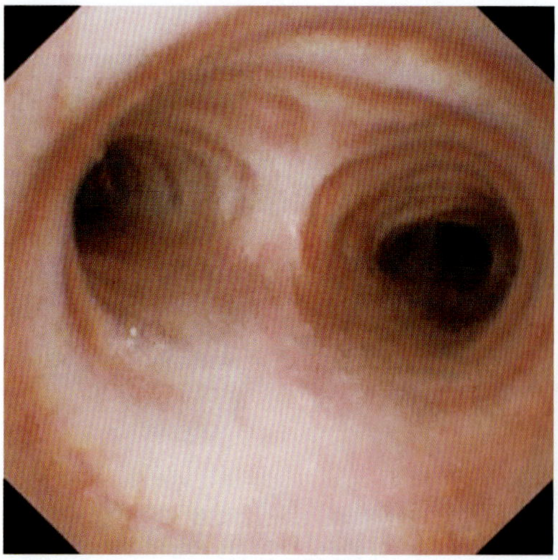

图 4-2 隆嵴

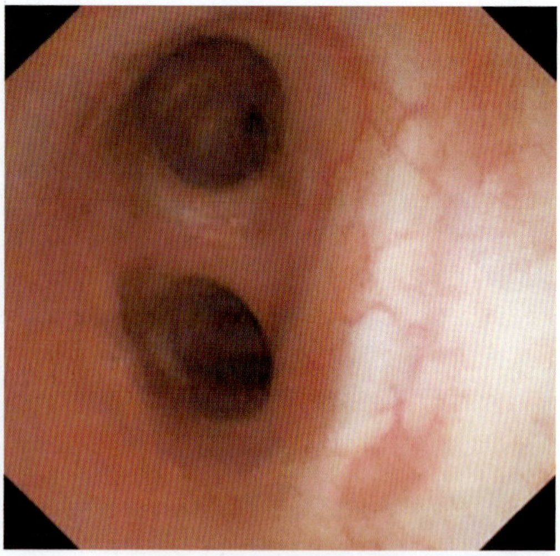

图 4-3 左主支气管

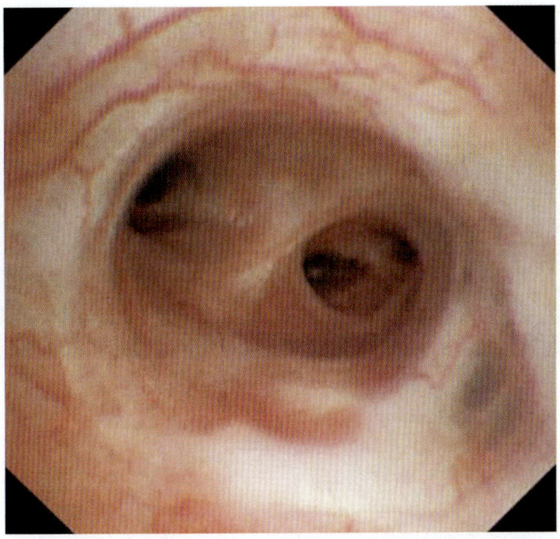
图 4-4　左上叶支气管

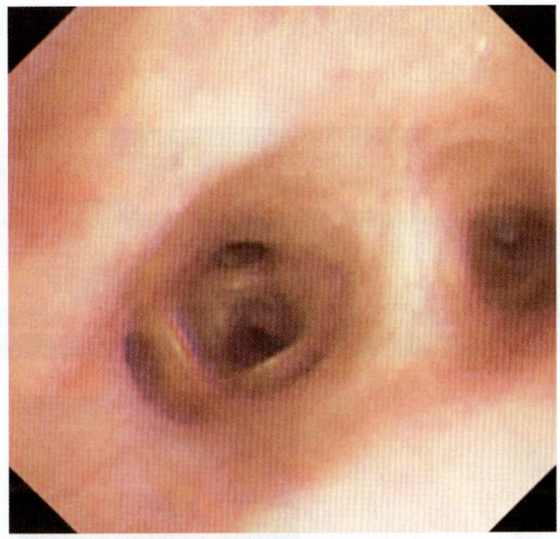
图 4-5　左下叶支气管

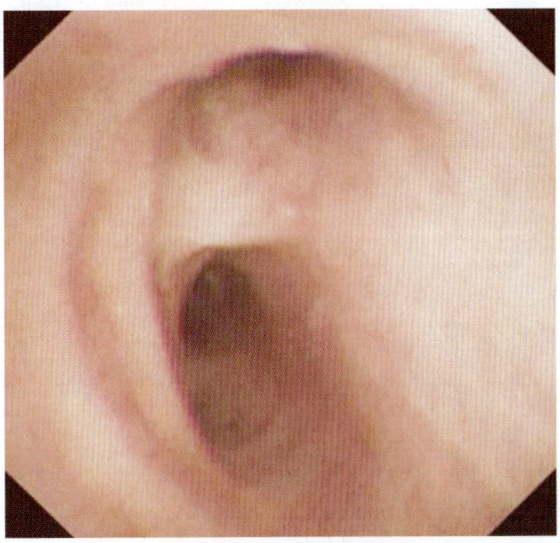
图 4-6　右主支气管

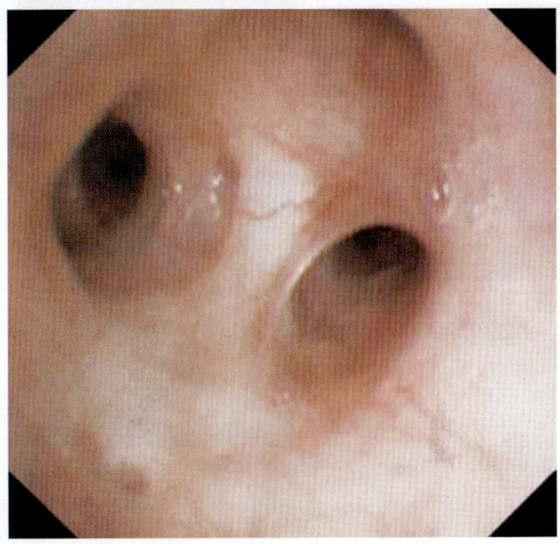
图 4-7　右上叶支气管

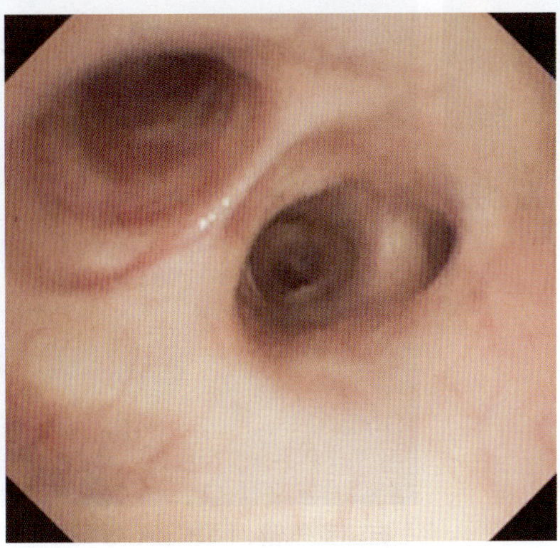
图 4-8　右中下叶支气管

（3）OCT 图像及分析：于患者健侧（右侧）行 OCT 扫描，OCT 扫描成像图及其分析见图 4-9~ 图 4-12）。

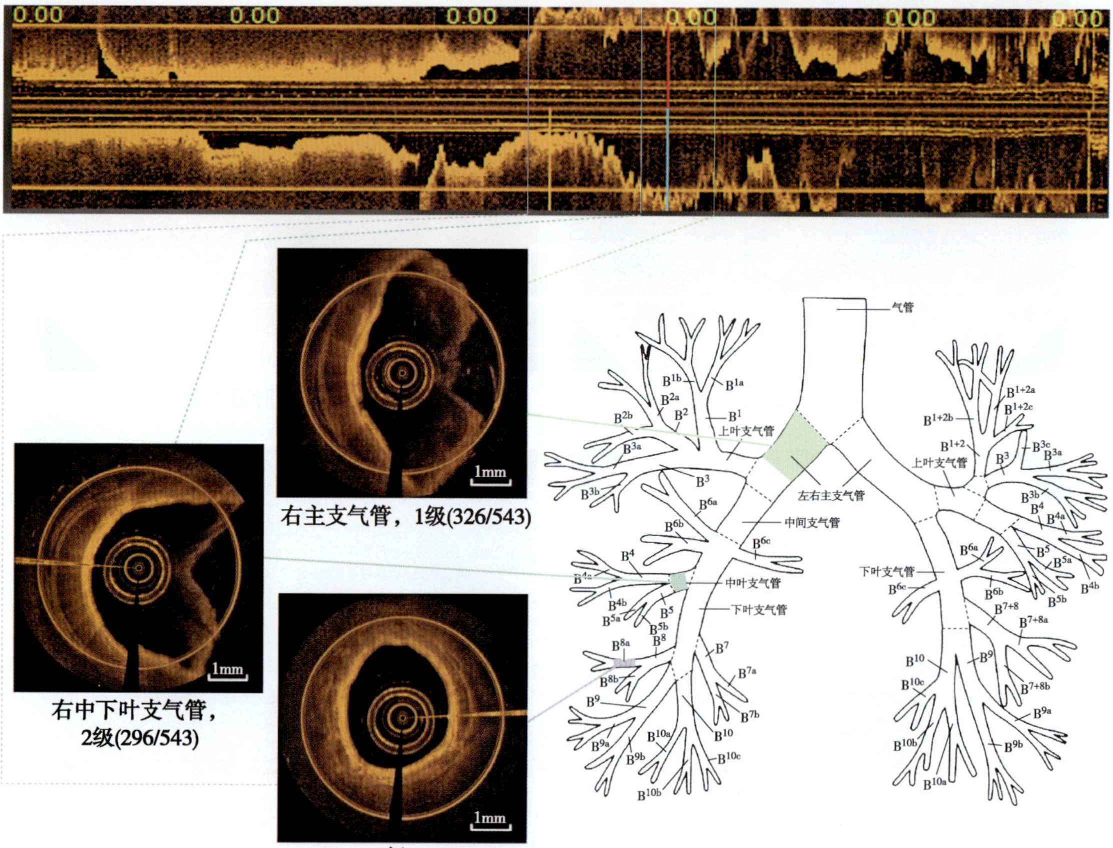

图 4-9 图像在纵截面和支气管中的位置

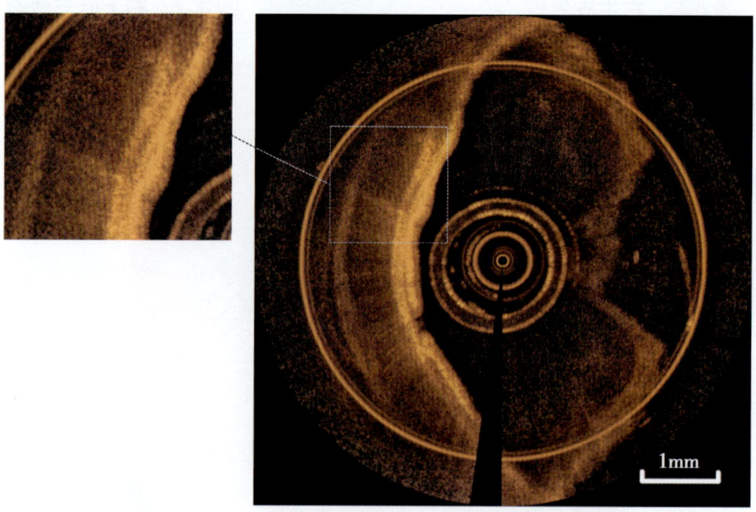

图 4-10 右主支气管，1 级（326/543）

管腔无狭窄，无分泌物潴留，管壁无增厚、水肿，各层组织分界较清晰

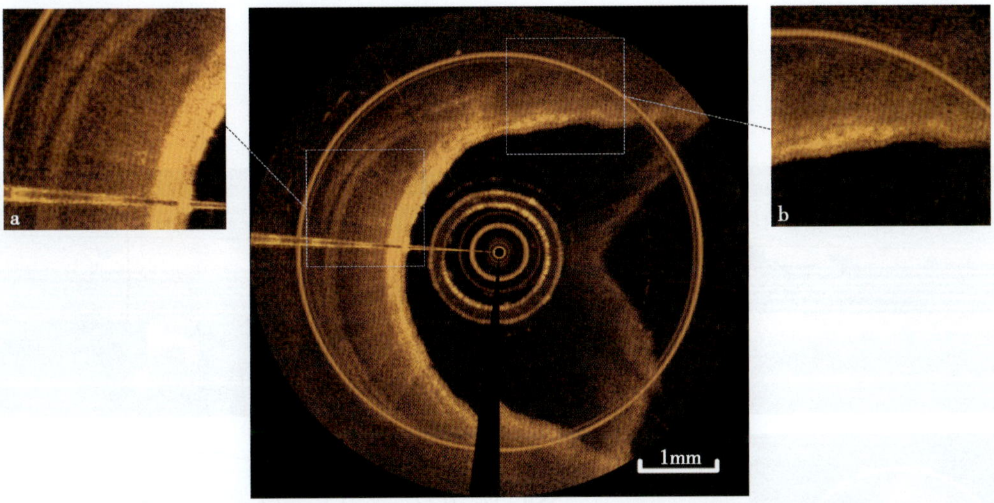

a：管壁结构清晰完整，气道环状软骨边界清晰，形态正常完整；b：管腔通畅，无分泌物或仅有少量分泌物，黏膜平滑、无异常突起

图 4-11　右中下叶支气管，2 级（296/543）

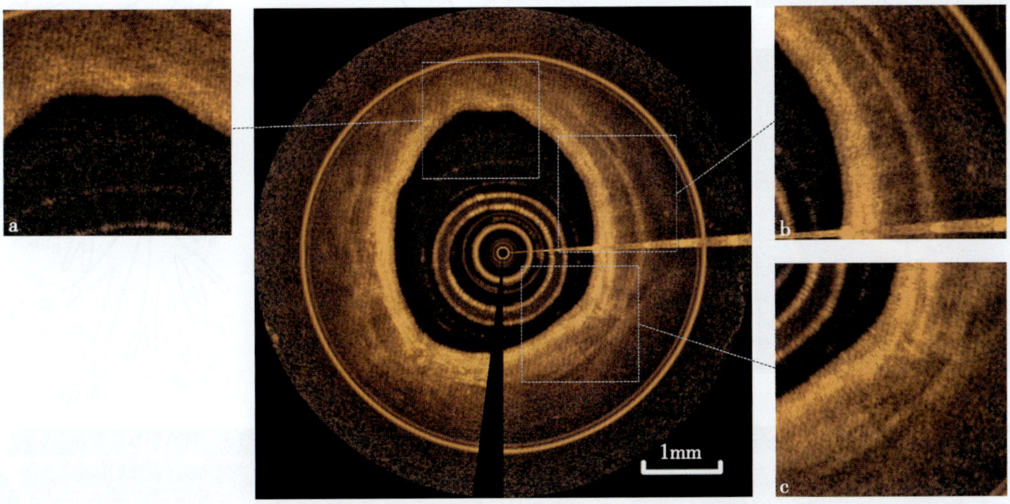

a：管腔通畅，无分泌物或仅有少量分泌物；b：管壁结构清晰完整，气道环状软骨边界清晰，形态正常完整；c：管腔黏膜光滑，无异常突起、增厚或扭曲

图 4-12　右下叶前基底段支气管，4 级（220/543）

【病例 2】

陈××，男，29 岁，肺功能检查提示：肺通气功能正常。胸部 CT 检查示：左上叶少许慢性炎症，余肺叶未见异常。于患者右下叶行 OCT 扫描，图像及其分析见图 4-13~ 图 4-15。

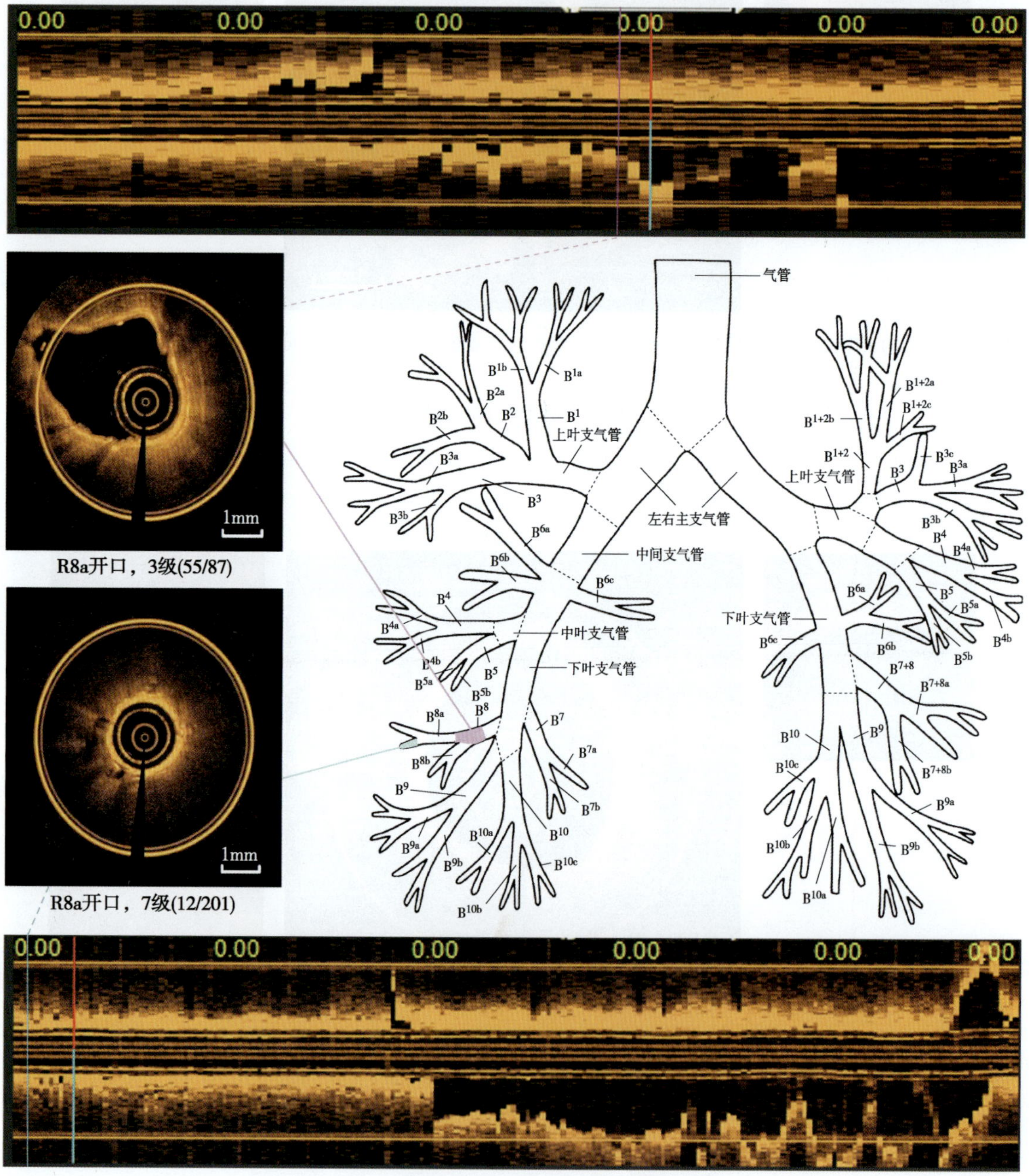

图 4-13 图像在纵截面和支气管中的位置

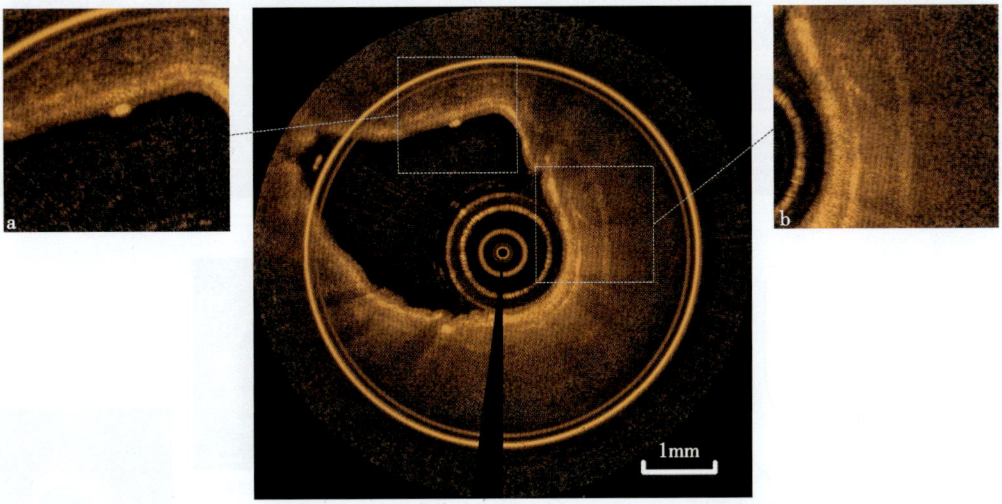

a：管腔通畅，少量分泌物；b：管壁结构清晰完整，环状软骨边界清晰，形态正常完整

图 4-14　右下叶前基底段支气管开口，3 级（55/87）

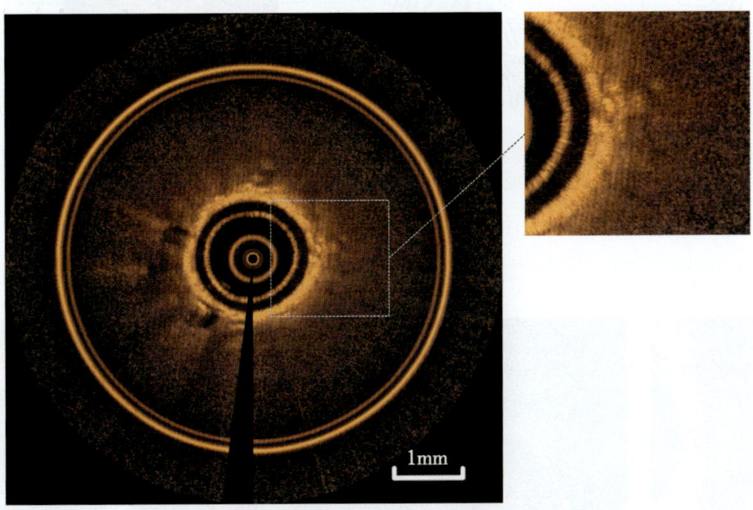

图 4-15　右下叶前基底段支气管，7 级（12/201）

管壁无异常增厚，周围无水肿、肺大疱等征象

【病例 3】

吴 × ×，女，23 岁，肺功能检查：肺通气功能正常。胸部 CT 可见肺野透亮度正常，气管、各大支气管通畅，未见明显狭窄或扩张，未见管壁增厚及腔内外肿物。OCT 扫描提示气道形态未见明显异常，OCT 图像及其分析见图 4-16~ 图 4-19。

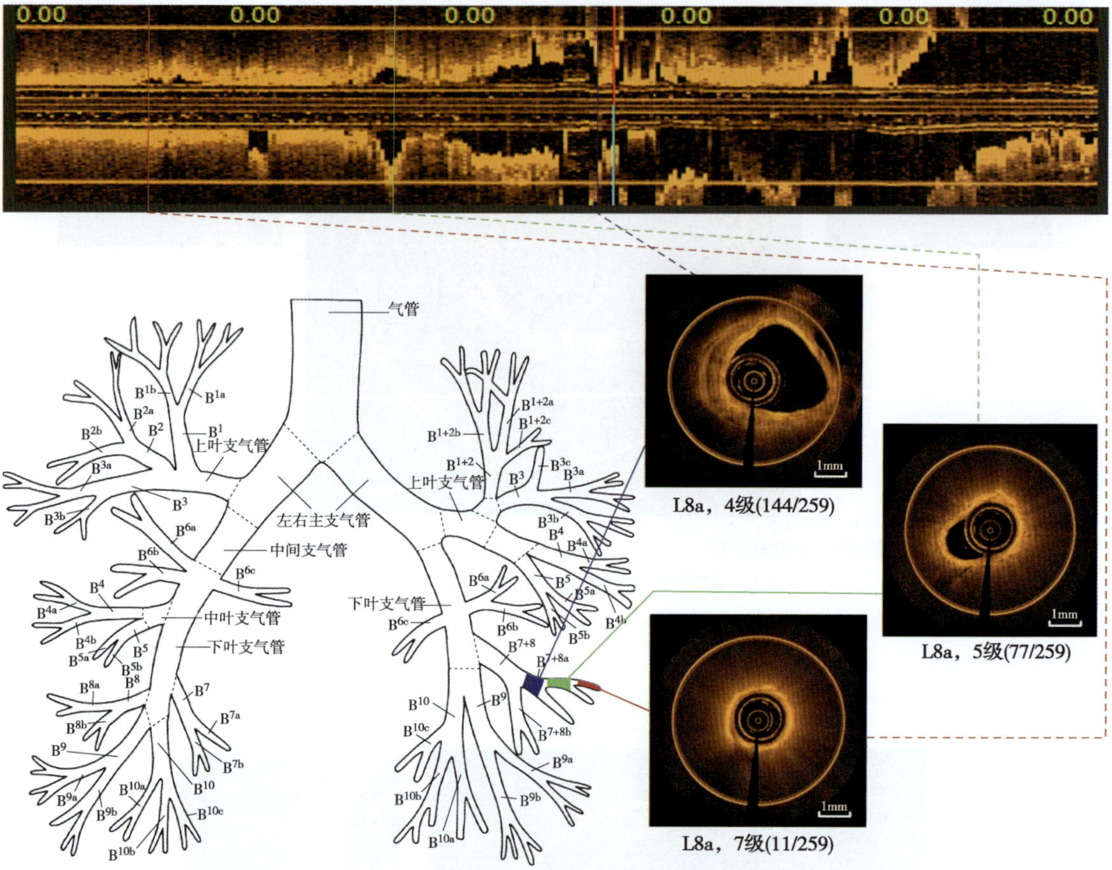

图 4-16　图像在纵截面和支气管中的位置

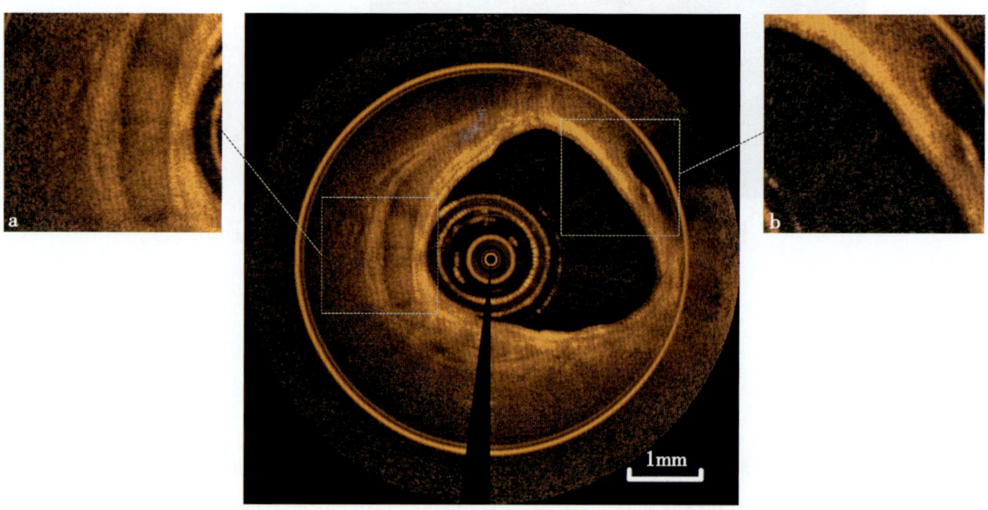

a：管壁结构清晰完整，环状软骨边界清晰；b：管腔通畅，无分泌物

图 4-17　左下叶前基底段支气管，4 级（144/259）

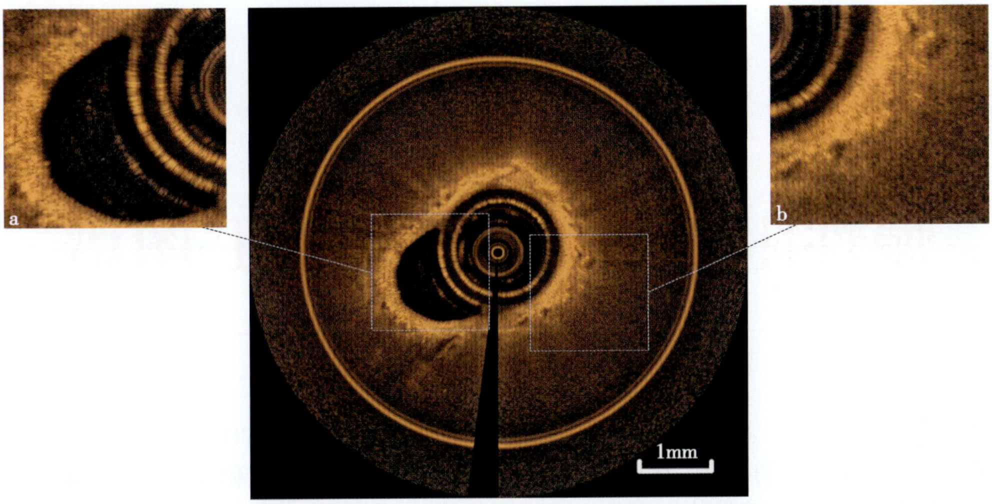

a：管腔通畅，无分泌物或仅有少量分泌物；b：管壁结构清晰完整，管周组织无异常信号影，界限明显，可见气道周围正常肺泡组织

图 4-18 左下叶前基底段支气管，5 级（77/259）

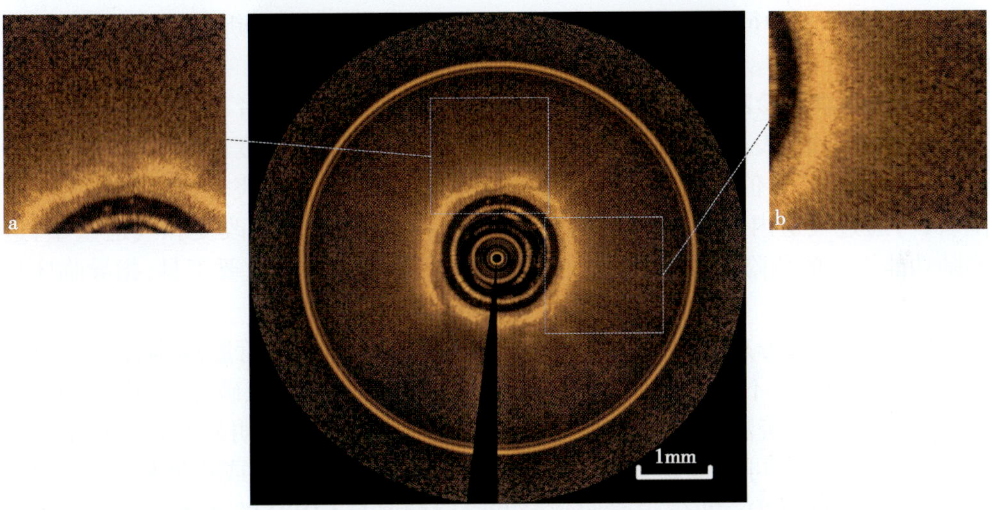

a：管周组织无异常散射信号；b：小管壁边界清晰，无增厚，与周围组织分界明显；管腔通畅，无分泌物潴留，管周组织反射信号无异常增高或降低

图 4-19 左下叶前基底段支气管，7 级（11/259）

第二节 规律总结

正常 OCT 图像常有以下特征表现。

1. 管腔呈类圆形，其内无或仅有少量分泌物，管腔通畅。
2. 管壁结构层次分明、完整，中大管壁软骨边界清晰，小管壁无增厚现象。
3. 中小气道周围可见肺泡组织，无异常散射信号。

第五章

慢性阻塞性肺疾病 OCT 图谱

慢性阻塞性肺疾病（chronic obstructive pulmonary disease，COPD），简称慢阻肺，是一种常见的、可预防和治疗的疾病，其特征是持续存在的呼吸系统症状和气流受限，通常与显著暴露于有害颗粒或气体引起的气道和/或肺泡异常有关。慢阻肺是呼吸系统的常见病和多发病，其患病率和病死率均较高。

慢阻肺的病理生理学特征为气道炎症和气道重塑，以小气道（内径<2mm 的气道）为主要病变部位。OCT 图像的特征改变：小气道管壁增厚、管腔狭窄，可伴有气道分泌物潴留，小气道周围可见肺气肿征象。临床上，OCT 检查在慢阻肺早期诊断、评估和随访中具有重要的临床意义。

1. 慢阻肺的早期诊断 OCT 检查能够敏感地发现重度吸烟者、慢阻肺前期和 GOLD 1 级 COPD 的气道重塑，表现为小气道管壁增厚伴管腔面积不同程度狭窄。临床中对于肺功能接近慢阻肺诊断临界值的重度吸烟者，或长期吸烟伴有咳嗽咳痰等症状但肺功能处于正常范围者，可通过气道内 OCT 检查明确患者是否存在小气道形态改变和气道重塑，这可作为预测肺功能下降的危险因素，可作为 COPD 筛查和早期诊断的重要工具，指导临床早期干预，以延缓肺功能下降。

2. 慢阻肺的气道形态表型和严重程度评估 当发现小气道管腔周围存在大量肺气肿结构，小气道形态断裂、不完整时，提示小气道结构遭到肺气肿组织破坏，考虑分型为肺气肿型。相比之下，支气管炎型多表现为小气道管壁形态完整，但存在明显的管腔狭窄和管壁增厚。通过 OCT 图像，还可直接观察到小气道是否存在分泌物潴留或痰液栓，从而判断患者是否属于高分泌型 COPD。小气道管腔狭窄和管壁增厚与 COPD 的严重程度密切相关。对于管壁厚度显著增厚的患者，无论 GOLD 分级如何，其肺功能、6 分钟步行距离、圣乔治呼吸问卷（st. George's Respiratory Questionnaire，SGRQ）评分均更差。通过分析管壁厚度，我们能预测 COPD 患者暴露在 PM10 大气污染颗粒中的情况，PM10 颗粒物暴露量与管壁厚度、肺气肿指数和用力肺活量（forced vital capacity，FVC）显著相关。记录呼吸双向气道形态，可评价 COPD 患者的气道顺应性，呼气时中等气道（第 3~6 级支气管）管腔面积缩小大于 50%，表明患者存在中心气道呼气末塌陷，这与较差的 SGRQ 和改良呼吸困难指数（mMRC）评分关系密切。但应注意，OCT 对慢阻肺患者气道功能的评估特异度尚未明确，基于临床分级、临床表现和肺功能情况，结合气道内 OCT 气道形态评估，可更全面、准确地评价慢阻肺患者的气道阻塞和疾病严重程度。

3. 慢阻肺的随访 气道内 OCT 检查可在气道形态层面评价慢阻肺的疾病进展和对药物治疗的反应。未用药的慢阻肺患者在使用支气管扩张剂治疗一周后即可通过气道内 OCT

检查观察到气道管腔的显著扩张，较肺功能检查更敏感地评价慢阻肺对药物治疗的反应。尤其是对于症状较轻微或无症状的早期慢阻肺患者，肺功能和临床表现可能难以评价药物的疗效。在慢阻肺的长期随访中，使用气道内 OCT 检查可直接评估气道重塑的进程，较肺功能检查更敏感。还可在随访过程中通过气道内 OCT 图像评估是否出现支气管扩张，这可能是慢阻肺反复加重、控制不佳的重要因素。在 COPD 的长期随访中使用 OCT 评价气道重塑，可进一步指导药物治疗方案的选择。

第一节　OCT 图像分析

【病例 1】

曾 × ×，男，71 岁，诊断“慢阻肺”3 年余，使用噻托溴铵治疗 1 年。此次为用药后复查，胸部 CT 可见两肺透亮度增高，多发无壁透亮影。两下肺散在条索状模糊影。

（1）CT 图像：见图 5-1。

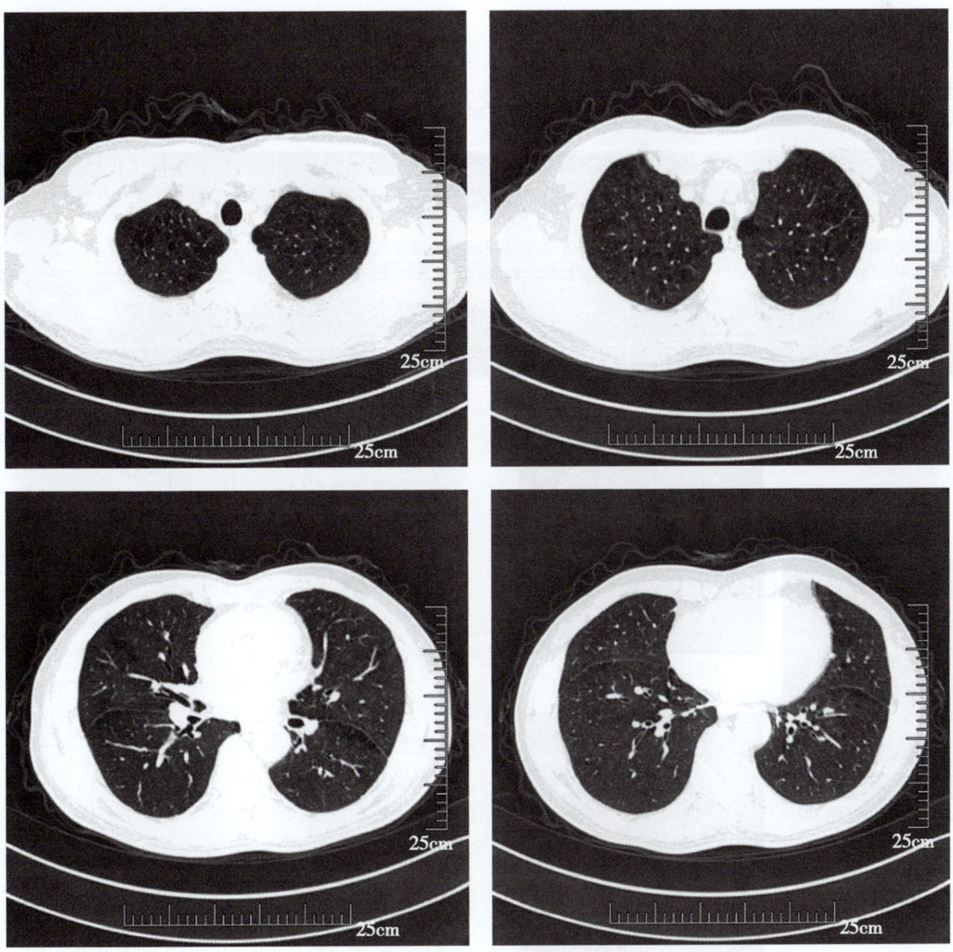

图 5-1　患者胸部 CT 影像

可见两肺透亮度增高，多发无壁透亮影。两下肺散在条索状模糊影。余未见间、实质病变

（2）气管镜图像：患者鼻腔内无明显异常，右上叶支气管可见管腔内有少量分泌物（图5-2），于患者右下叶支气管行 OCT 检查（图 5-3）。

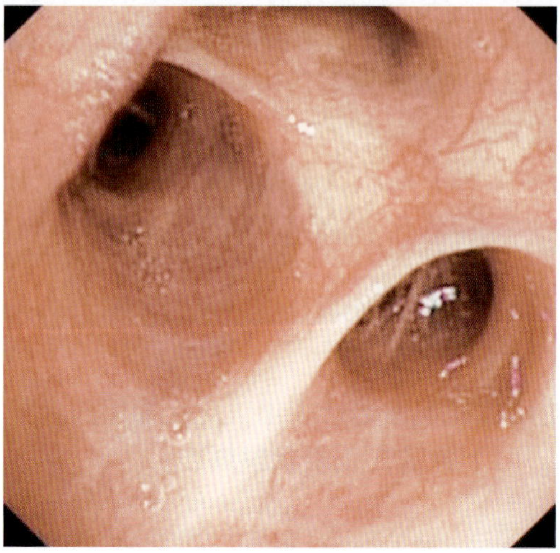

图 5-2　右上叶支气管

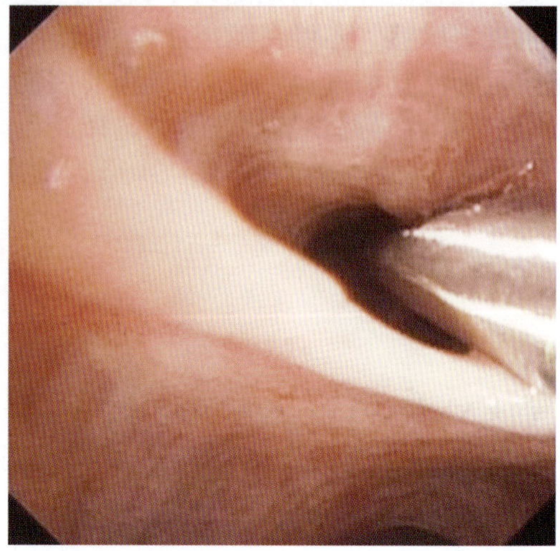

图 5-3　右下叶支气管行 OCT 检查

（3）OCT 图像及分析：OCT 扫描成像图及其分析见图 5-4~ 图 5-7。

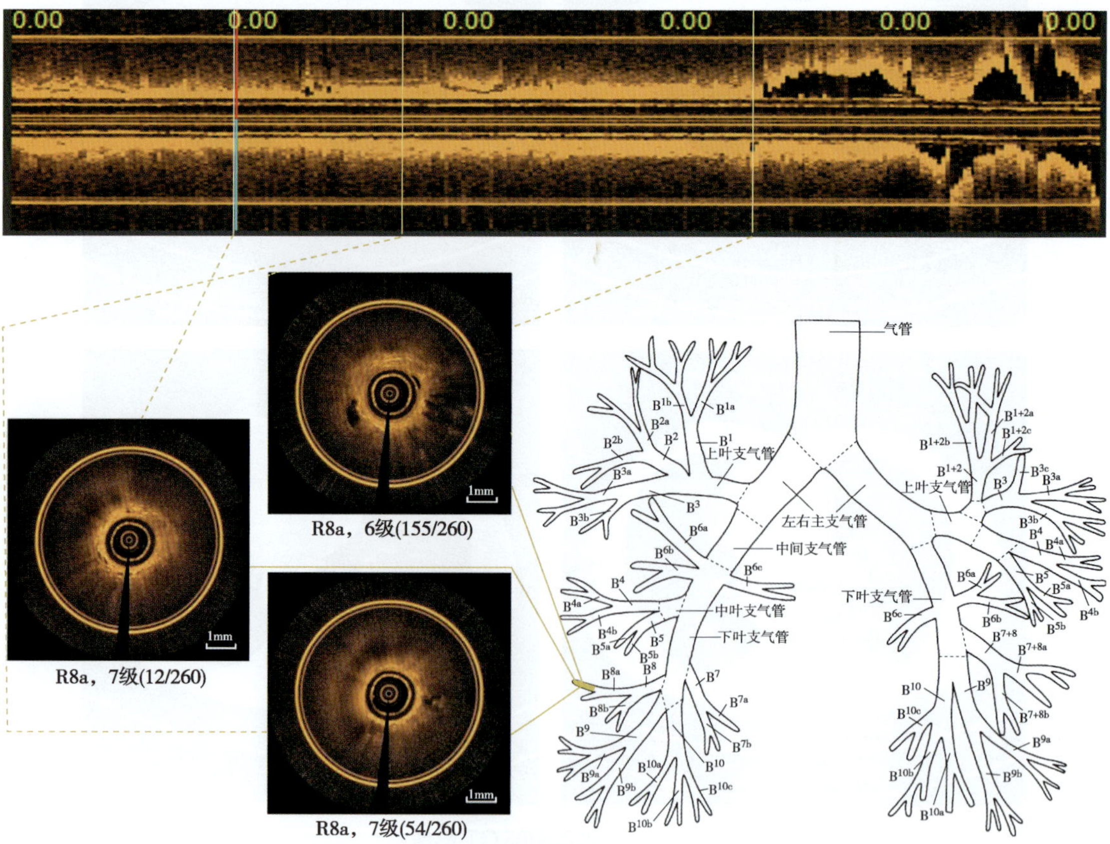

图 5-4　图像在纵截面和支气管的位置

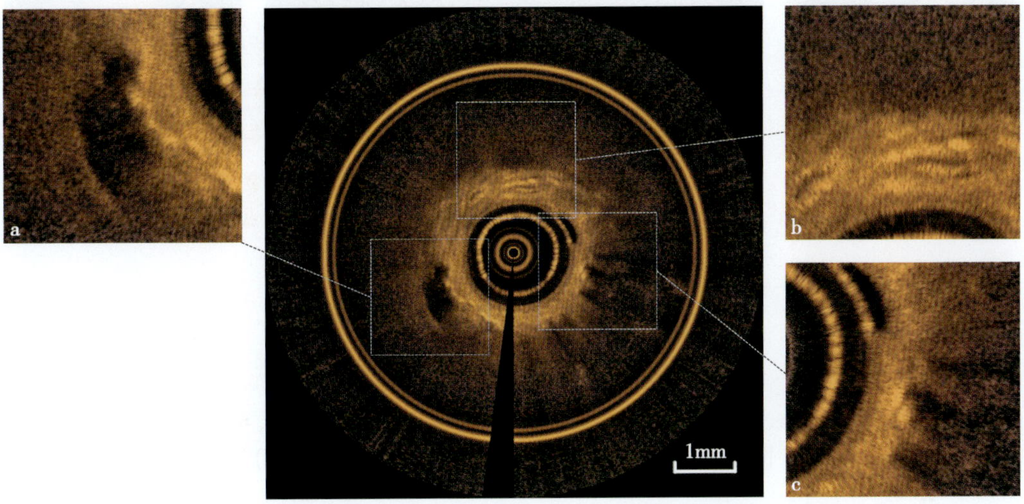

a：管壁周围可见低强度信号灶，亮度较正常组织暗，考虑肺大疱；b：管壁显著增厚、组织结构紊乱，呈慢性炎症改变；c：气道管腔缩窄、阻塞

图 5-5 右下叶前基底段第 6 级支气管（155/260）

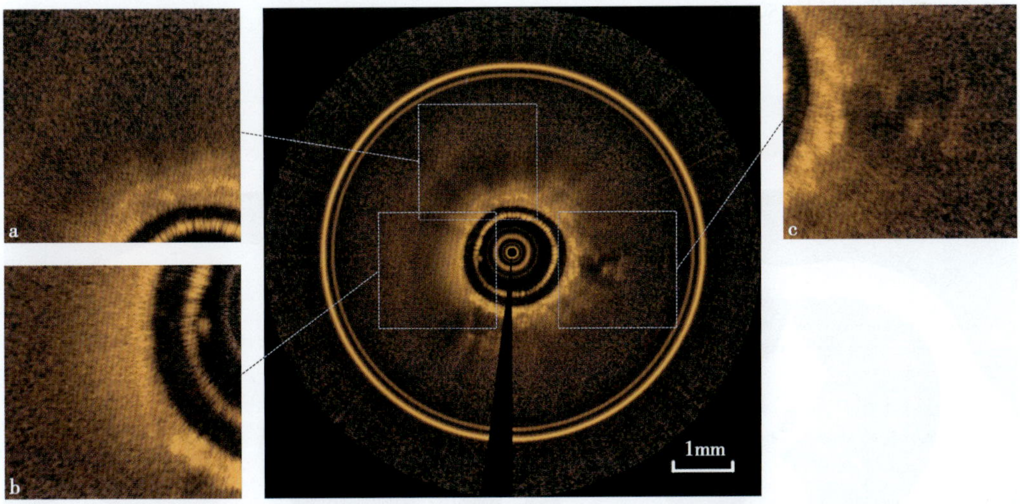

a：气道周围可见环形的低强度信号条带，提示气道周围组织水肿；b：气道管腔缩窄、阻塞；c：管壁局部增厚明显，与周围组织分界模糊；结构紊乱不清，提示存在慢性炎症

图 5-6 右下叶前基底段第 7 级支气管（54/260）

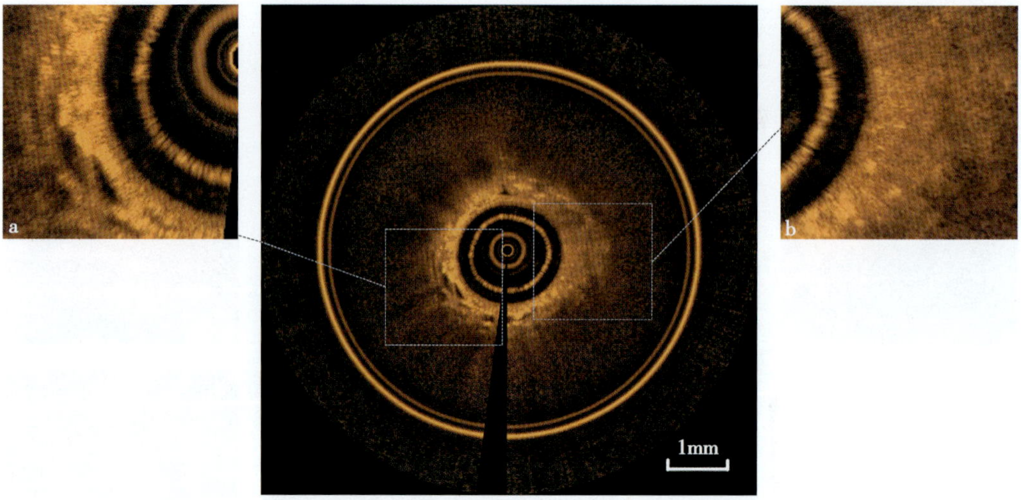

a：气道管腔缩窄、阻塞；b：管壁局部显著增厚、信号减弱，组织结构紊乱，呈慢性炎症改变

图 5-7　右下叶前基底段第 7 级支气管（12/260）

【病例 2】

何 × ×，男，63 岁，诊断“慢性阻塞性肺疾病”3 年，胸部 CT 可见两肺透亮度不均匀增高，肺容积增大，双肺肺气肿改变。右中肺、左上肺下舌段及两下肺基底段见少许条索、斑片状密度影及模糊影。

（1）CT 图像：见图 5-8。

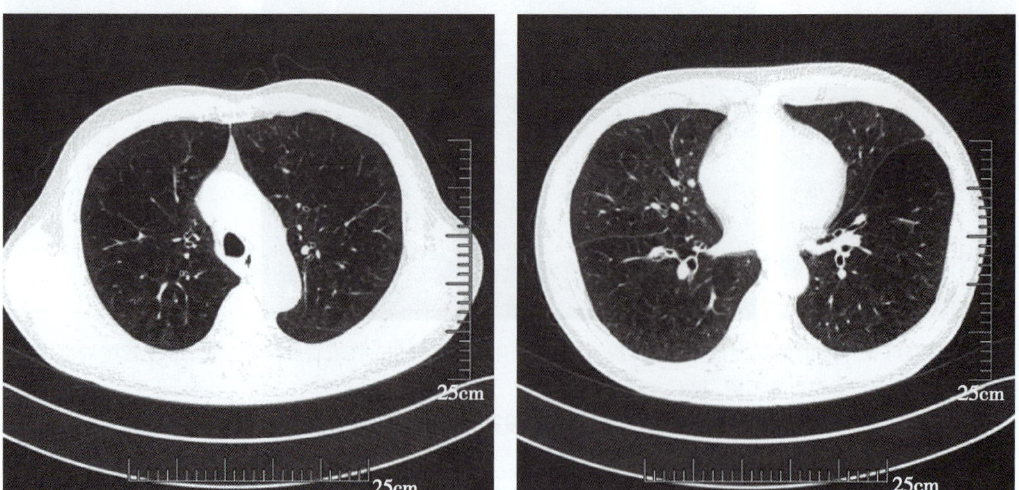

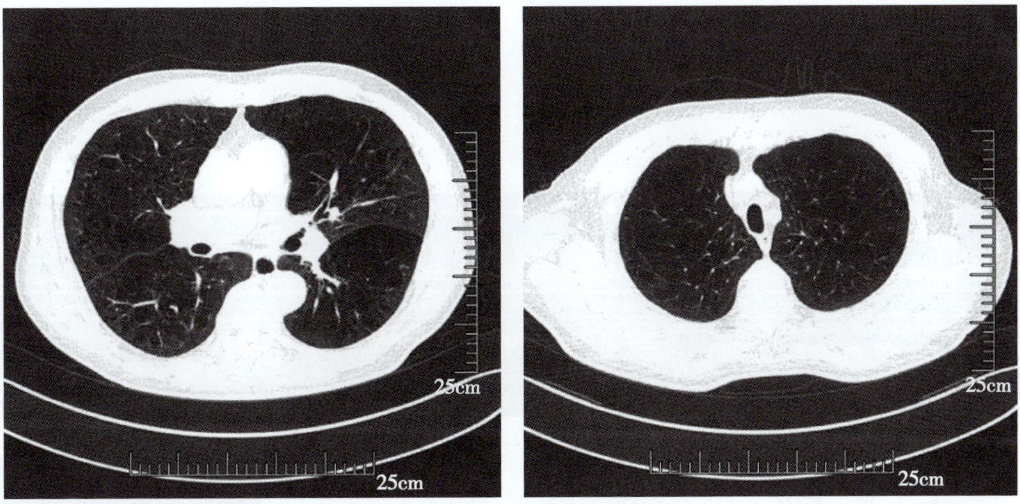

图5-8 患者胸部CT影像

可见两肺透亮度不均匀增高，肺容积增大。两肺可见广泛小叶结构简化改变。右中肺、左上肺下舌段及两下肺基底段见少许条索、斑片状影及模糊影

（2）气管镜图像：左固有上叶管腔表面黏膜肿胀，支气管间嵴欠锐利，呈慢性炎症性改变（图5-9）；右下叶可见较多白色分泌物（图5-10）。

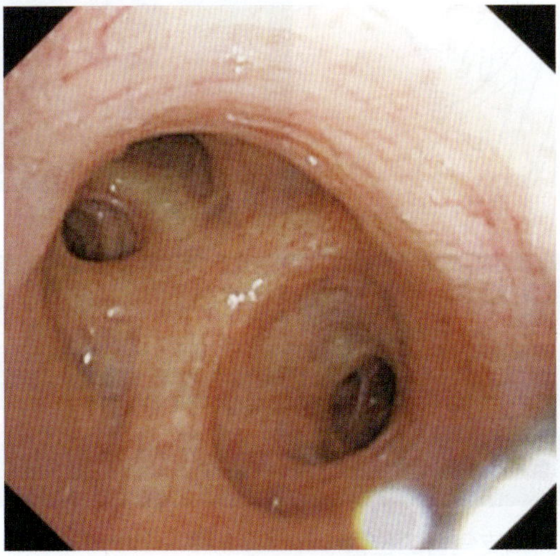

图5-9 左固有上叶支气管

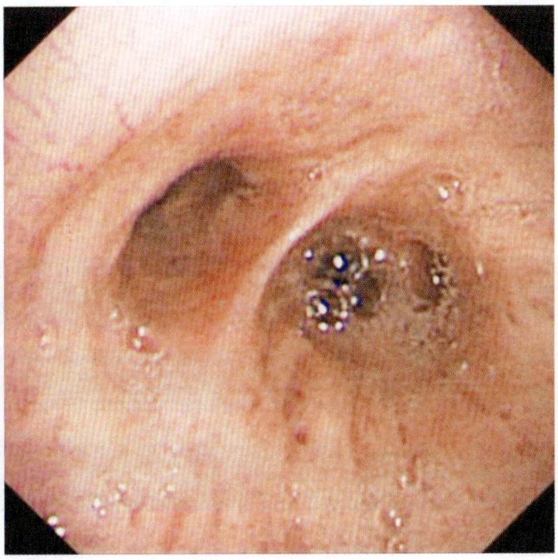

图5-10 右下叶支气管

（3）OCT图像及分析：见图5-11~图5-13。

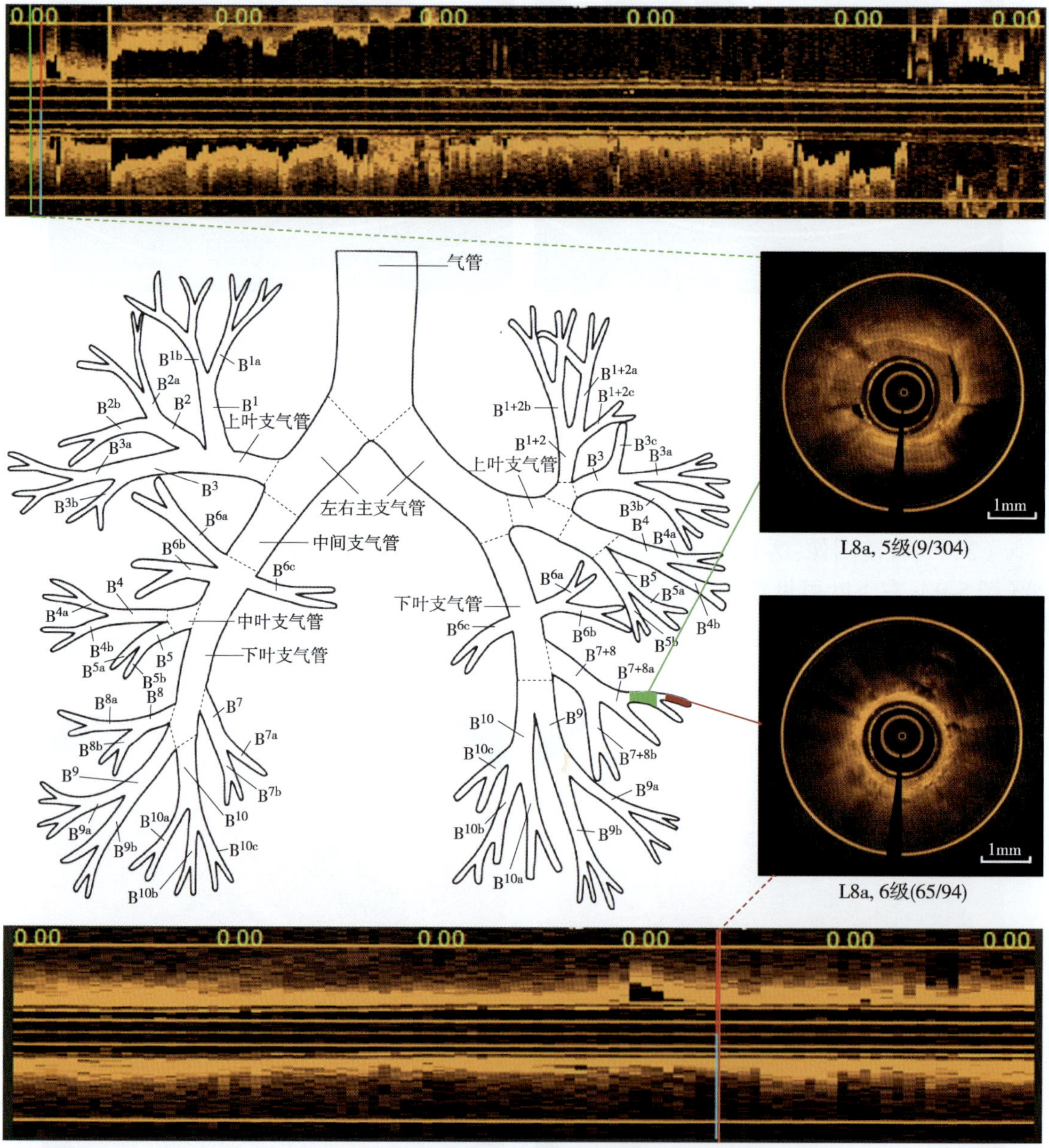

图 5-11 图像在纵截面和支气管的位置

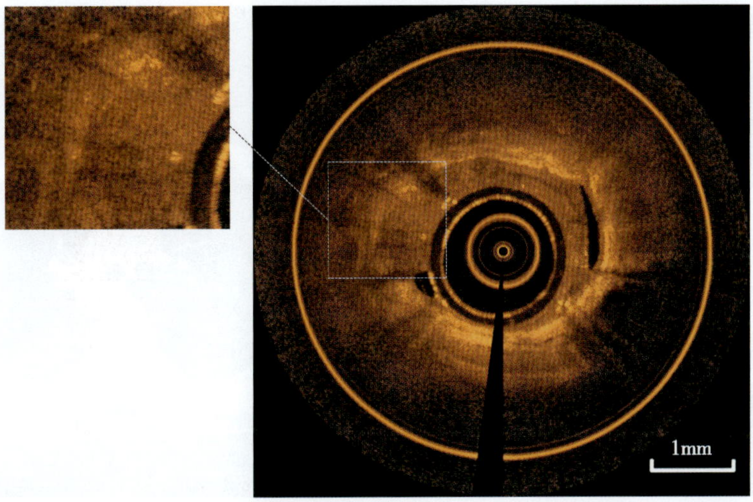

图5-12　左下叶前基底段支气管，5级（9/304）

可见管腔大部被液态低强度信号影填充，提示分泌物潴留

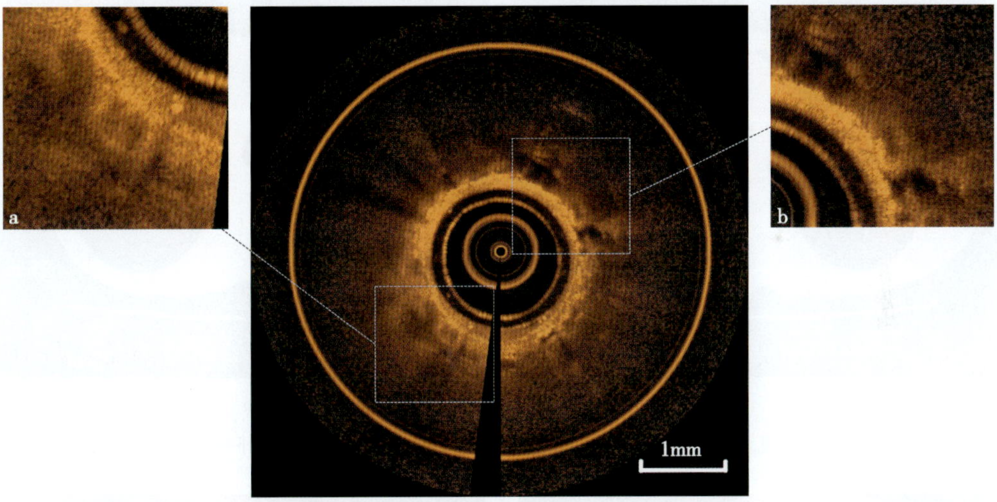

a：管壁局部可见低强度信号灶，提示局部水肿可能；局部显著增厚，组织结构紊乱，提示慢性炎症改变；b：气道管腔缩窄、阻塞，周围组织区域可见局灶性低强度信号网格状区域，提示局部肺大疱可能

图5-13　左下叶前基底段支气管，6级（65/94）

【病例3】

杜×，男，63岁，诊断“慢性阻塞性肺疾病”6年余，胸部CT示双肺存在肺气肿和肺大疱，双下肺散在条索影。

（1）CT图像：见图5-14。

（2）气管镜图像：腔内可见较多分泌物，气管隆嵴（图5-15）及右上叶支气管（图5-16）可见较多分泌物附着。

（3）OCT图像及分析：见图5-17~图5-20。

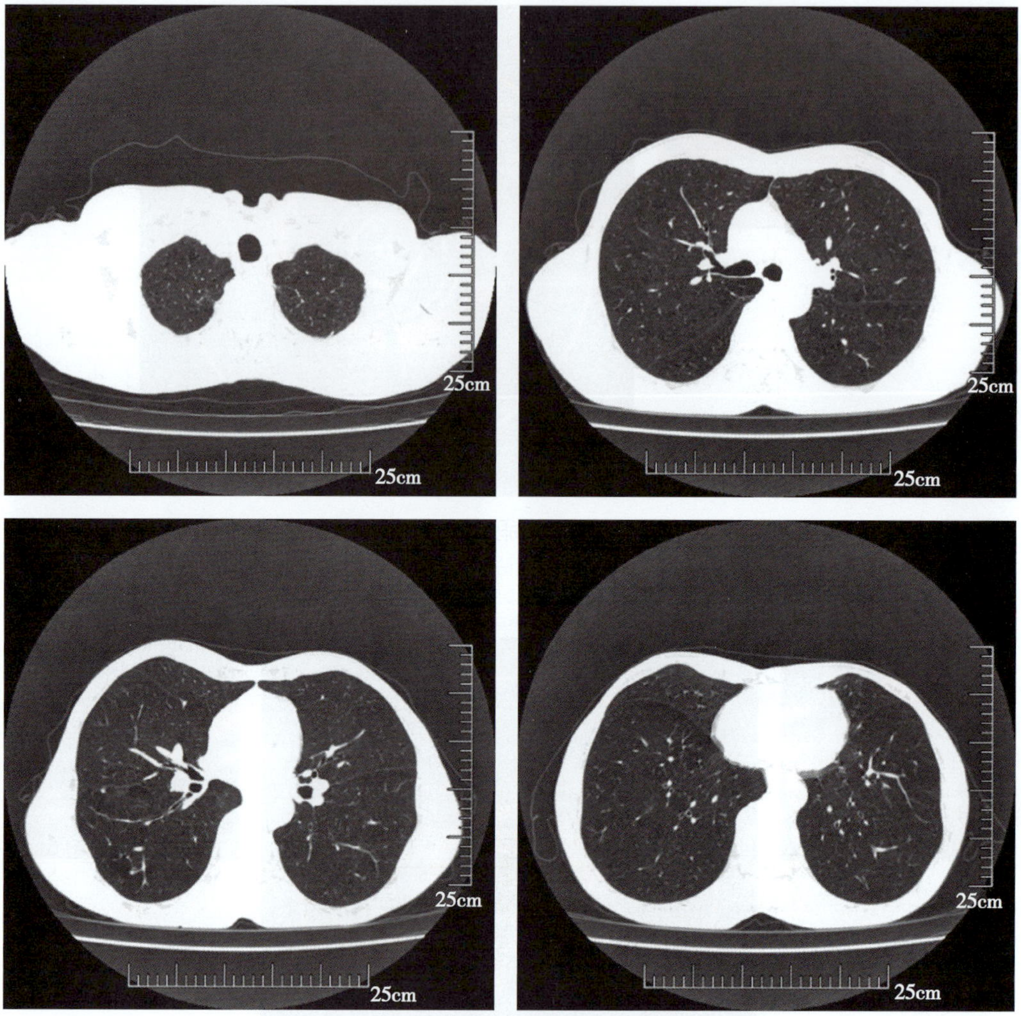

图 5-14 患者胸部 CT 影像

两肺透亮度增高，见多发无壁类团形透亮区，两上肺为著；两肺胸膜下及右下肺背段肺大疱形成

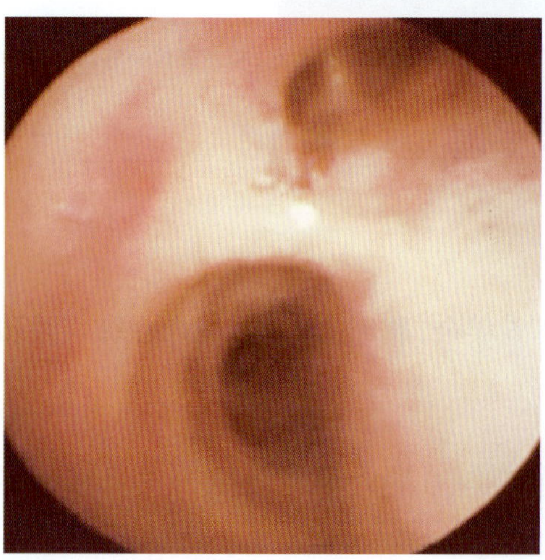

图 5-15 隆嵴

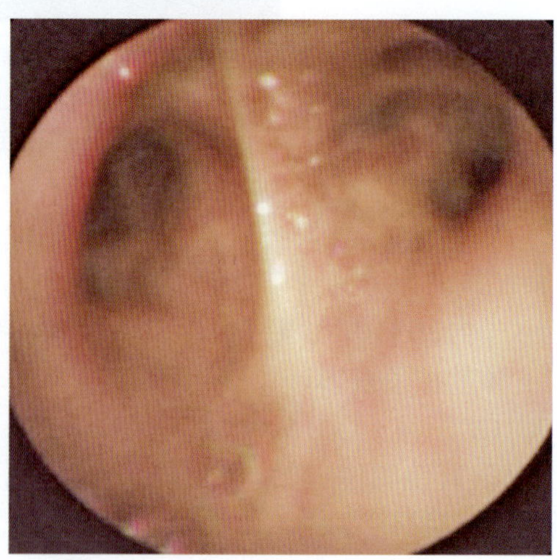

图 5-16 右上叶支气管

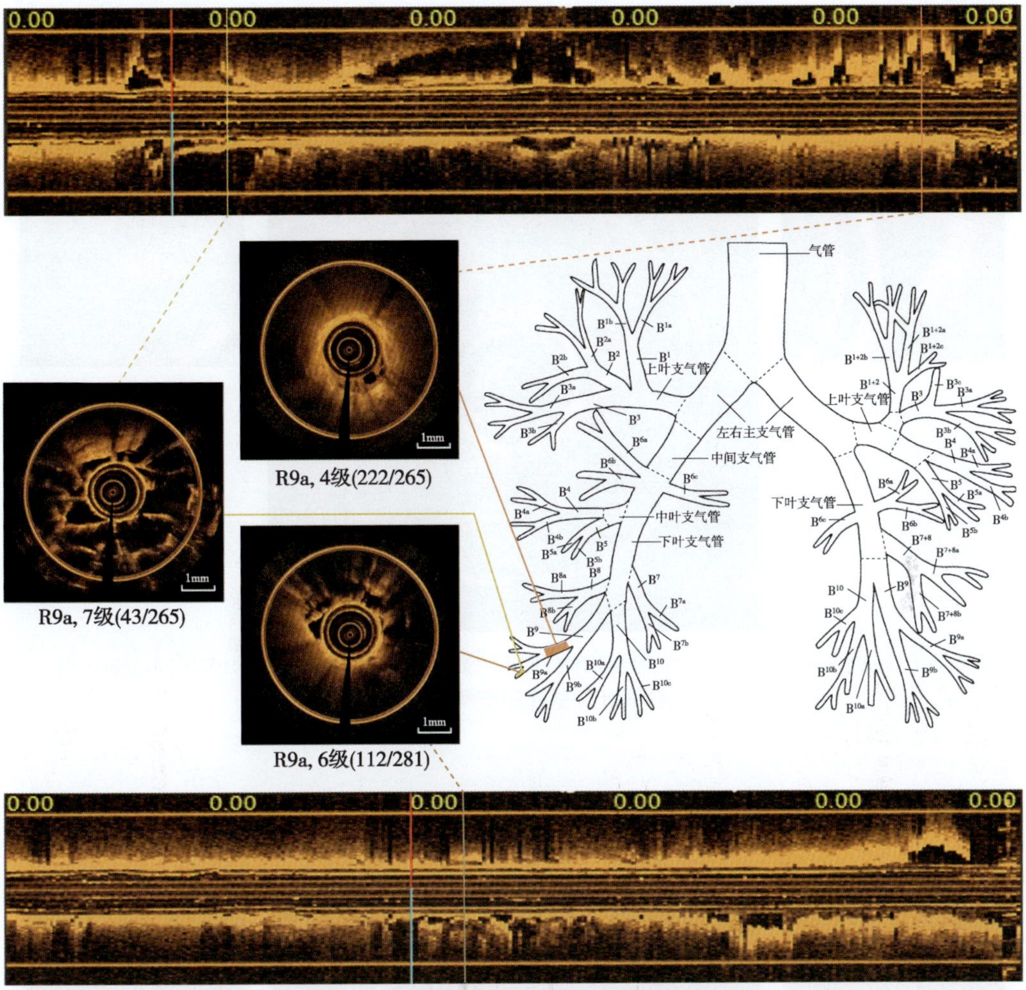

图 5-17 图像在纵截面和支气管的位置

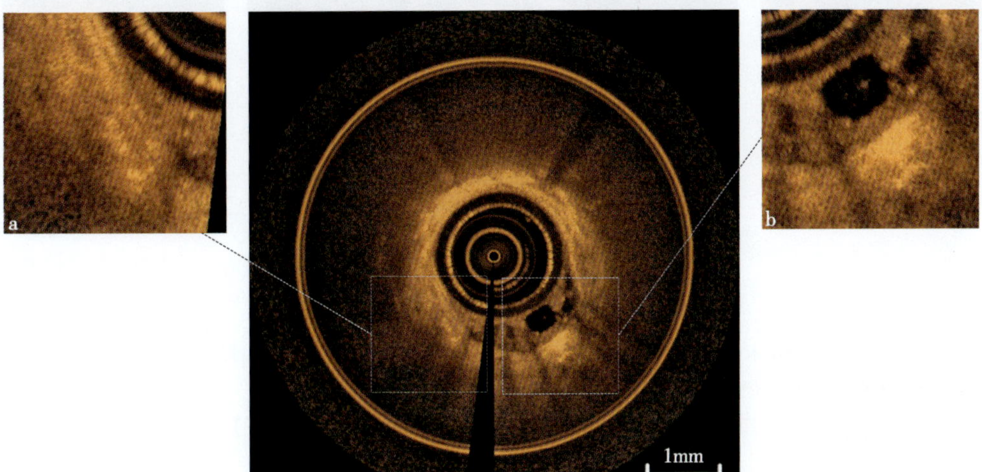

a：管壁显著增厚，组织结构紊乱，与周围组织分界不清，呈炎症改变；b：管腔缩窄，管腔内可见分泌物潴留

图 5-18 右下叶外基底段支气管，4 级（222/265）

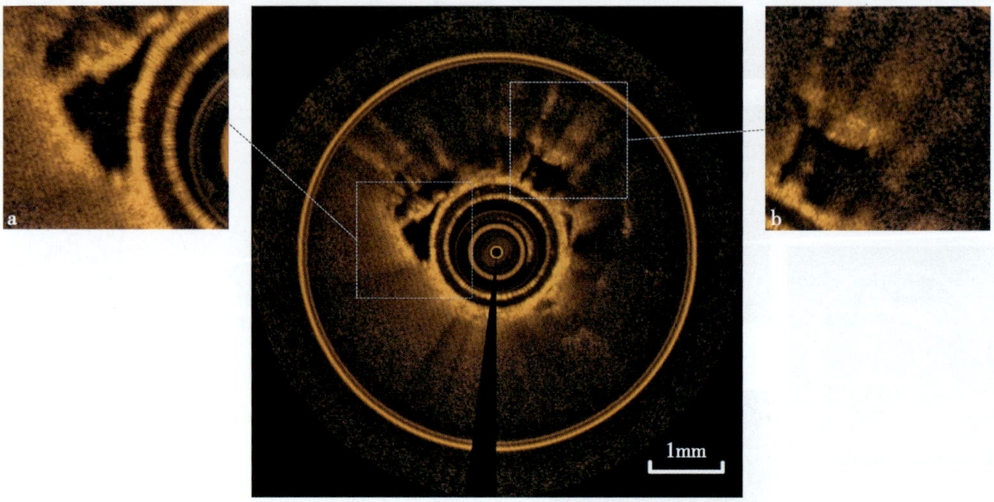

a：管腔缩窄；b：气道周围可见低强度信号斑片状或网格状影，提示气道周围肺泡组织破坏、形成肺大疱

图 5-19 右下叶外基底段支气管，6 级（112/281）

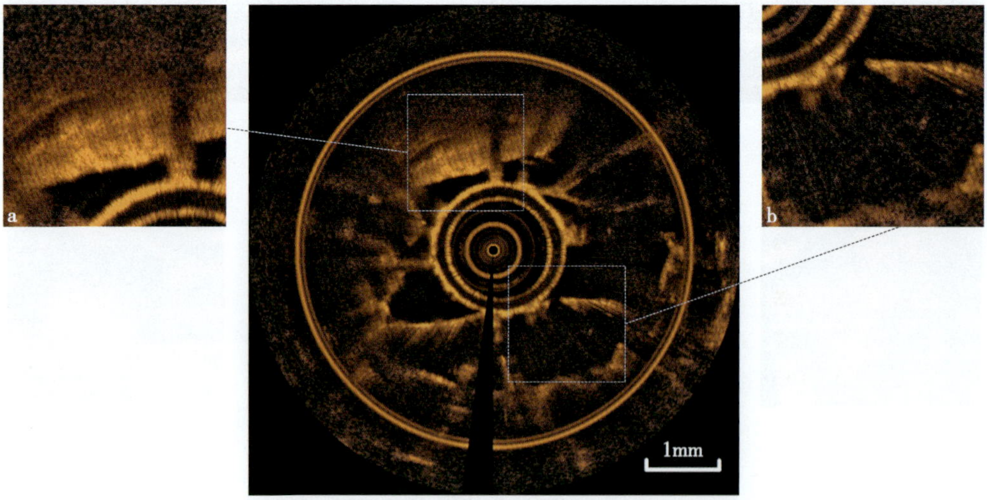

a：小气道末端组织破坏，未见明确管壁结构；b：导管周围可见大量低强度信号灶，提示肺实质过度充气，并导致肺泡间隔破坏，形成肺气肿

图 5-20 右下叶外基底段支气管，7 级（43/265）

第二节 OCT 对轻度 COPD 患者的动态随访

在 COPD 患者的随访中，OCT 通过对气道形态学的实时成像，可比胸部 CT、肺功能检查提供更多气道形态的信息。尤其是早期 COPD 患者或 COPD 前期患者，肺功能或胸部影像学检查往往无明显异常，患者症状轻微，而 OCT 能够敏感地发现这部分患者的形态学异常。使用药物治疗后，肺功能和胸部 CT 检查难以准确评估药物疗效，而 OCT 可相对精确地评估药物治疗后气道形态的改变。因此，OCT 在 COPD 随访、药物疗效评估方面有不可替代的价值。以下展示 3 例轻度 COPD 患者长期随访过程中 OCT 发现的气道形态变化情况。

（1）65 岁男性病例：咳嗽咳痰 5 年，吸烟史 40 年，肺功能检查提示第 1 秒用力呼气容积（forced expiratory volume in one second，FEV_1）为 2.1L，FEV_1 占预计值百分比为 82%，FEV_1/FVC 为 0.66，胸部 CT 提示双肺肺气肿改变，诊断为轻度 COPD。行 OCT 检查，可见右下叶前段支气管（RB8）小气道轻度狭窄、气道壁增厚和分泌物增多。连续使用噻托溴铵吸入治疗 24 个月后，肺功能和胸部 CT 未见明显改变，但 OCT 发现中等气道和小气道均较基线显著扩张，管腔面积（inner luminal area，Ai）显著增大（图 5-21）。

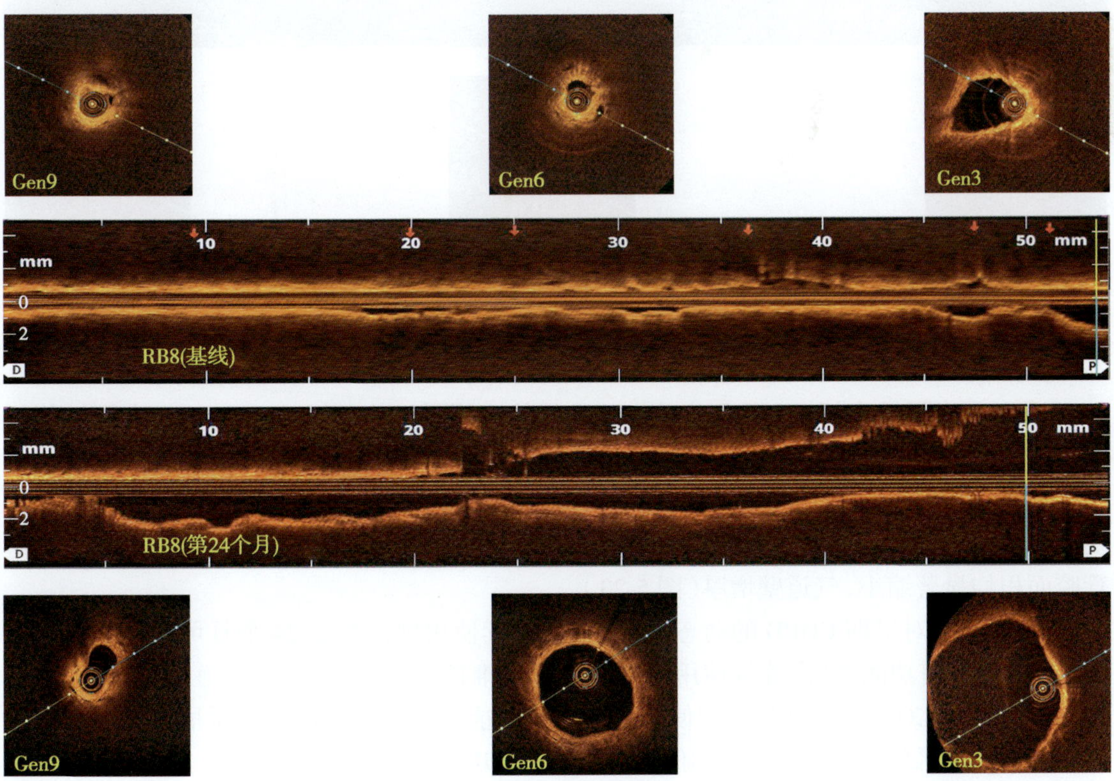

图 5-21 65 岁男性早期 COPD 患者连续使用噻托溴铵 24 个月后 OCT 改变

（2）58 岁男性病例：无明显呼吸道症状，吸烟史 45 年，肺功能检查提示 FEV_1 为 2.46L，FEV_1 占预计值百分比为 86%，FEV_1/FVC 为 0.68，胸部 CT 提示双下肺透亮度增加，诊断为轻度 COPD。行 OCT 检查，可见 RB8 小气道轻度狭窄、气道壁增厚。连续使用噻托溴铵吸入治疗 12 个月后停药，随后仅按需使用沙丁胺醇吸入。第 24 个月 OCT 随访可见中等气道形态和基线相仿，但小气道管腔面积稍缩小（图 5-22）。

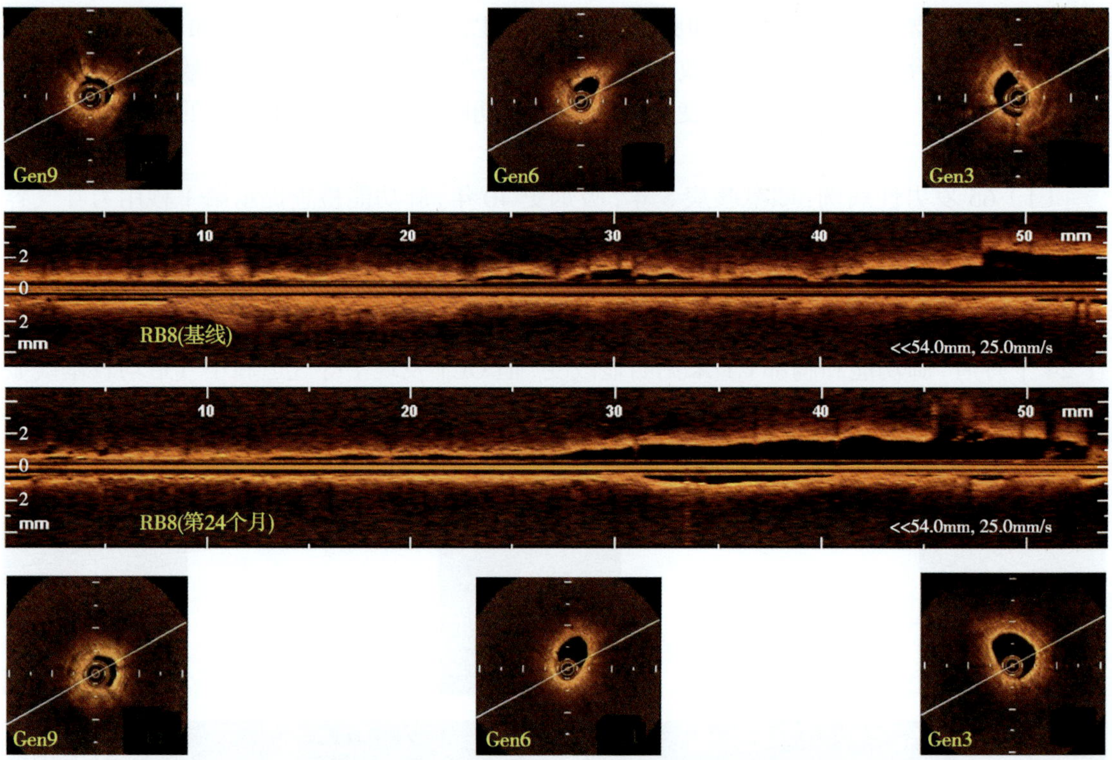

图 5-22　58 岁男性早期 COPD 患者使用噻托溴铵 12 个月后停药 OCT 改变

（3）58 岁男性病例：吸烟史 35 年，肺功能检查提示 FEV_1 为 2.55L，FEV_1 占预计值百分比为 85%，FEV_1/FVC 为 0.67，胸部 CT 提示少许支气管炎症改变，诊断为轻度 COPD。行 OCT 检查，可见 RB8 中、小气道轻度狭窄，气道壁增厚。因无明显呼吸道症状，患者拒绝长期规律吸入药物，仅按需使用沙丁胺醇吸入。第 24 个月 OCT 随访可见中等气道和小气道管腔面积均显著缩小，气道壁增厚（图 5-23）。

通过 OCT 对早期 COPD 的动态观察显示，连续使用噻托溴铵 24 个月可显著改善早期 COPD 的小气道功能障碍，连续使用噻托溴铵才能维持疗效，停药后小气道重塑可能加重。提示对于轻度 COPD 的管理，长期使用长效抗胆碱能药物可能有助于延缓早期慢阻肺患者肺功能进一步恶化，但仍需大样本随机对照试验证实。

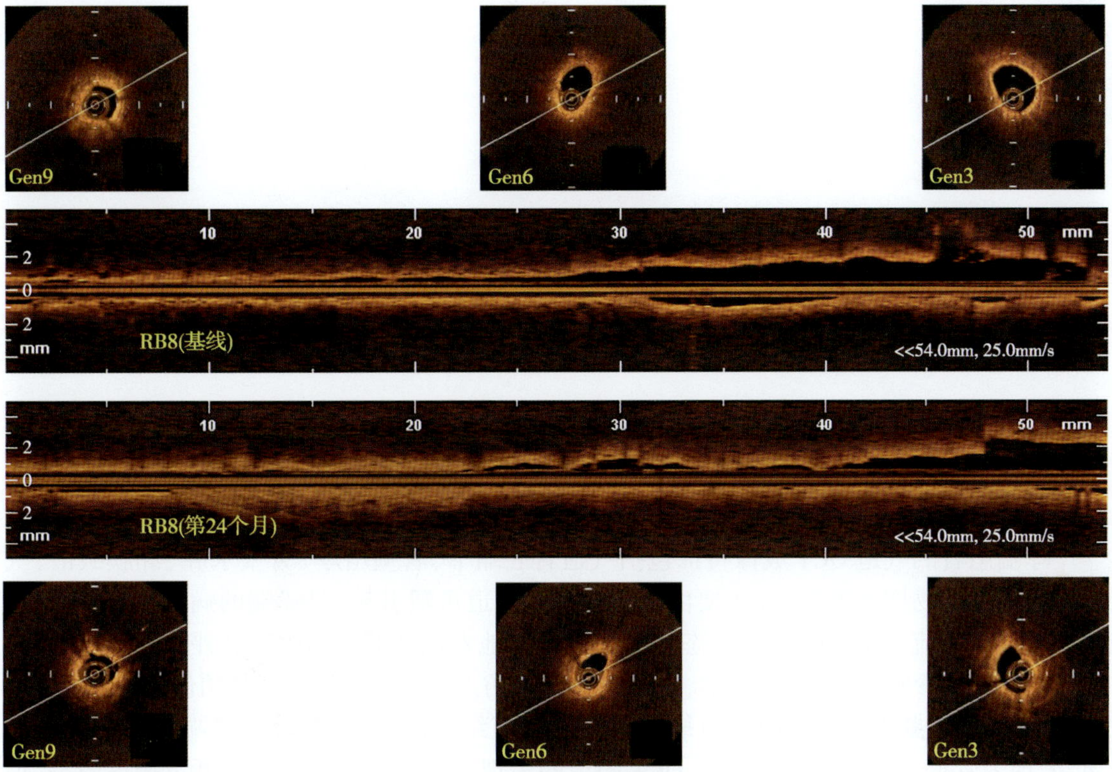

图 5-23 58 岁男性仅按需使用沙丁胺醇，24 个月 OCT 改变

第三节 规律总结

根据以上病例，我们可以得知部分 COPD 患者的 OCT 图像表现有以下特征。

1. 小气道管腔缩窄、阻塞。
2. 管壁增厚、结构紊乱，与周围组织分界模糊，呈气道炎症改变。
3. 部分患者管腔内可见分泌物潴留。
4. 部分患者小气道周围可呈肺气肿、肺实质破坏及组织水肿等表现。

OCT 检查可评估患者远端小气道重塑程度，可用于评估患者病情严重程度及进行治疗前后小气道重塑情况的对比。

参考文献

[1] CHARBONNIER J P, POMPE E, MOORE C, et al. Airway wall thickening on CT: relation to smoking status and severity of COPD[J]. Respir Med, 2019, 146: 36-41.

[2] KWON S O, HONG S H, HAN Y J, et al. Long-term exposure to PM10 and NO_2 in relation to lung function and imaging phenotypes in a COPD cohort[J]. Respir Res, 2020, 21(1): 247.

[3] BHATT S P, TERRY N L, NATH H, et al. Association between expiratory central airway collapse and respiratory outcomes among smokers[J]. JAMA, 2016, 315(5): 498-505.

第六章

支气管哮喘 OCT 图谱

支气管哮喘(bronchial asthma),简称哮喘,是一种以慢性气道炎症和气道高反应性为特征的异质性疾病。其主要病理生理特征包括气道慢性炎症,气道对多种刺激因素呈现的高反应性、多变的可逆性气流受限,以及随病程延长而出现的一系列气道结构的改变,即气道重塑。

哮喘患者的气道 OCT 成像特征包括气道管腔缩窄、管壁增厚、管壁水肿、黏膜皱褶、气道管腔内分泌物增多等现象,主要由气道炎症和气道重塑引起,是哮喘的病理生理学基础,并最终导致气流受限。OCT 在形态学层面可敏感地发现气道结构改变并评估其严重程度,在哮喘的鉴别诊断、严重程度评估、疗效评价和随访方面有重要的临床应用价值。

1. 诊断和鉴别诊断 OCT 可敏感地检测气道结构改变,包括轻度哮喘患者的气道重塑,表现为管壁(Aw%)显著增厚。OCT 图像的表现异常对哮喘患者的诊断灵敏度较高,但特异度较低。长期吸烟、慢性咳嗽、慢性阻塞性肺疾病、急性感染等均可出现管壁增厚的形态改变。因此在喘息性疾病的诊断和鉴别诊断方面,应结合临床表现综合判断,而气道内 OCT 检查可在气道结构形态层面上提供辅助诊断信息。

2. 气道炎症和气道重塑的评估 哮喘的严重程度和控制水平与气道重塑和气道炎症的情况密切相关。未控制或部分控制的哮喘患者 OCT 图像可观察到管壁水肿、分泌物潴留等改变,提示存在明显的气道炎症。气道内 OCT 检查也可评价哮喘的疾病严重程度,哮喘严重程度与 OCT 测量的气道重塑程度呈正相关,表现为气道管腔(Ai)狭窄和管壁(Aw%)增厚随疾病严重程度增加而增加。另外,OCT 还可观察哮喘气道在受刺激后的上皮增厚、分泌物增多和管壁皱缩等形态改变,这些改变与一秒率(FEV_1/FVC)的变化程度显著相关。因此,借助 OCT 检查可以更加全面地评估哮喘的严重程度和控制水平,从而指导治疗。

3. 评估哮喘控制水平 哮喘的 OCT 成像特征为气道黏膜皱褶、气道内分泌物潴留、气道水肿等,提示气道炎症、气道痉挛和重塑。动态观察,比较治疗前后 OCT 图像,检测气道内分泌物潴留、气道狭窄、气道水肿和管壁增厚等情况,可评估药物疗效及其对气道炎症和重塑的缓解情况,为哮喘吸入药物治疗策略制定提供指导。

4. 支气管热成形术(BT)病例筛选和疗效评估 BT 通过热效应对气道平滑肌和神经组织进行消融,从而达到缓解气道炎症和气道痉挛的治疗目的。气道内 OCT 检查可用于评价气道结构形态,了解管壁增厚、平滑肌痉挛和气道狭窄的程度,指导 BT 病例的筛选和术前评估。在 BT 治疗前后分别用 OCT 扫描治疗部位气道,可发现治疗后短期内(2 个月)出现的支气管和细支气管壁水肿和上皮脱落,远期(3 个月)可观察到中等气道和小气道管腔均舒张,管壁增厚程度改善,从而从 OCT 气道结构形态学方面评价 BT 治疗疗效。

第一节　OCT 图像分析

【病例 1】

赵 × ×，男，诊断“支气管哮喘”6 年余。2 年前曾因哮喘急性发作伴有Ⅰ型呼吸衰竭入住当地医院 ICU，行气道插管机械通气治疗。胸部 CT 提示两肺支气管壁稍增厚，双肺散在条索影。

（1）CT 图像：见图 6-1。

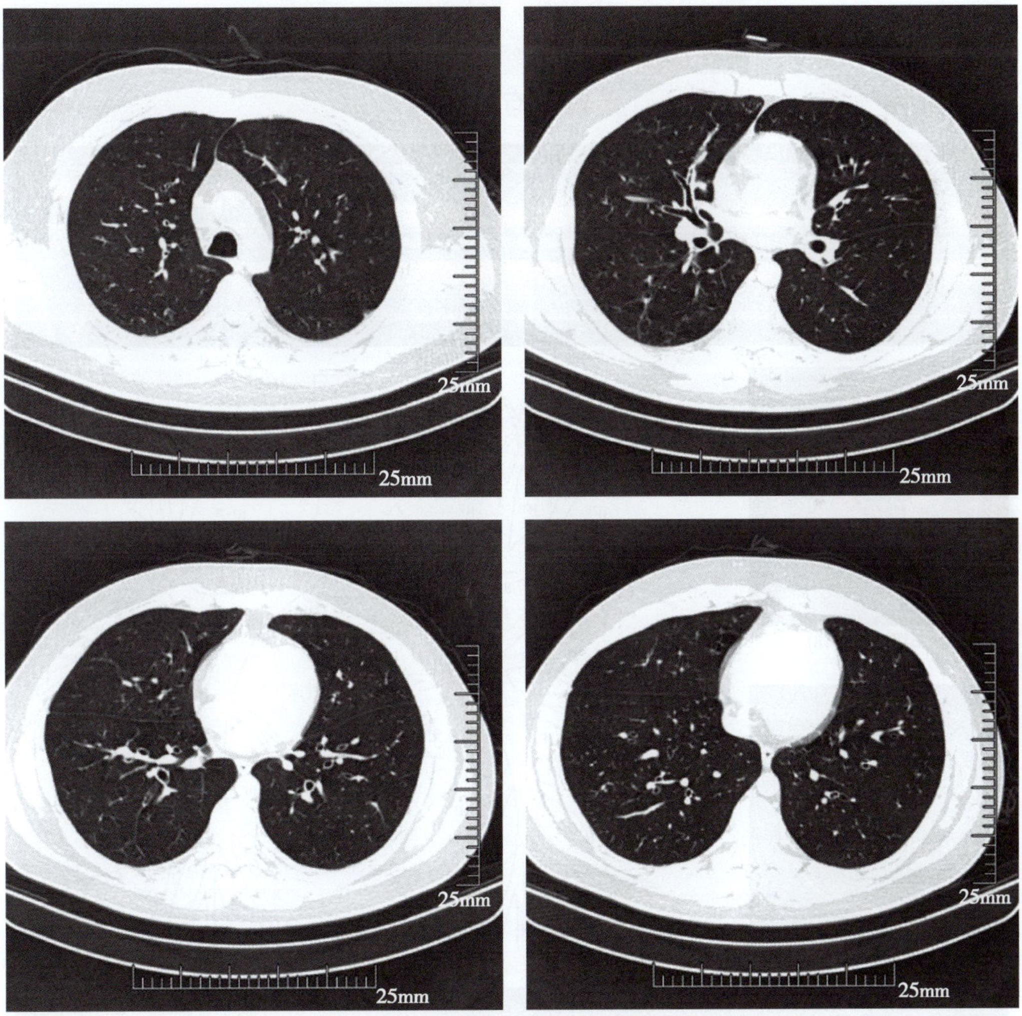

图 6-1　患者胸部 CT 影像

两肺支气管壁稍增厚，右下肺背段局灶支气管柱状增宽

（2）气管镜图像：右主支气管可见血管显露，黏膜略水肿湿润，呈支气管黏膜炎症改变，见图 6-2。

（3）OCT 图像及分析：见图 6-3~ 图 6-5。

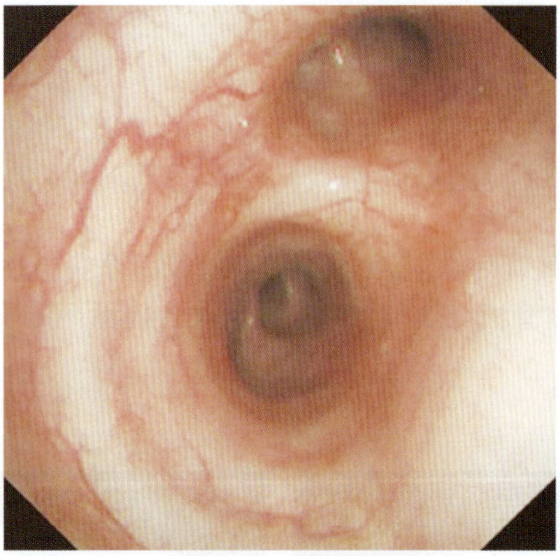

图6-2 右主支气管

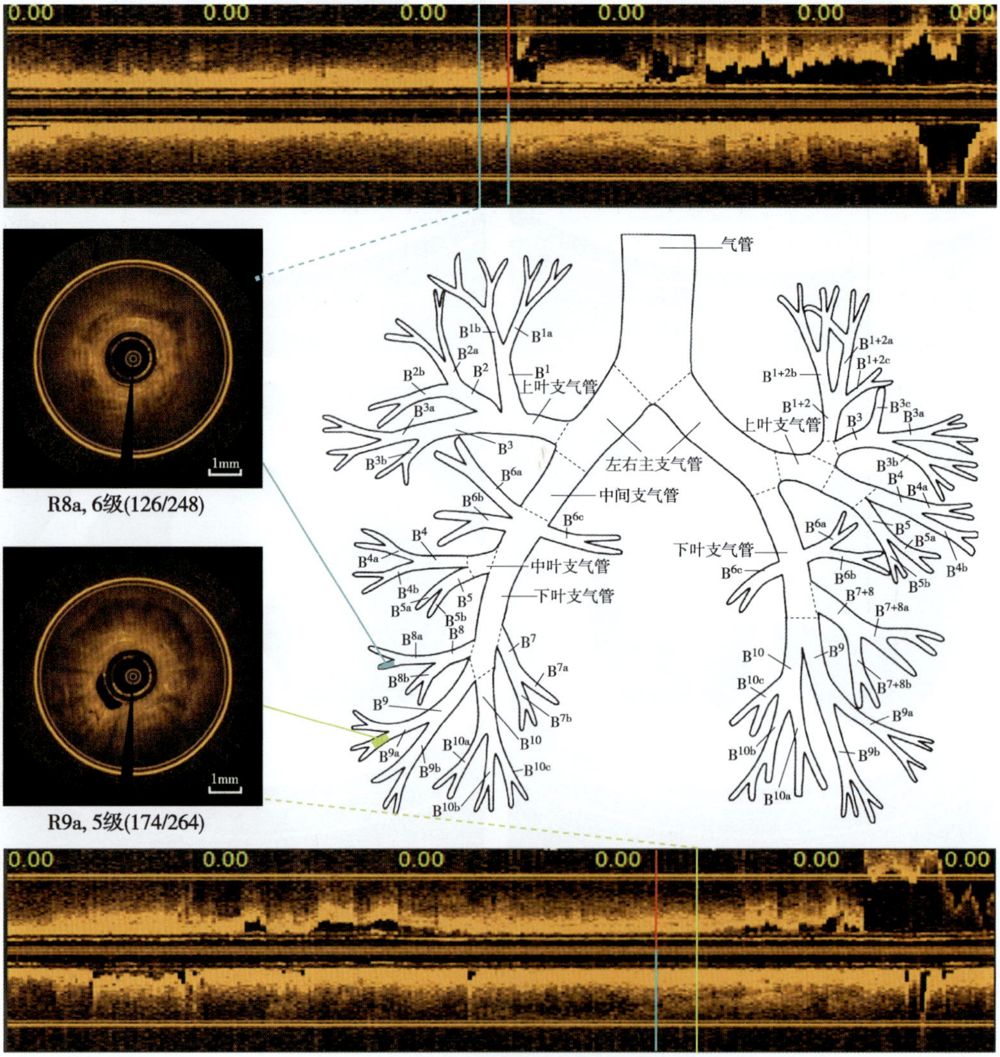

图6-3 图像在纵截面和支气管的位置

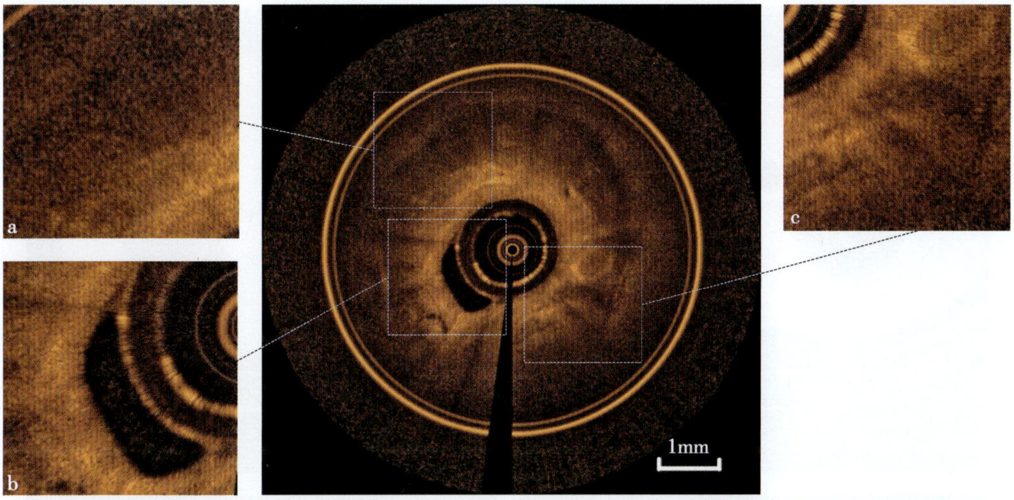

a：气道周围可见环形的低强度信号条带，提示气道周围组织水肿；b：气道管腔缩窄、阻塞；c：管壁明显增厚，与周围组织分界不清，组织结构紊乱

图 6-4　右下叶外基底段支气管，5 级（174/264）

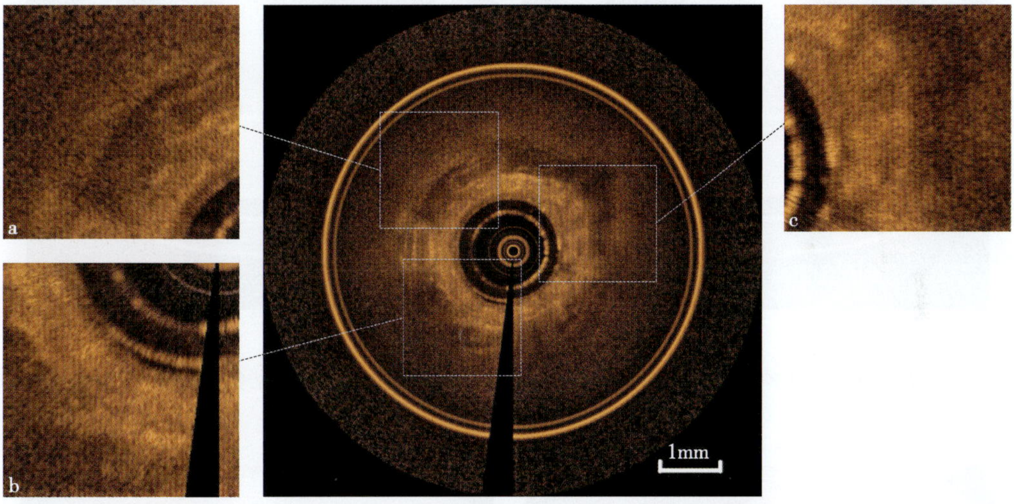

a：气道周围可见环形的低强度信号条带，提示气道周围组织水肿；b：气道管腔缩窄、阻塞；c：管壁明显增厚，与周围组织分界不清，组织结构紊乱

图 6-5　右下叶前基底段支气管，6 级（126/248）

【病例 2】

李 × ×，男，34 岁，咳嗽，气促 2 年余，伴鼻塞、流涕、双上肢皮疹。诊断“咳嗽变异性哮喘”，胸部 CT 可见两肺纹理增多，两肺可见多发支气管管壁稍增厚；右中肺及两下肺前、内基底段见多发条索及条片样密度增高影。

（1）CT 图像：见图 6-6。

（2）气管镜图像：右主支气管可见血管显露，有少量分泌物，黏膜略显水肿且湿润，呈支气管黏膜慢性炎症改变（图 6-7）；于右下叶支气管行 OCT 检查（图 6-8）。

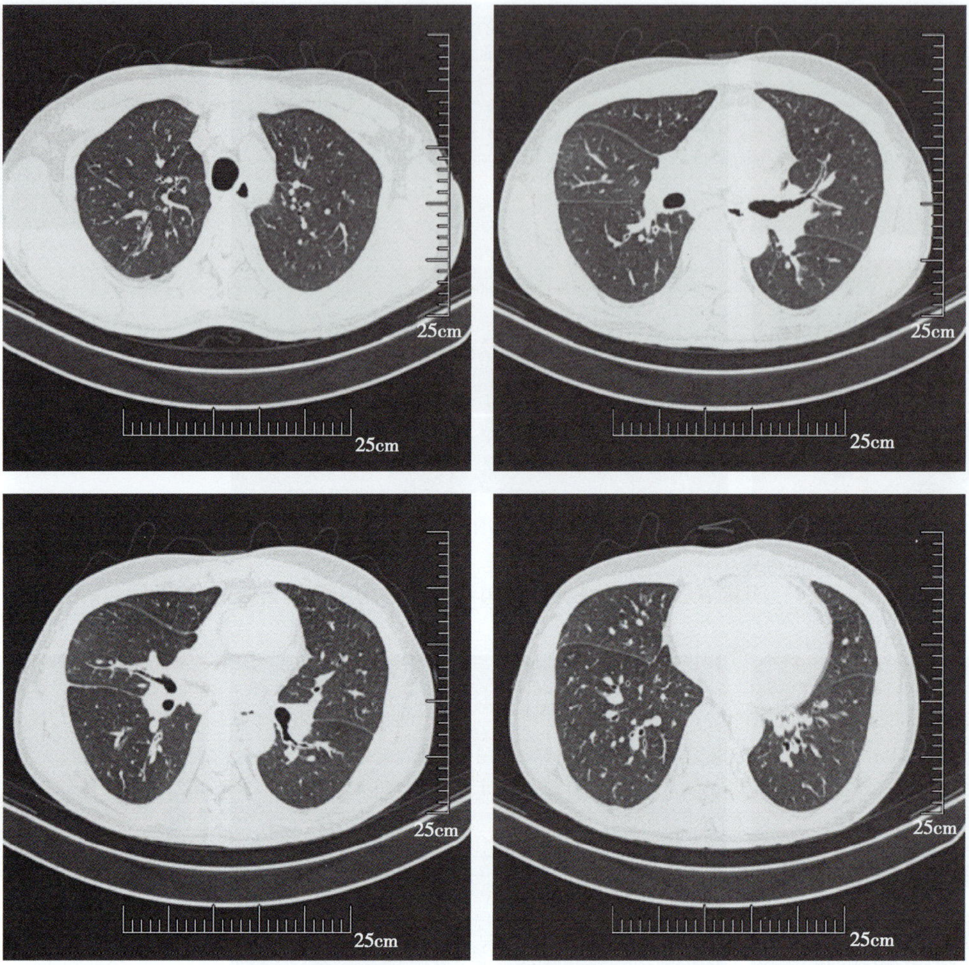

图6-6 患者胸部CT影像

两肺纹理增多，两肺可见多发支气管管壁稍增厚；右中肺及两下肺前、内基底段见多发条索及条片样密度增高影，气管局部管腔见少许低密度影

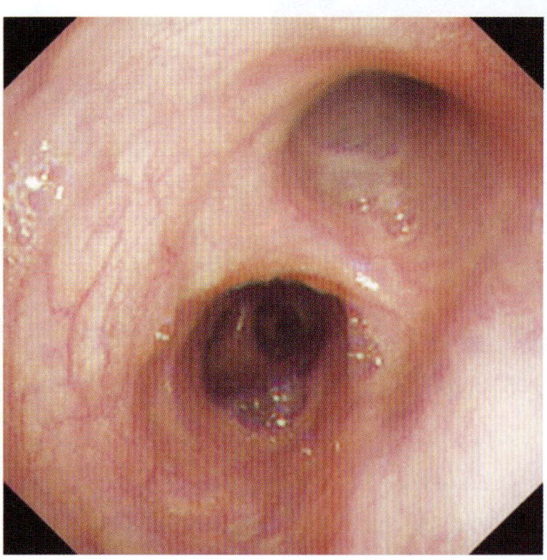

图6-7 右主支气管

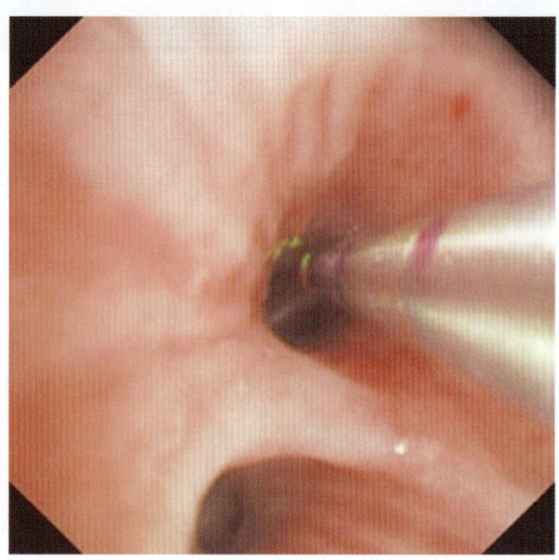

图6-8 右下叶支气管行OCT检查

（3）病理结果：支气管黏膜组织大部分上皮脱落，基底膜稍增厚，黏膜下可见一定数量的嗜酸性粒细胞浸润（图6-9）。

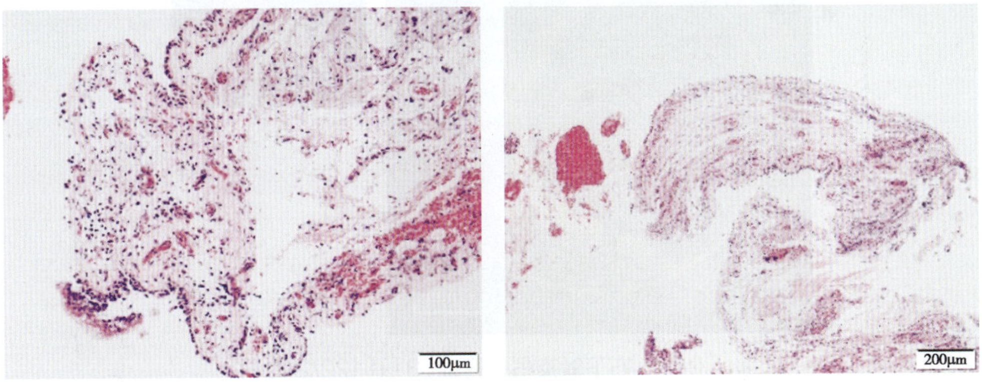

图6-9　病理图

（4）OCT图像及分析：见图6-10~图6-13。

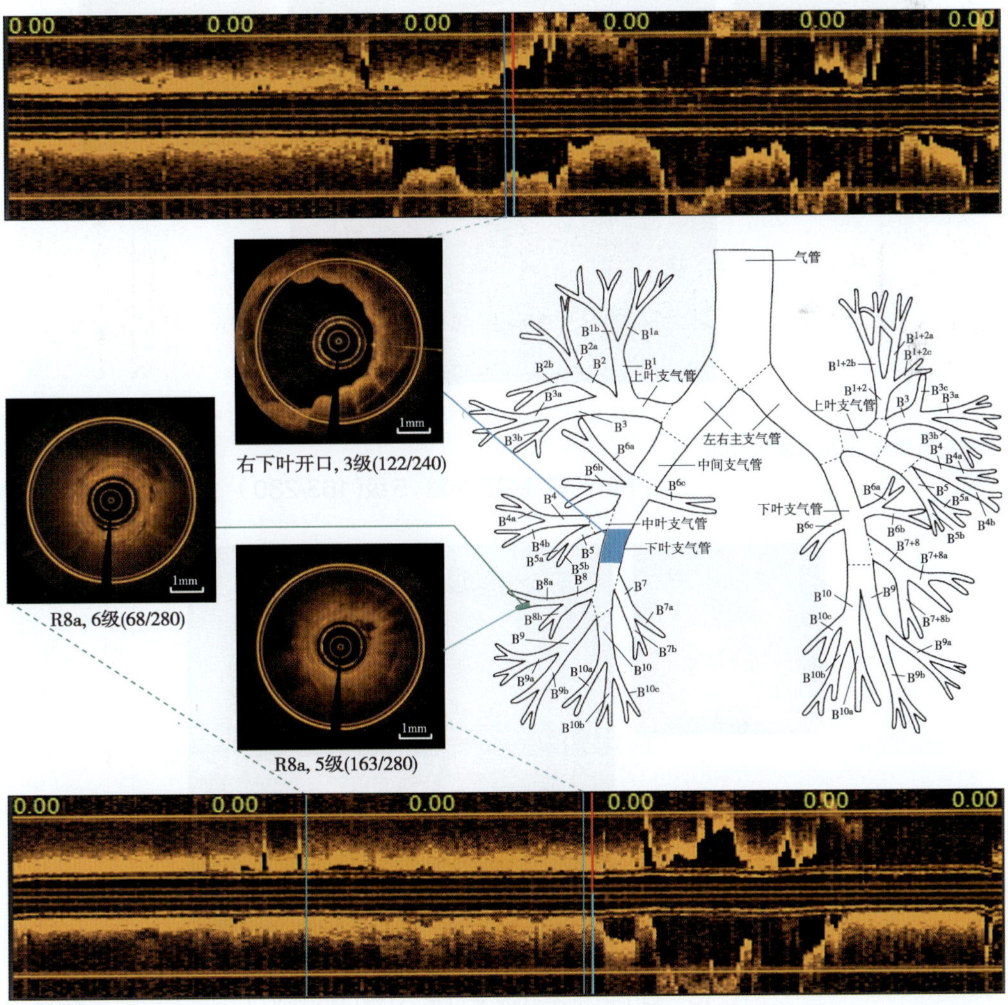

图6-10　图像在纵截面和支气管的位置

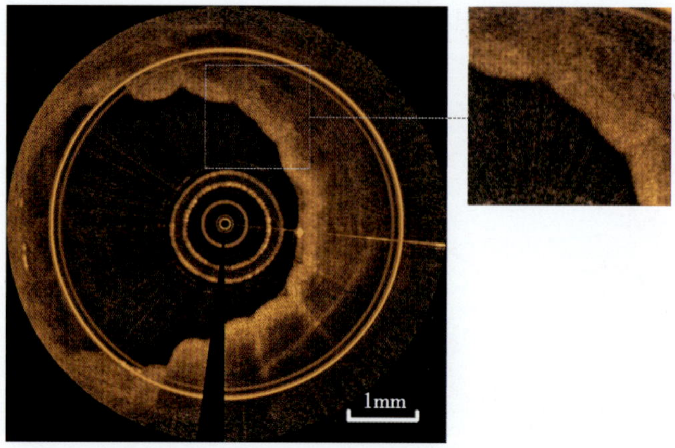

图 6-11 右下叶支气管开口，3 级（122/240）

可见管壁形成波浪形褶皱，提示气道平滑肌收缩引起气道痉挛

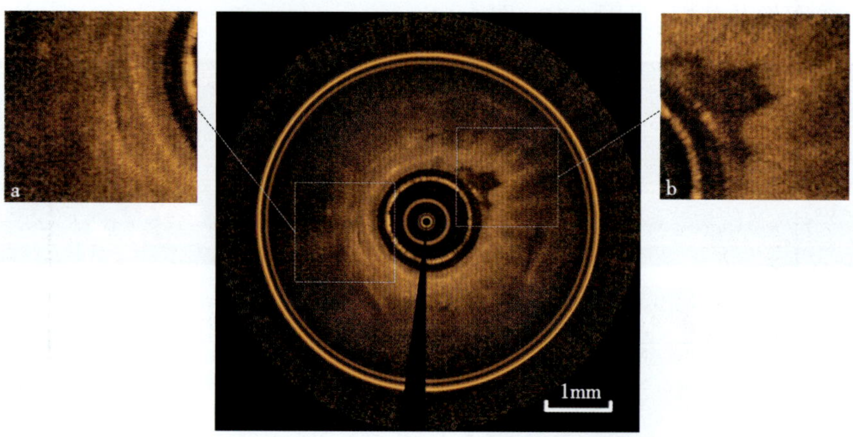

a：管壁显著增厚，信号增强，边界不清，结构紊乱，提示气道炎症明显；b：管腔表面可见黏膜褶皱，提示气道平滑肌收缩；气道管腔缩窄、可见分泌物潴留

图 6-12 右下叶前基底段支气管，5 级（163/280）

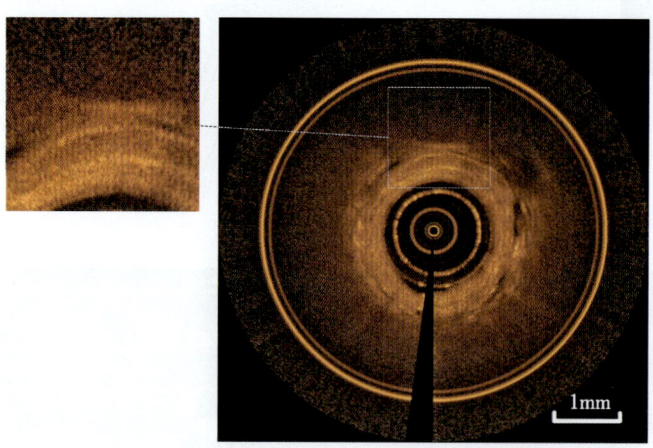

图 6-13 右下叶前基底段支气管，6 级（68/280）

管壁显著增厚，组织分界不清，提示气道炎症明显

【病例 3】

肖 × ×，男，55 岁，咳嗽、咳痰、喘息 3 年余，诊断为“支气管哮喘”。胸部 CT 可见两肺支气管壁增厚，部分管腔内可见少许低密度影，管腔狭窄，考虑支气管炎。

（1）CT 图像：见图 6-14。

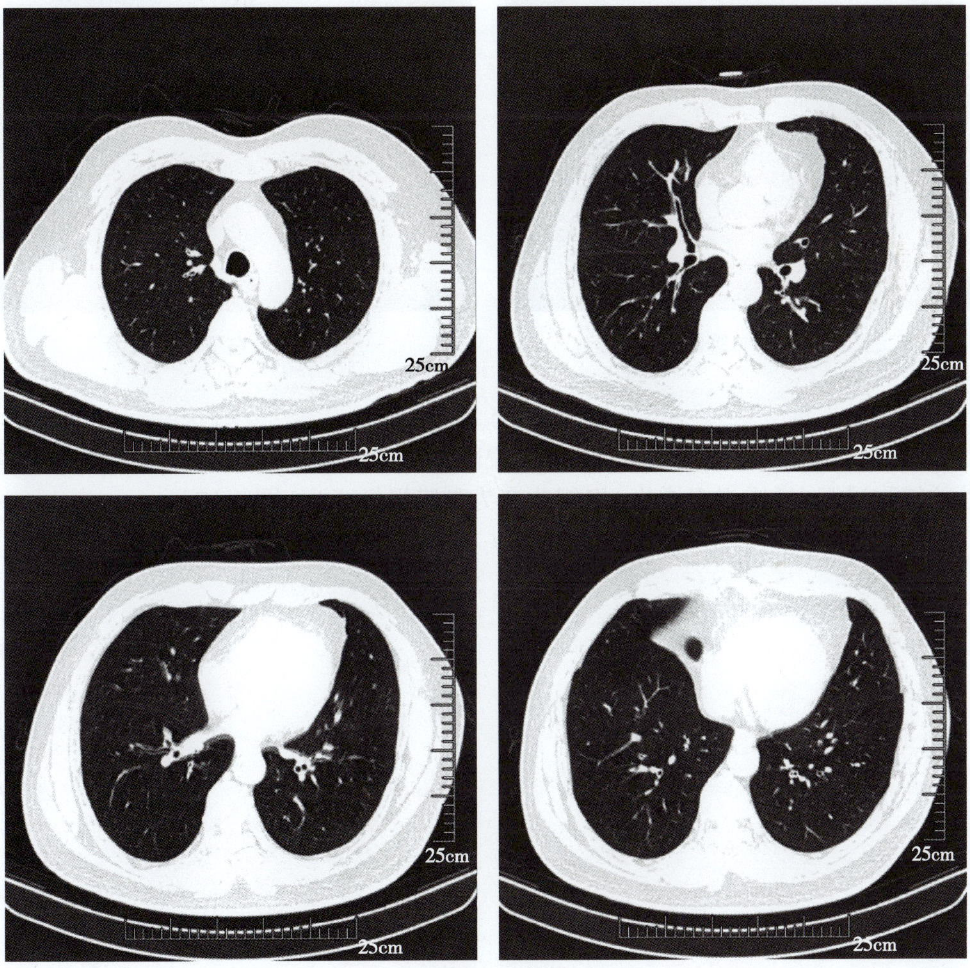

图 6-14　患者胸部 CT 影像

（2）气管镜图像：气道内可见黏膜稍肿胀，有少量分泌物附着（图 6-15）；于右下叶前基底段及外基底段行 OCT 扫描（图 6-16）。

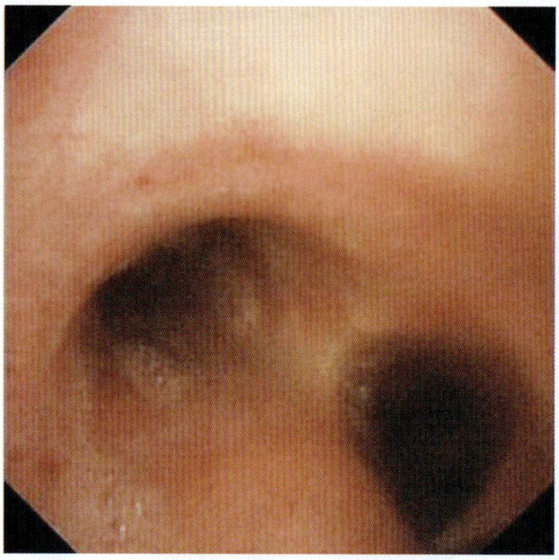

图 6-15 隆嵴

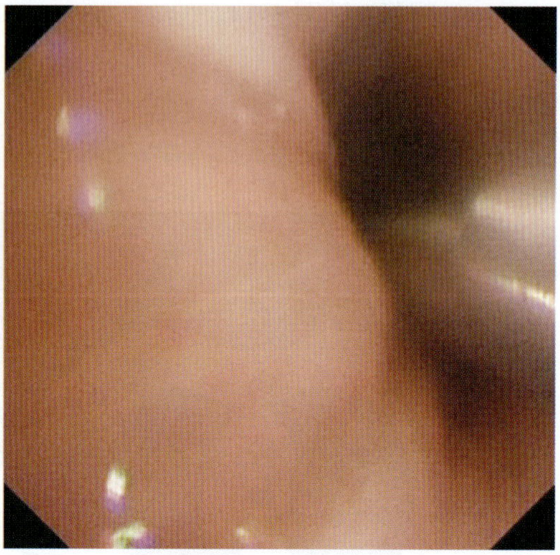

图 6-16 右下叶支气管

（3）病理结果：黏膜组织部分黏膜上皮脱落，基底膜稍增宽，黏膜下见淋巴细胞及少许嗜酸性粒细胞浸润，纤维组织增生，组织改变为黏膜慢性炎症（图 6-17）。

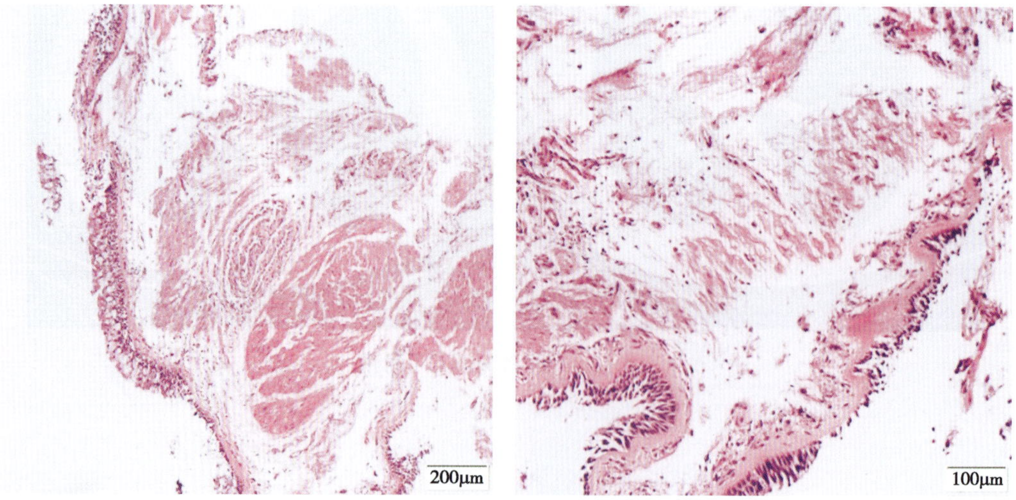

图 6-17 病理图

（4）OCT 图像及分析：见图 6-18~ 图 6-20。

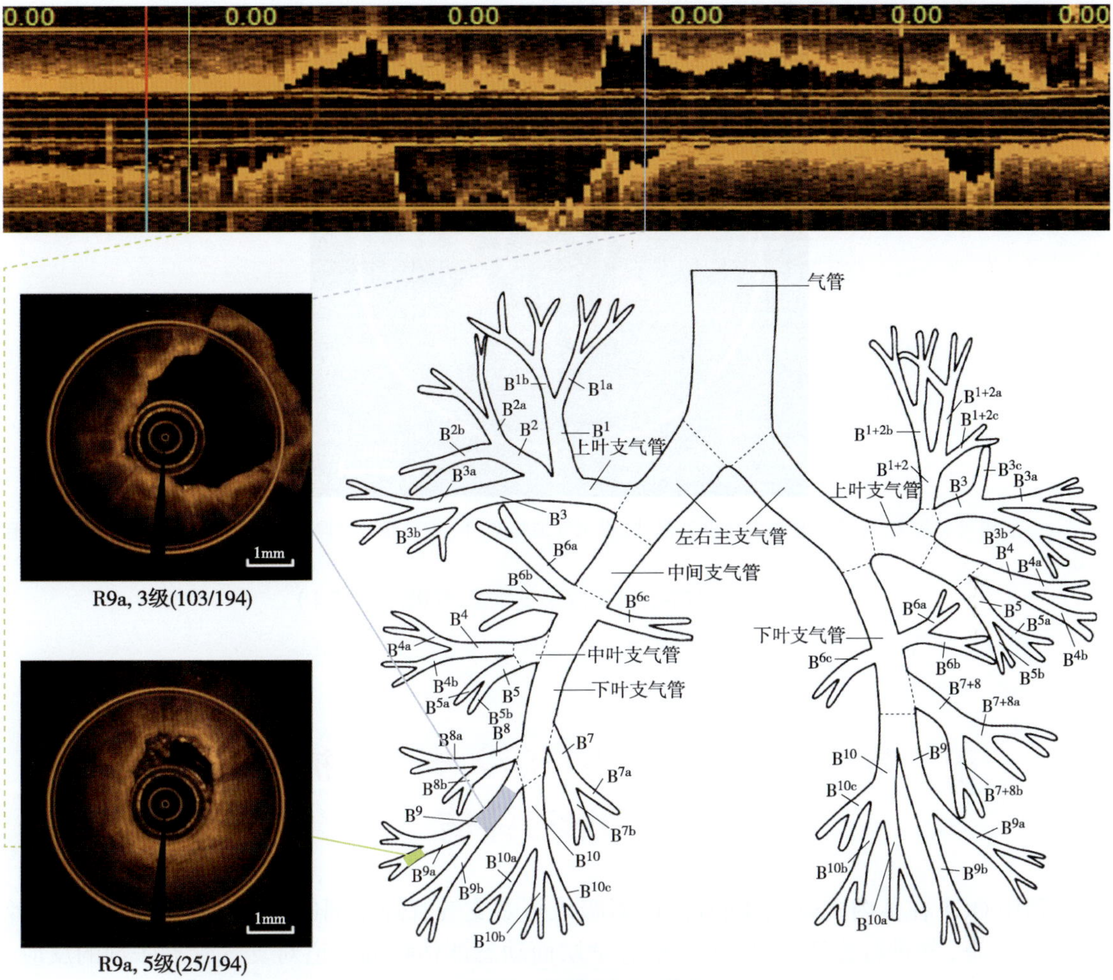

图 6-18　图像在纵截面和支气管的位置

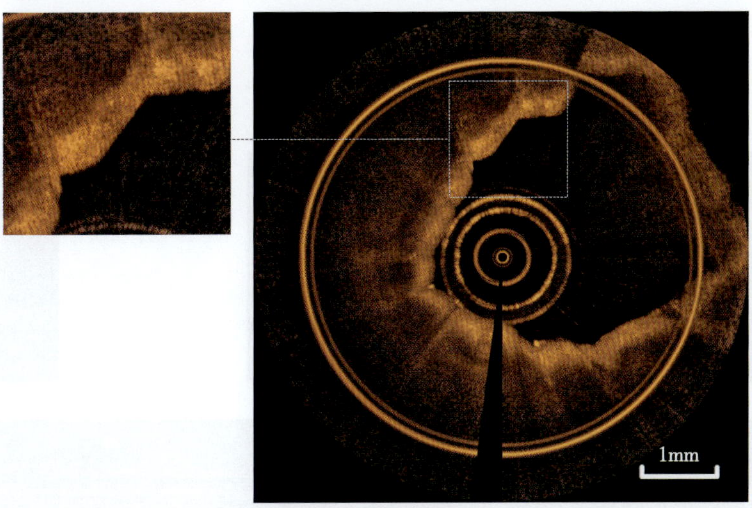

图 6-19　右下叶外基底段支气管开口，3 级（103/194）

可见黏膜、黏膜下层肿胀增厚，管腔表面形成黏膜褶皱，提示气道平滑肌收缩，存在气道痉挛

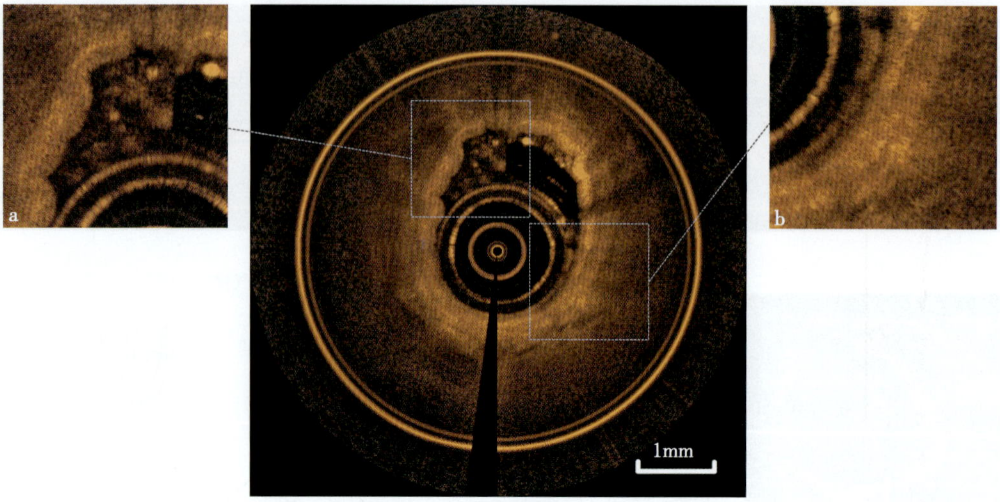

a：管腔内可见较多分泌物，管腔表面可见褶皱，提示气道痉挛；b：管壁显著增厚，分界不清，结构紊乱，提示气道炎症

图 6-20 右下叶外基底段支气管，5 级（25/194）

第二节 对哮喘患者进行吸入支气管扩张剂后的气道形态评估

利用 OCT 在体内实时成像的特点，对吸入短效支气管舒张剂（沙丁胺醇）后的哮喘患者行 OCT 检查，并进行连续记录，可在形态学层面动态评估哮喘气道对支气管舒张剂的反应。图 6-21 展示了一例 50 岁中度哮喘典型病例吸入沙丁胺醇后气道形态的变化情况，可见沙丁胺醇起效后，中等气道和小气道均显著扩张（图 6-21）。

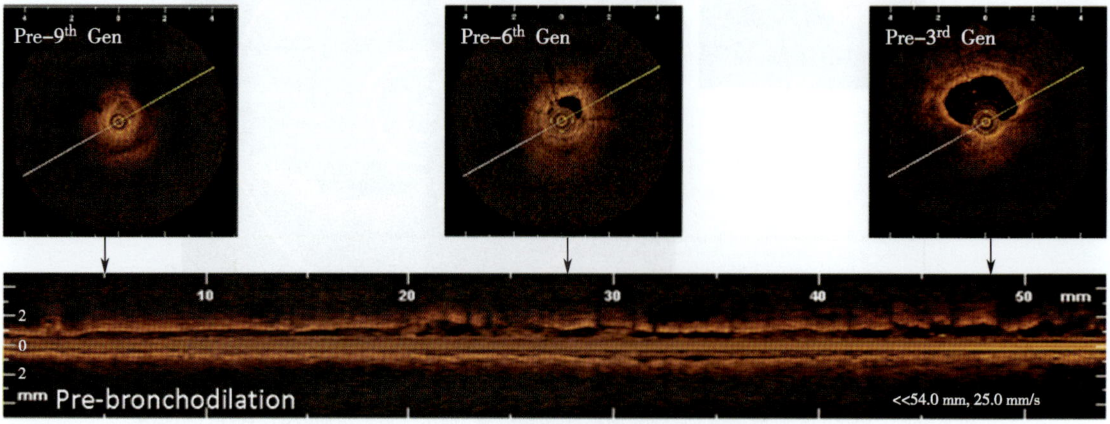

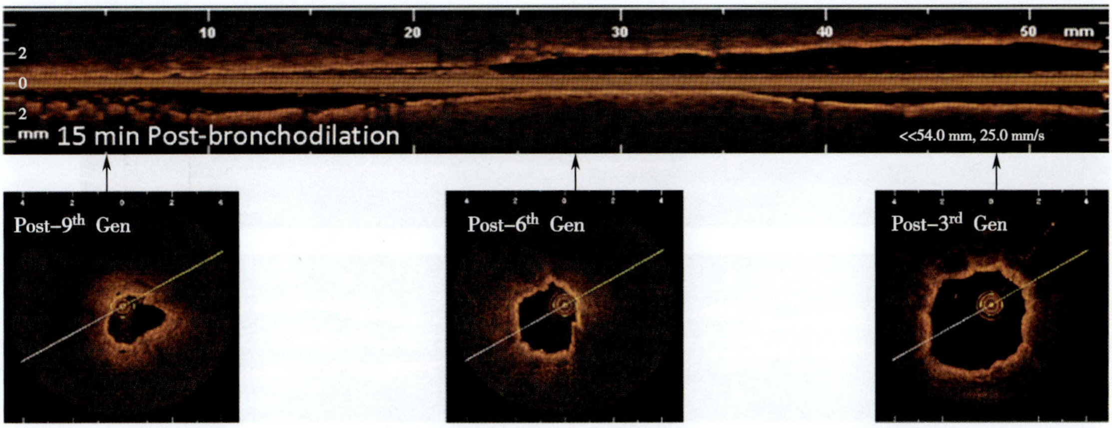

图 6-21　典型病例吸入支气管舒张剂后气道 OCT 图像变化情况

50 岁男性中度哮喘病例吸入沙丁胺醇 15 分钟后气道 OCT 横断面和纵切面图像变化情况，气道管腔面积在第 3、6 和 9 级支气管分别增加 32.6%、48.9% 和 176.6%

在另一例 38 岁男性中度哮喘病例中，通过 OCT 动态观察吸入速效支气管舒张剂（沙丁胺醇）前后气道形态改变，可见支气管舒张剂起效前，中等气道呈现较多黏膜皱褶，可见少许稀薄分泌物潴留（图 6-22），而支气管舒张剂起效后，中等气道黏膜皱褶迅速消失，且中等气道和小气道管腔面积显著扩张，管腔内分泌物减少，其纵切面的气道形态动态变化直观地反映了哮喘气道对支气管舒张剂的反应（图 6-23）。

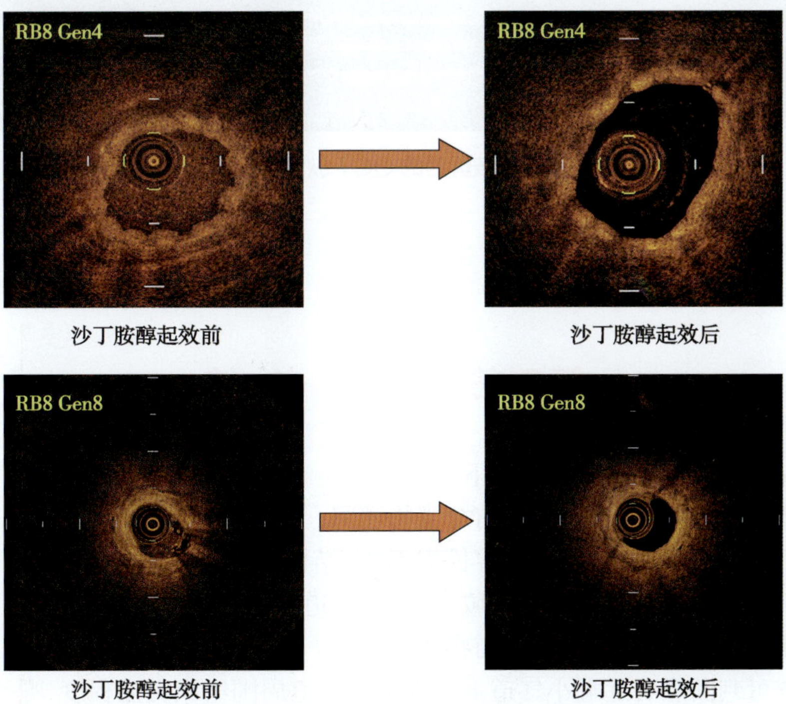

图 6-22　吸入沙丁胺醇后中等气道和小气道形态变化情况

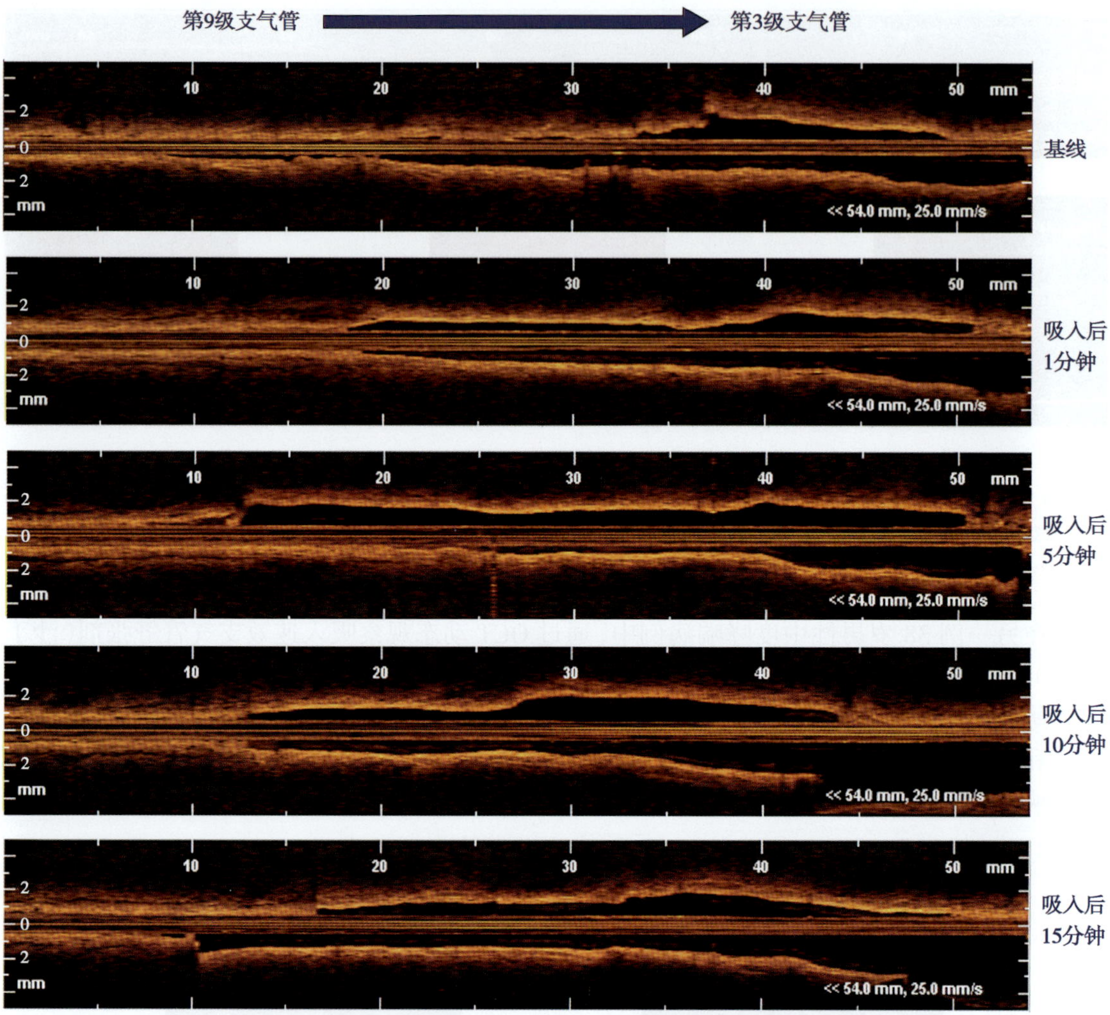

图6-23 吸入沙丁胺醇后的OCT纵切面的动态变化图像

第三节 规律总结

哮喘对应的OCT图像表现特征如下。

1. 小气道管腔狭窄或阻塞，常伴有分泌物潴留。
2. 中小气道均可见管壁增厚、边界模糊不清，结构紊乱，提示气道炎症改变。
3. 可见环绕气道的低反射信号区域，常提示气道周围组织水肿。
4. 气道黏膜层可见褶皱，提示气道痉挛。

OCT检查可判断患者远端小气道重塑程度及气道周围组织炎症程度，是否伴有分泌物潴留等，可用于评估患者病情严重程度及治疗前后小气道重塑改善情况。

参考文献

[1] SU Z Q, ZHOU Z Q, GUAN W J, et al. Airway remodeling and bronchodilator responses in asthma assessed by endobronchial optical coherence tomography[J]. Allergy, 2022, 77(2): 646-649.

[2] ADAMS D C, MILLER A J, APPLEGATE M B, et al. Quantitative assessment of airway remodelling and response to allergen in asthma[J]. Respirology, 2019, 24(11): 1073-1080.

[3] LUO Y L, CHENG Y Q, ZHOU Z Q, et al. A clinical and canine experimental study in small-airway response to bronchial thermoplasty: Role of the neuronal effect[J]. Allergology International, 2022, 71(1): 66-72.

第七章

肺癌 OCT 图谱

肺癌(lung cancer)或称原发性支气管癌(primary bronchogenic carcinoma),世界卫生组织将其定义为起源于呼吸上皮细胞(支气管、细支气管和肺泡)的恶性肿瘤,是最常见的肺部原发性恶性肿瘤。目前,病理学诊断是确诊肺癌的金标准。

气道内 OCT 检查可敏感地发现气道黏膜的早期病变和累及气道或气道周围组织的肺内占位性病变,OCT 图像特征性改变为不均匀分布的团块状、片状高反射信号影填充正常支气管,支气管黏膜组织层次消失。而良性病变通常表现为管壁增厚,但管壁各层组织层次仍完整,分层清晰可见。OCT 在对累及气道表面的早期病变或原位癌的诊断和评估方面有其独特的优势。

1. 腔内病变指导取材定位 对于中央型肺癌,气管镜有时难以判断腔内病变为由外压引起的黏膜充血肿胀或是肿瘤内生。活检前可先使用气道内 OCT 检查,判断病变是否已经侵犯气道黏膜。如气管镜下看到的组织表现为菜花样、糜烂,OCT 探查显示气道正常黏膜组织消失,被均匀的中高强度信号填充,则提示肿瘤已经完全侵犯黏膜组织,则在此处进行活检的阳性率较高。如气管镜下气道黏膜肿胀,OCT 探查显示气道各层组织分层明确,仍存在完整的黏膜层和黏膜下层,则提示此处可能为外压性病变或炎性改变,可能需要进一步使用针吸活检透过黏膜对深部组织取材,以提高阳性率。

2. 肺外周病灶辅助定位 由于 OCT 与气道内超声相比分辨率更高,可更准确地判断肿瘤组织是否侵犯气道,以及侵犯气道的范围。对于外周病变,也可使用 OCT 联合径向超声探头辅助定位。术前阅读 CT 影像,明确外周病灶所在支气管的位置,先伸入超声探头,当探查到低回声区后,退出超声探头,沿原路径送入 OCT 探头,探测图像由分层明确的气道组织变为片状、团块状,缺乏正常组织分层的中、高信号亮度时,提示到达肿瘤侵犯部位,记录伸入 OCT 探头的深度后,伸入活检钳重点在相同深度行经支气管肺活检,以提高阳性率。

3. 分型 组织病理学检查是判断肺癌病理类型的金标准。研究证实,在肿瘤病变中通过病变组织的 OCT 高分辨率图像对病变进行病理分型是可能的,联合组织学检查结果,具备辅助诊断肺部恶性肿瘤的潜力。

本章节后续内容将结合临床病例及现有研究成果,总结各类型肺部肿瘤病变的 OCT 图像特征,供临床参考。

第一节 腺 癌

一、OCT 图像分析

【病例 1】

杨××，女，64 岁，患者咳嗽 7 年余，1 年前外院胸部 CT 示右肺上叶后段不规则高密度影，1 周前胸部 CT 示右肺上叶后段结节影较前增大，考虑浸润性肺癌可能性大。

（1）CT 图像：见图 7-1。

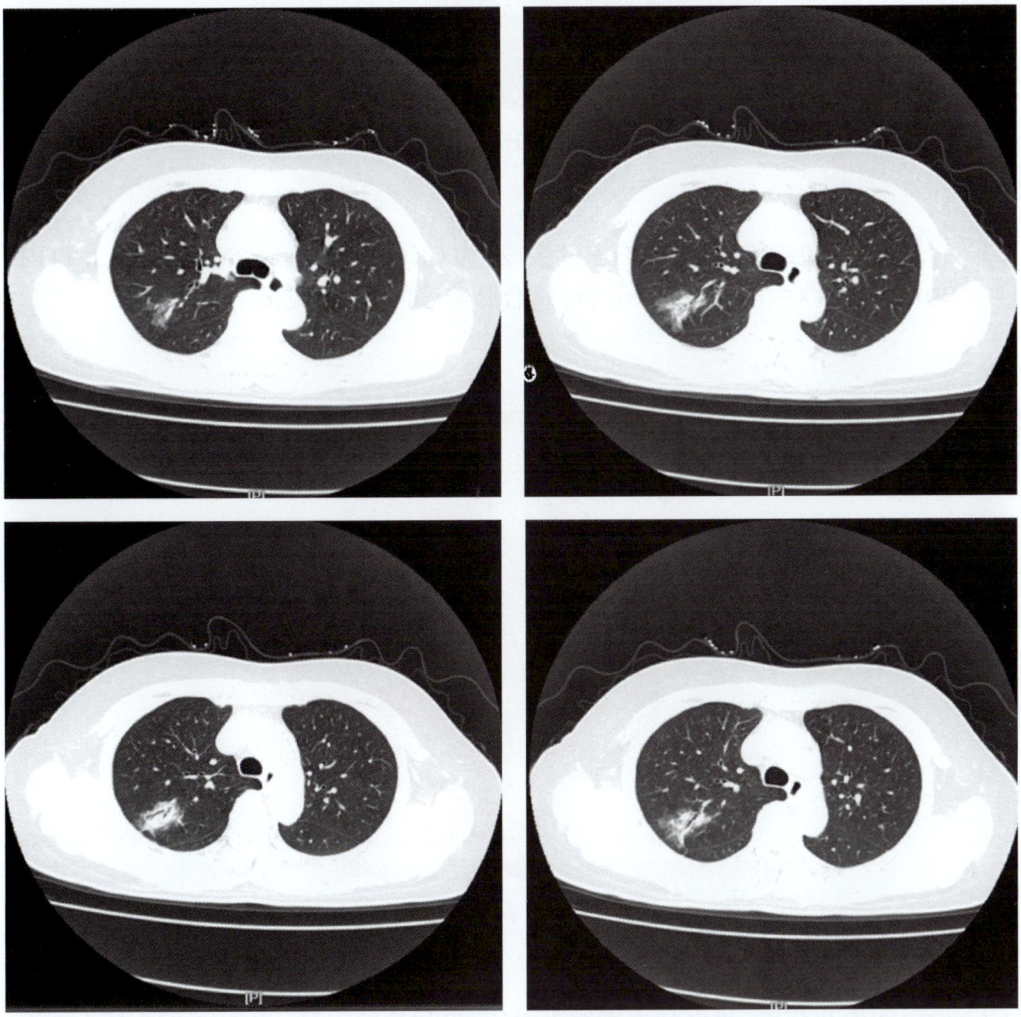

图 7-1 患者 CT 图像

右肺上叶尖后段见亚实性结节影，大小约为 38mm × 26mm。内可见支气管气相，邻近胸膜稍牵拉。考虑浸润性肺癌与炎症相鉴别

（2）气管镜图像：右上叶开口黏膜稍充血、肿胀，见图 7-2。

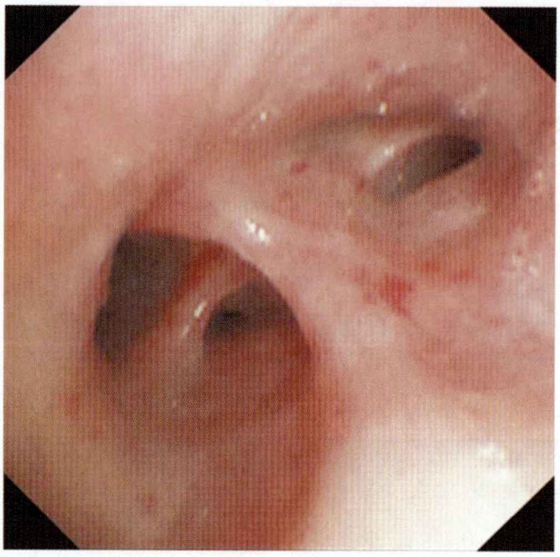

图 7-2 右上叶尖后段支气管

（3）病理结果：免疫组化结果（右上叶尖段）为 CK（+），CK7（+），NapsinA（+），TTF1（+），P40（–），PDL-1（28-8）（–），结合结果分析，符合肺腺癌的诊断，见图 7-3。

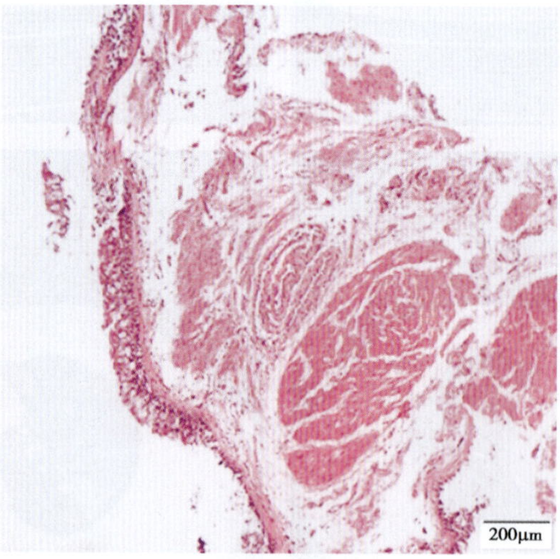

图 7-3 病理图像

（4）OCT 图像及分析：借助超声小探头定位，经气管镜引导，将 OCT 探头伸入右上叶尖段病灶部位进行扫描，见图 7-4~ 图 7-6。

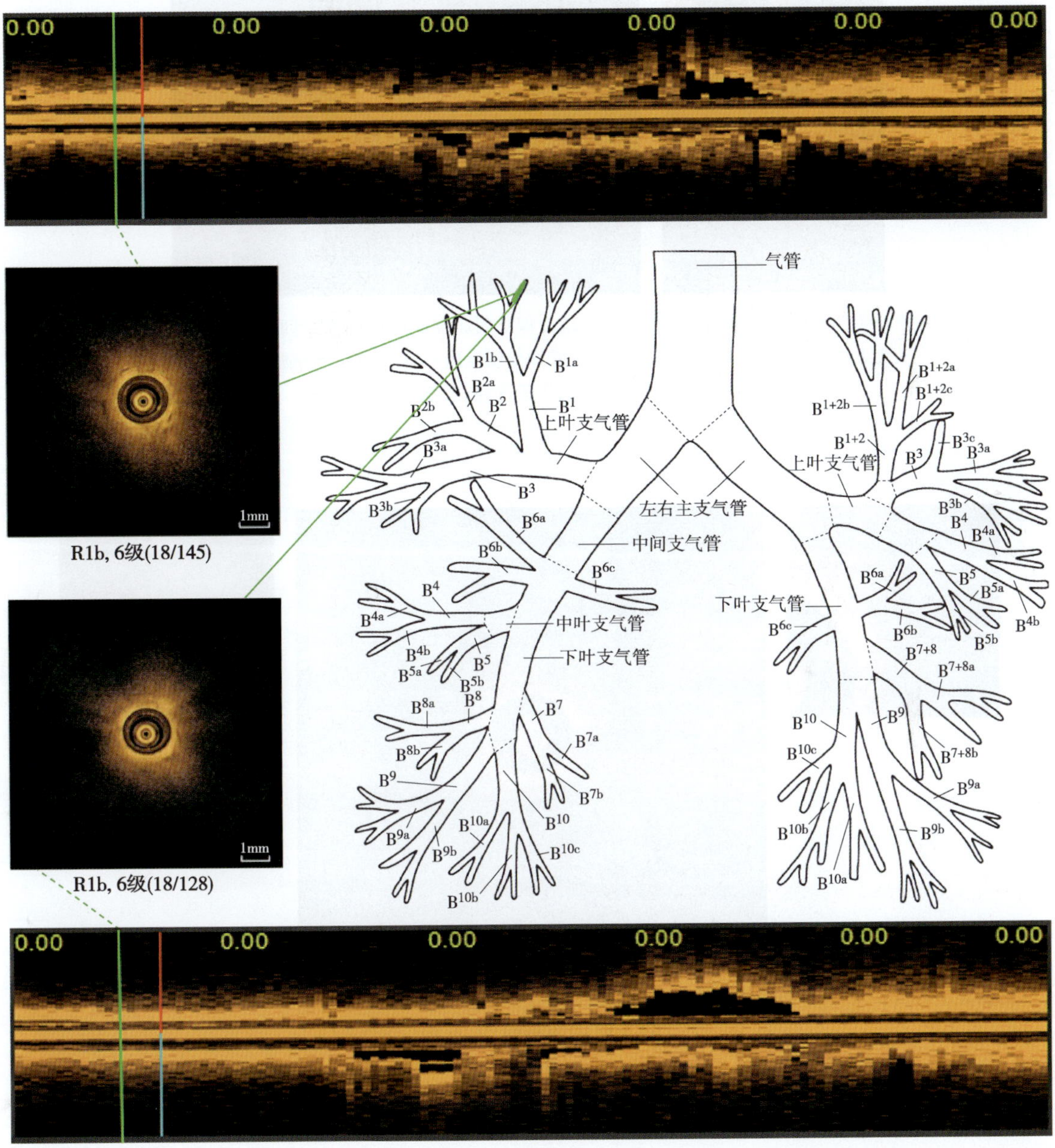

图 7-4 图像在纵截面和支气管的位置

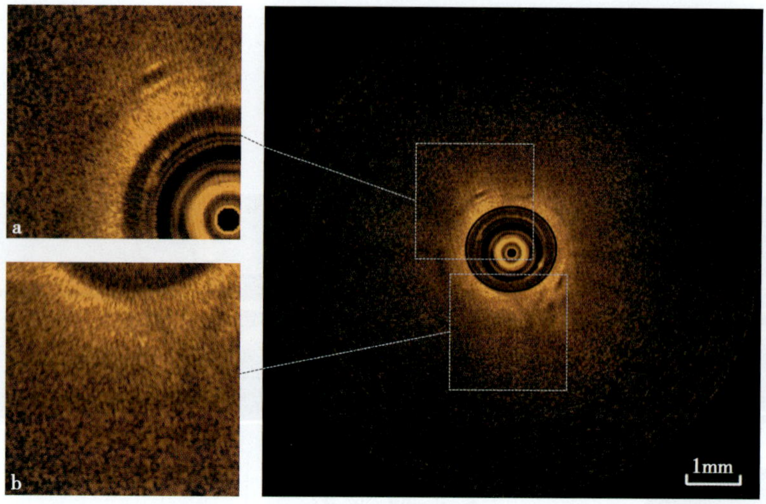

a：将 OCT 送入右上叶尖段（已经过超声小探头定位），探及病灶位置 OCT 图像，管腔显著狭窄；b：管壁组织信号向外周均匀减弱，正常结构分层消失，正常管壁结构破坏；管周组织显像不清，提示实性病灶侵犯管壁

图 7-5 右上叶尖段支气管，6 级（19/145）

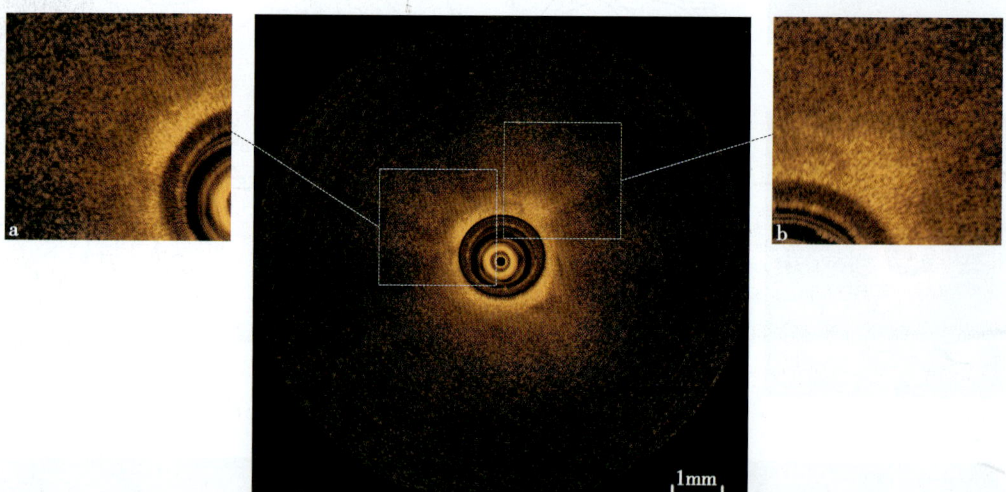

a：管腔显著狭窄；b：管壁组织信号向外周均匀减弱，正常结构分层消失，提示病变浸润，造成正常管壁结构破坏

图 7-6 右上叶尖段支气管，6 级（18/128）

【病例 2】

何 × ×，男，64 岁，30 年前无明显诱因开始出现反复咳嗽、咳痰，3 年前开始出现气促，于当地医院诊断为“慢性阻塞性肺疾病”，1 个月前无明显诱因咳嗽、痰多及气促症状明显加重，近半年体重下降约 5 kg。胸部 CT 发现右下肺大片状实变影，内部密度不均匀。

（1）CT 图像：见图 7-7。

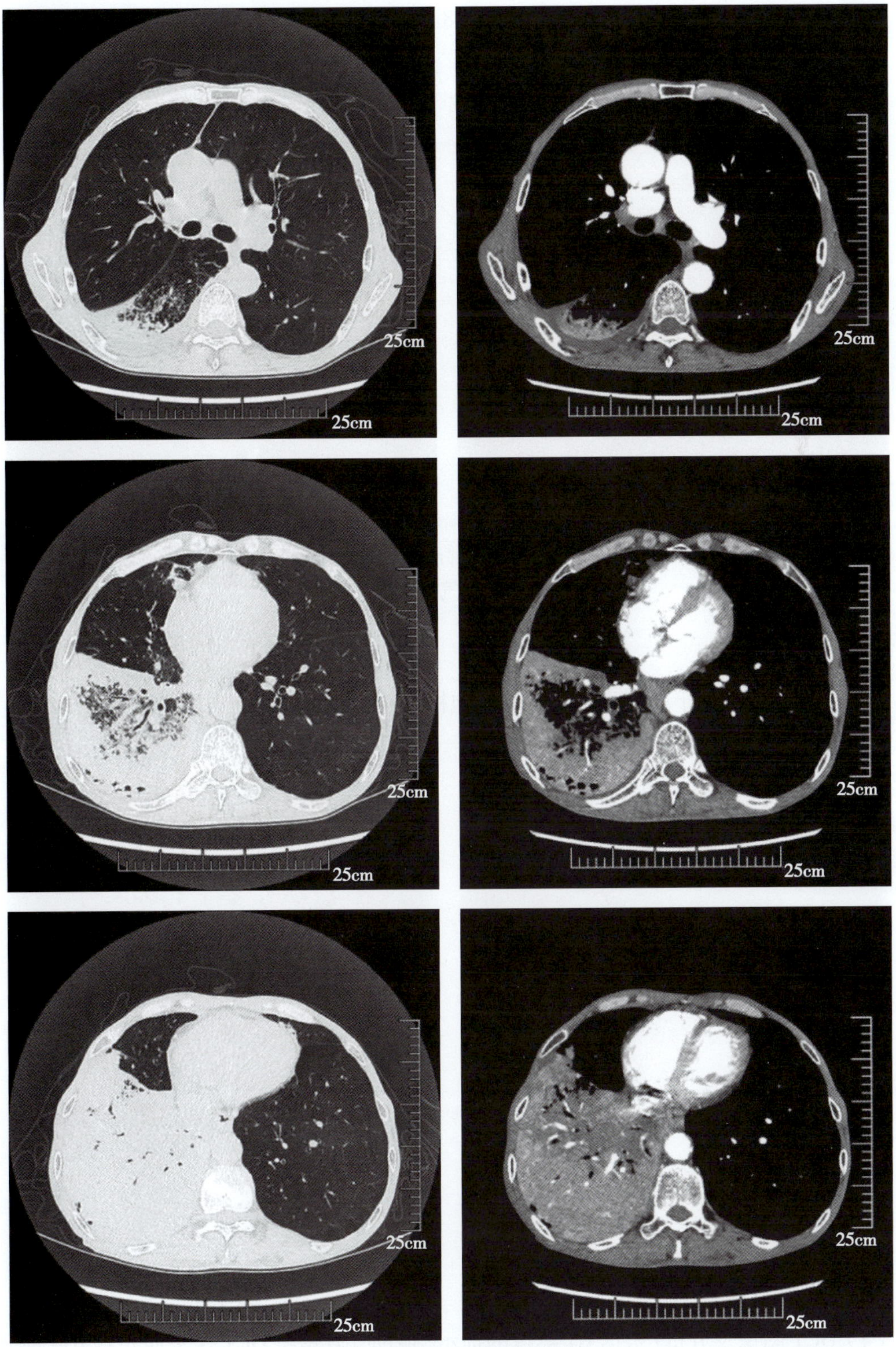

图7-7 患者胸部增强CT影像

可见右下肺大片状实变影，内部密度不均匀，内可见支气管及血管走行尚好，两肺透亮度增高，见多发薄壁/无壁透亮影

（2）气管镜图像：腔内未见异常，见图 7-8。

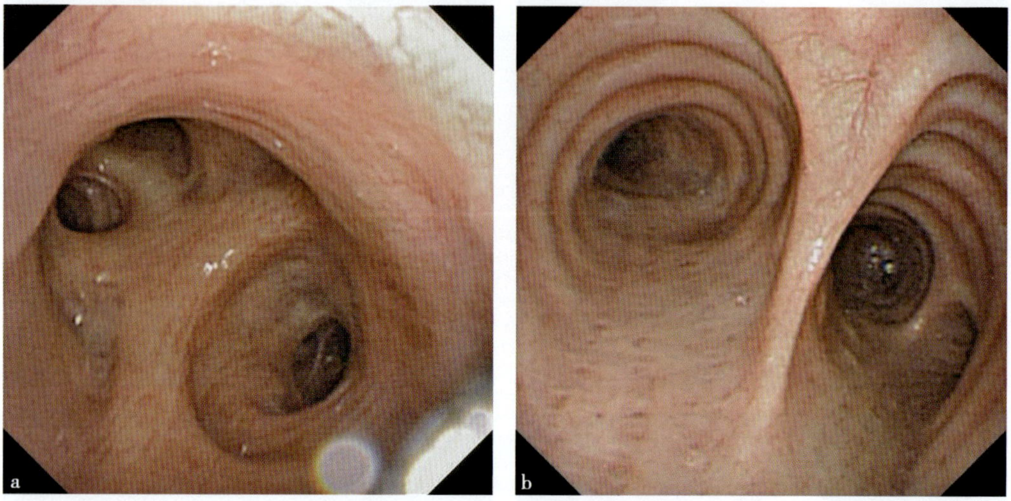

a：右上叶开口；b：隆嵴

图 7-8 气管镜图像

（3）病理结果：右下肺可见乳头状和腺泡样结构，边界不清，轮廓模糊，见图 7-9。

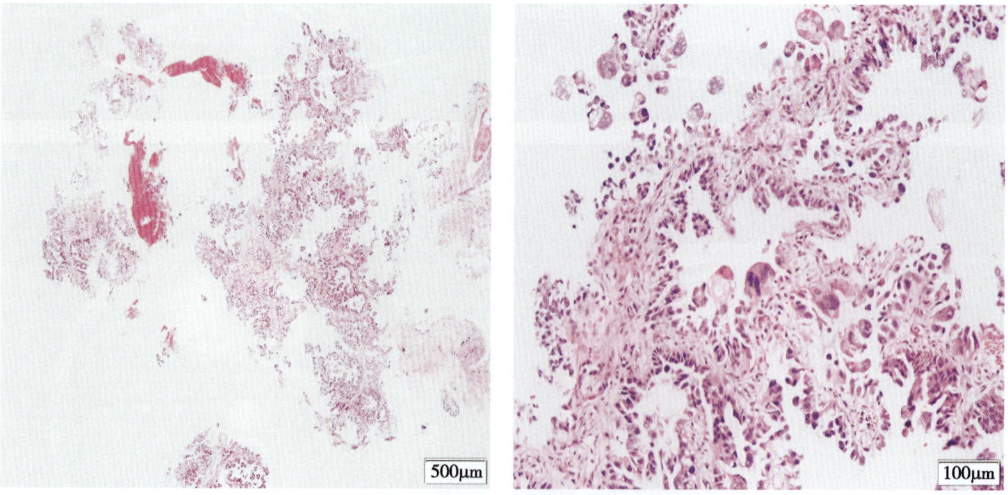

图 7-9 病理图

（4）OCT 图像及分析：根据 CT 影像的提示，借助气管镜将 OCT 探头伸入右下叶前基底段及外基底段进行扫描，OCT 扫描成像图及其分析见图 7-10~ 图 7-13。

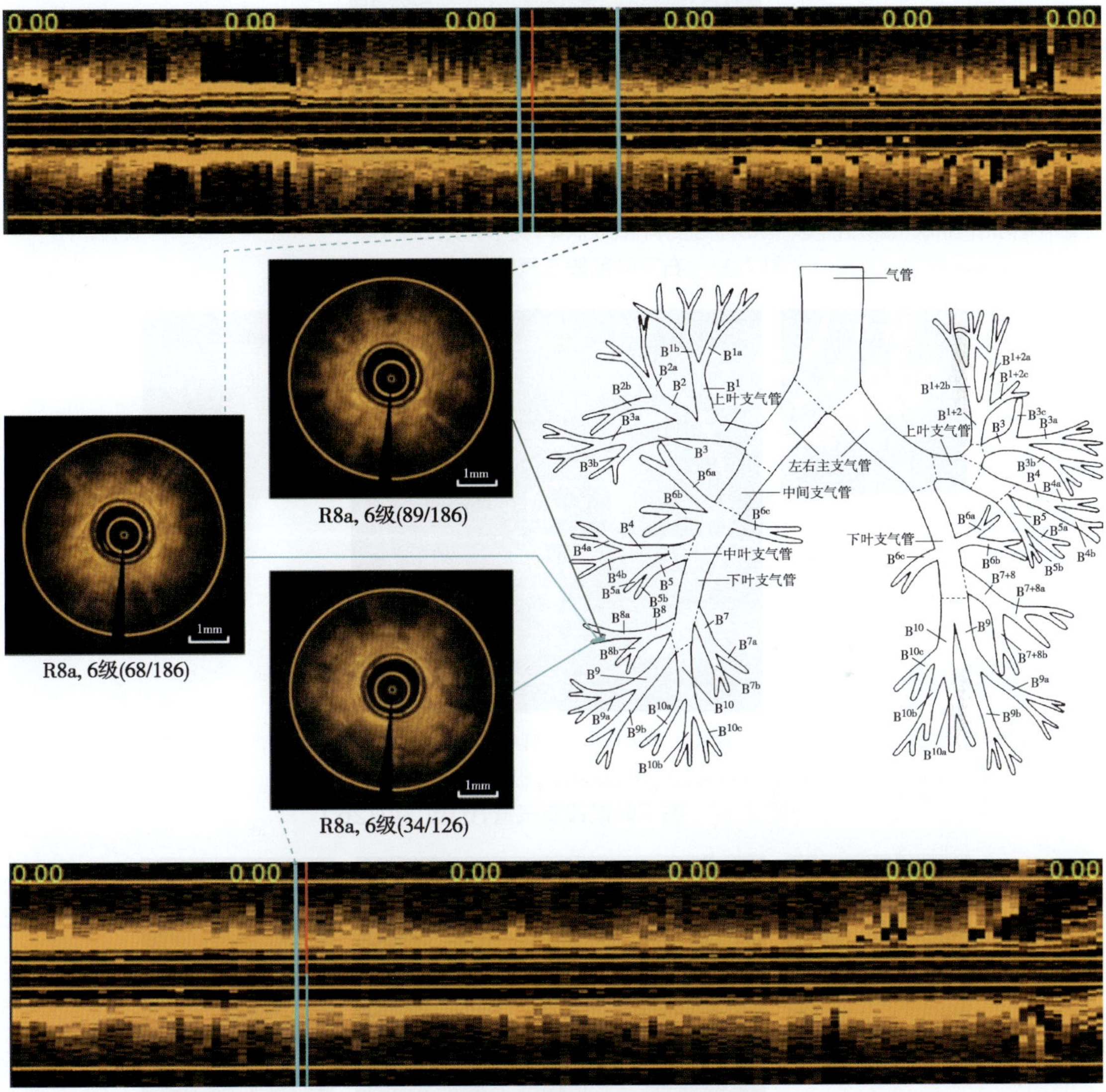

图 7-10 图像在纵截面和支气管的位置

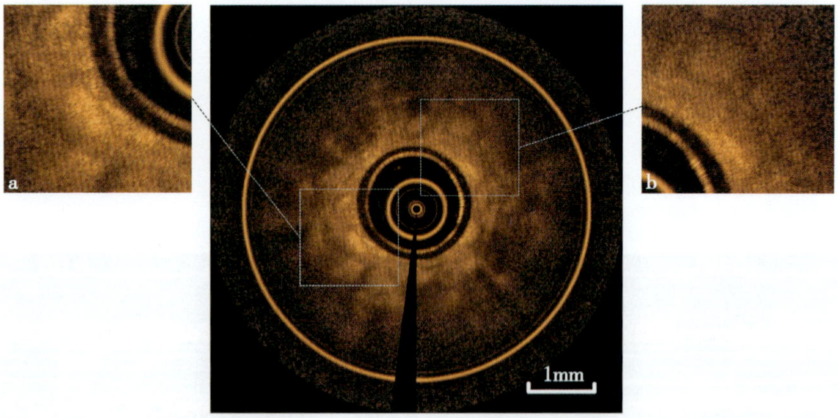

a：气道管腔缩窄、阻塞，提示周围肿瘤组织生长压迫；b：管壁遭侵袭破坏，正常组织层次不可辨认，信号混杂不均，可见不规则的网格状、絮状信号影，局部可见腺体样团块状影，提示病变浸润

图7-11 右下叶前段支气管，6级（89/186）

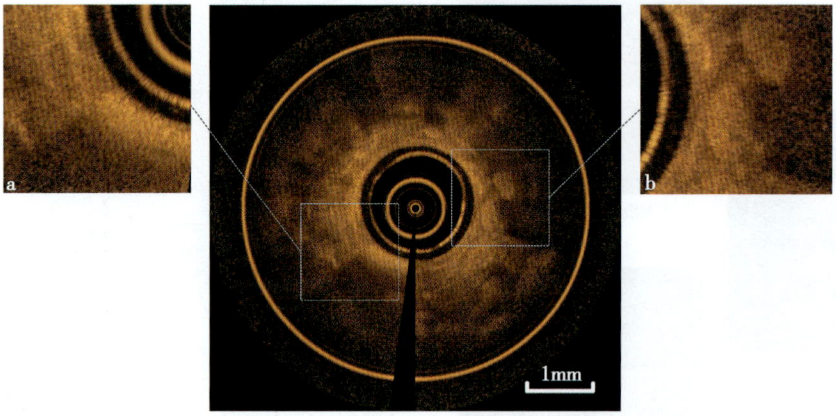

a：气道管腔缩窄、阻塞，提示周围肿瘤组织生长压迫；b：管壁遭侵袭破坏，正常组织层次不可辨认，信号混杂不均，可见不规则的网格状、絮状信号影，局部可见腺体样团块状影，提示病变广泛浸润

图7-12 右下叶前段支气管，6级（34/126）

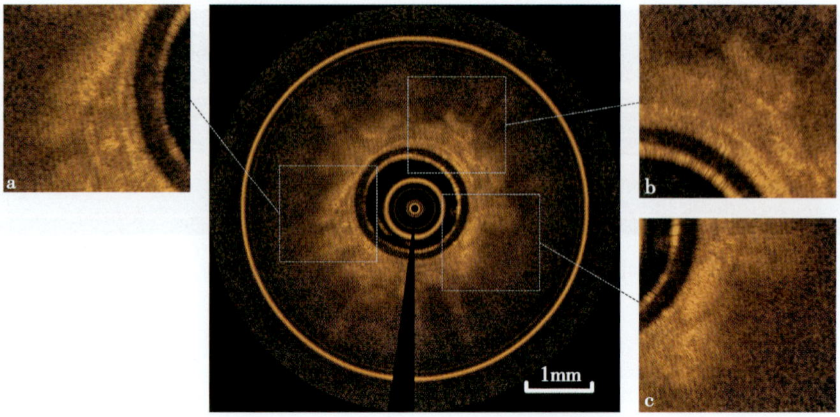

a：气道管腔缩窄、阻塞，提示周围肿瘤组织生长压迫；b：管壁结构遭侵袭破坏，正常组织层次不可辨认，信号混杂不均；c：局部可见弱强度团块影，提示可能为肿瘤组织

图7-13 右下叶前段支气管，6级（68/186）

【病例3】

杨××，男，63岁，出现咳嗽、咯血、胸部闷痛1个月余。胸部增强CT提示：考虑右上肺肺癌伴右肺门淋巴结、右上肺及胸壁（左侧第4、7后肋，右侧第8后肋）转移。

（1）CT图像：见图7-14。

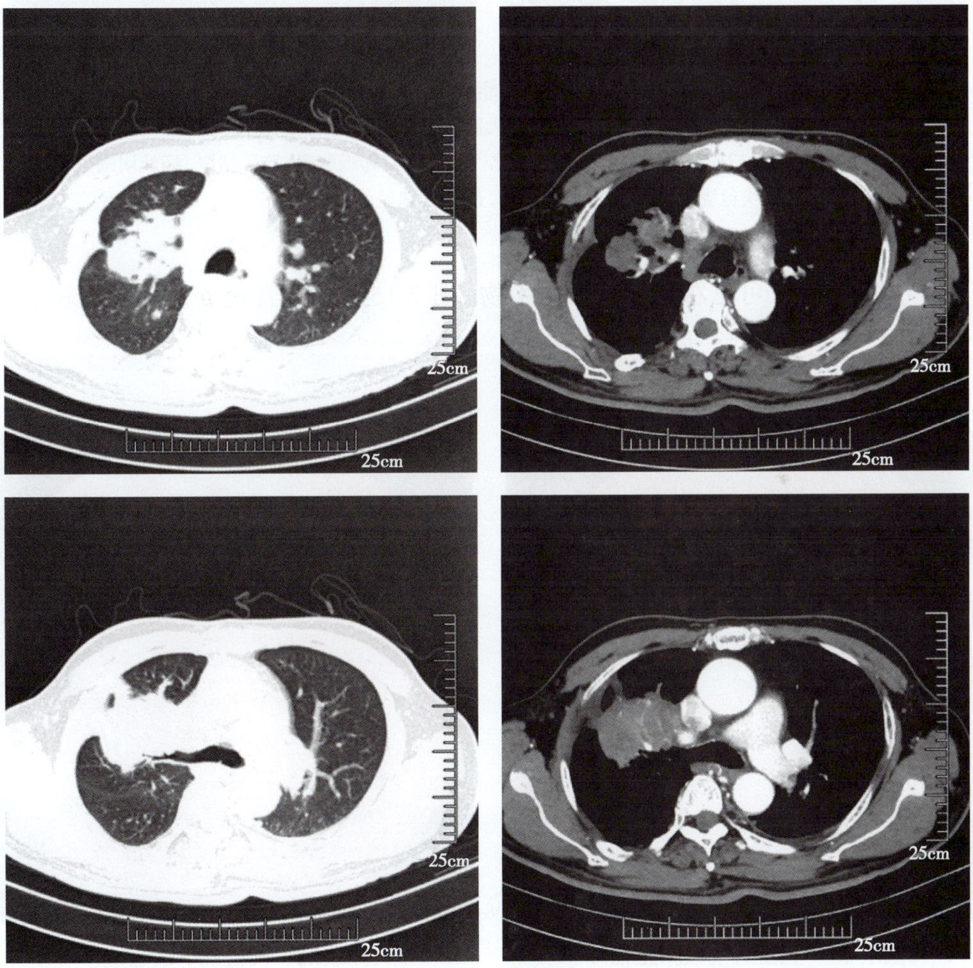

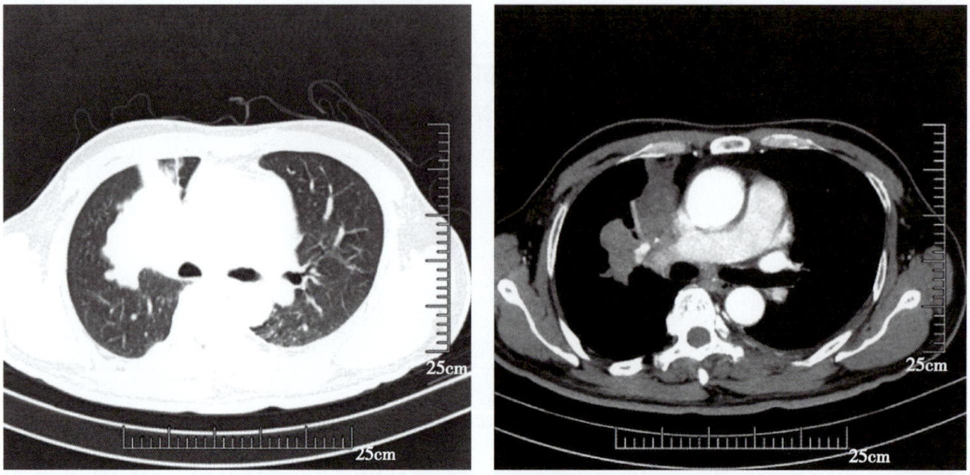

图7-14 患者胸部增强CT影像

右上肺可见不规则团块状密度增高影，与右侧肺门肿大淋巴结分界欠清，其内密度欠均匀，内见少许斑片状高密度影，右上肺支气管闭塞，CT增强扫描显示肿块呈不均匀强化。病灶牵拉邻近胸膜，胸膜增厚，病灶周围见小片状实变影；右上肺动脉主干及其分支被肿块包绕，管腔变细、走行僵直，部分远端显示不清

（2）气管镜图像：可见右上叶前段新生物（图7-15），在气管镜下行右上叶新生物腔内活检（图7-16）。

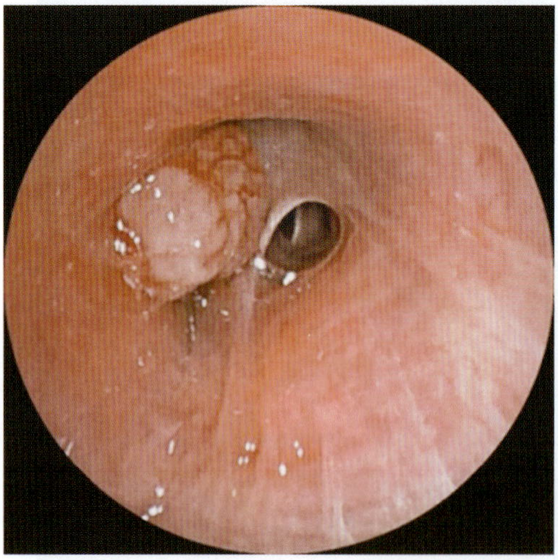

图7-15 右上叶前段新生物

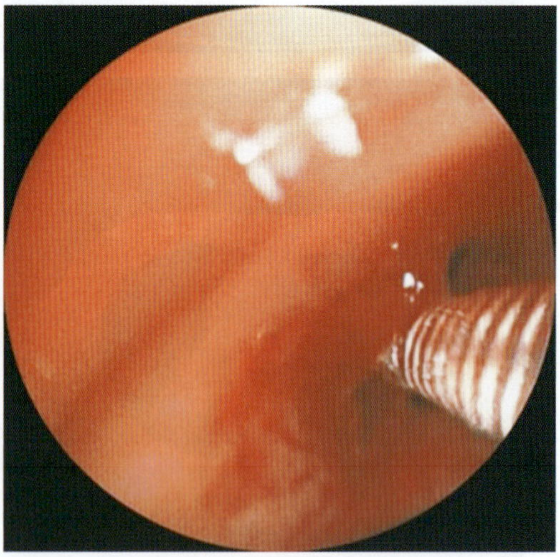

图7-16 气管镜下取活检

（3）病理结果：在纤维组织中可见癌细胞呈腺泡状、巢团状；癌细胞核呈圆形、不规则形，核仁明显，胞质丰富。见图7-17。

（4）OCT图像及分析：根据CT影像及患者腔内情况的提示，借助气管镜将OCT探头伸入右上叶前段进行扫描；OCT扫描成像图及其分析见图7-18~图7-20。

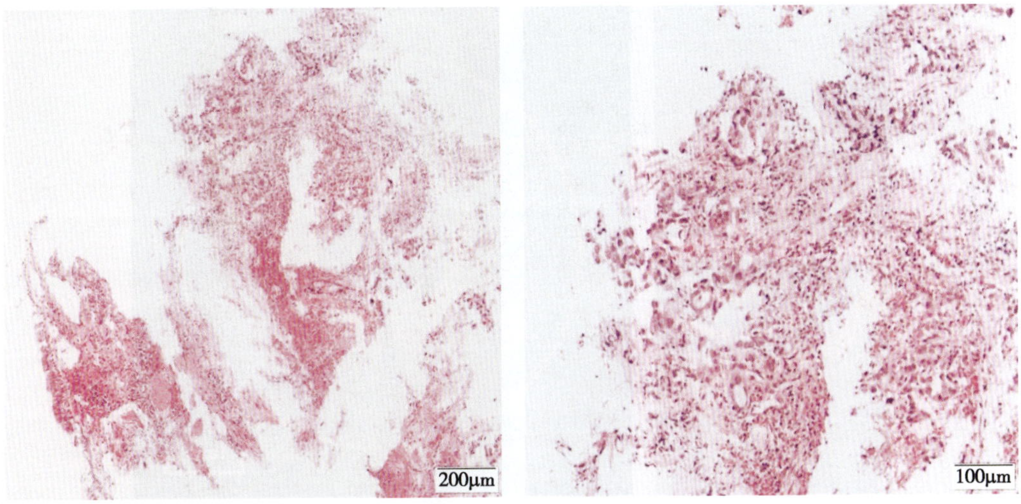

图 7-17　病理图

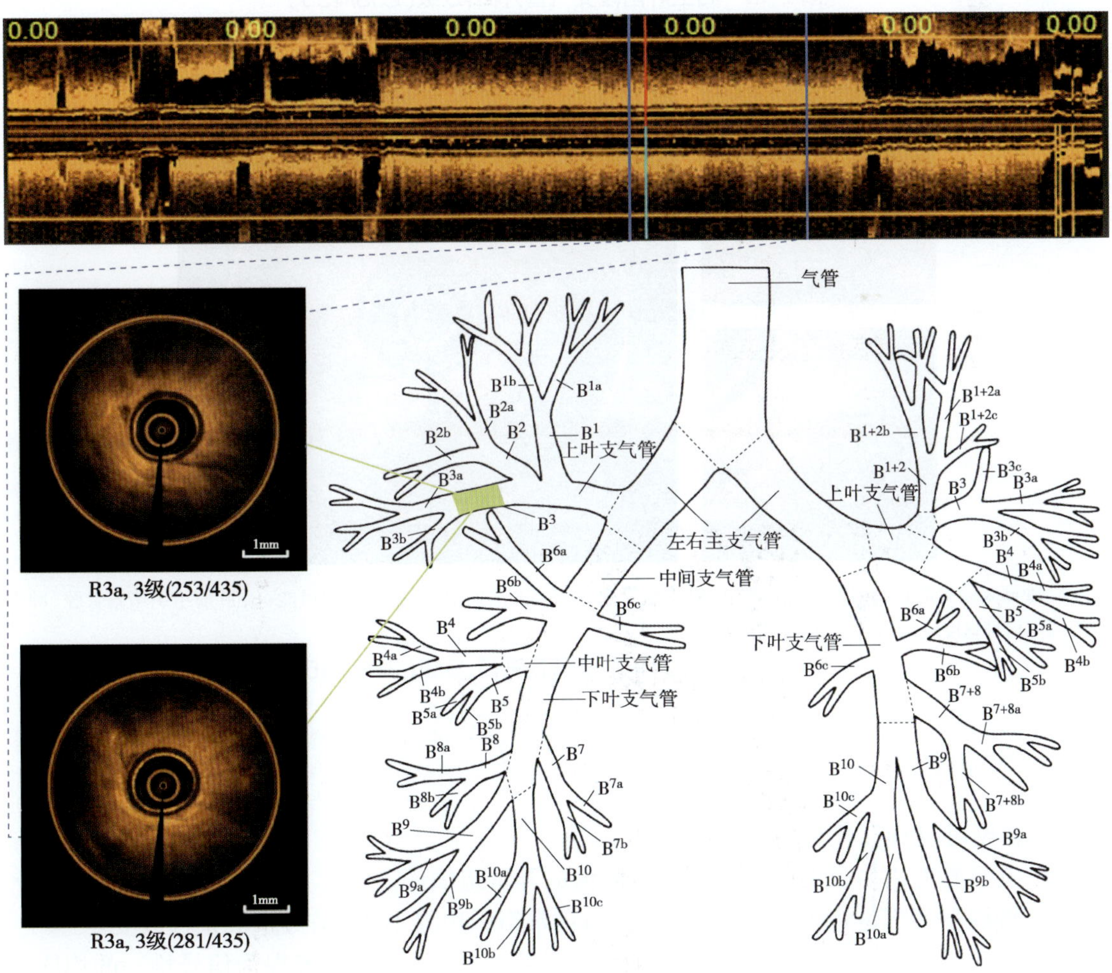

图 7-18　图像在纵截面和支气管的位置

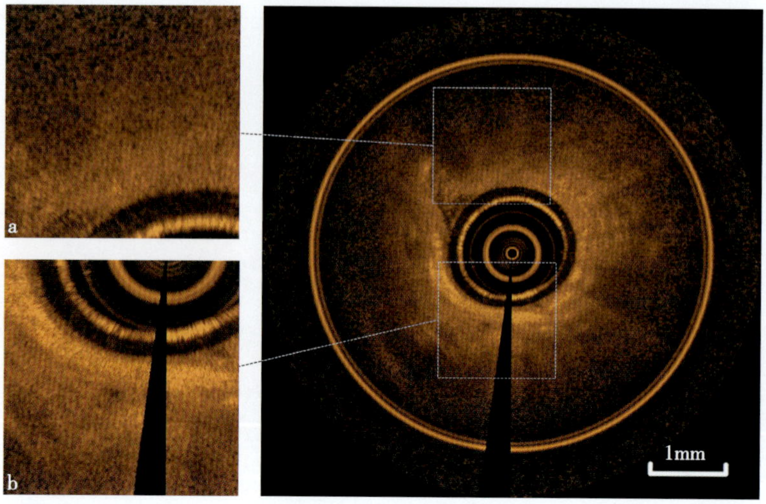

a：可见肿瘤组织堵塞管腔，肿瘤组织内部信号强度均匀，无明显组织层次，呈均质化改变；b：未受累及管壁可见上皮层、固有层及黏膜下层、软骨边界

图 7-19 右上叶前段支气管开口，3 级（253/435）

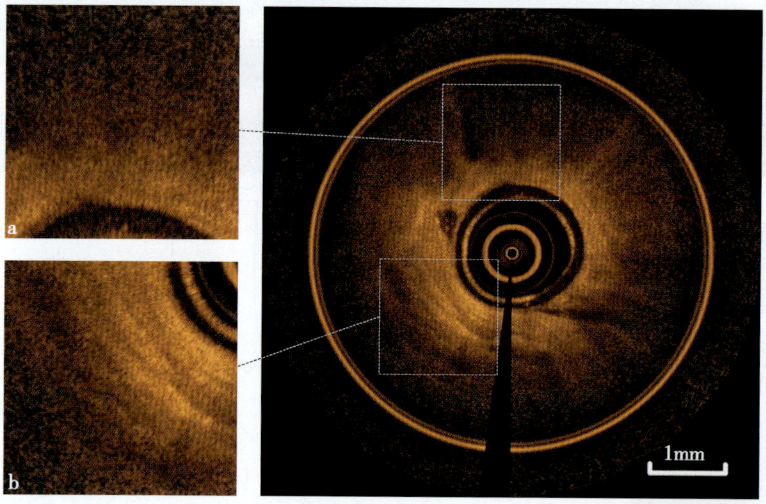

a：肿瘤未侵犯的管壁组织结构尚清晰，肿瘤侧管壁组织层次消失，提示肿瘤浸润可能；b：肿瘤组织堵塞管腔，肿瘤组织内部信号强度较均匀，组织层次消失

图 7-20 右上叶前段支气管开口，3 级（281/435）

二、规律总结

肺腺癌对应 OCT 图像的表现特征如下。

1. 支气管腔内生长的肿瘤常显示为腔内的异常组织影。

2. 肿瘤浸润部位丧失正常结构层次，与正常组织边界不清，信号呈混杂性改变。

3. 肿瘤组织可表现为不规则的网格状信号或絮状信号，亦可表现为信号均一的均质化改变。

第二节 鳞 癌

鳞癌多起源于段或亚段的支气管黏膜，并有向管腔内生长的倾向，早期常引起支气管狭窄，导致肺不张或阻塞性肺炎。癌组织容易发生变性坏死，形成空洞或癌性肺脓肿。

一、OCT 图像分析

【病例 1】

檀××，男，63 岁，3 个月余前因痰中带血于当地医院就诊，胸腔积液检查提示肺癌的可能性较大，后至我院就诊。气管镜活检组织病理诊断示：右主支气管新生物为角化性鳞状细胞癌。予全身化疗，过程顺利。此次入院为进行第 4 程吉西他滨第 8 天化疗。自发病以来，体重减轻约 3kg。胸部 CT 可见右肺上叶支气管闭塞并右上肺不张，病变区域内可见一个不规则软组织肿块。

（1）CT 图像：见图 7-21。

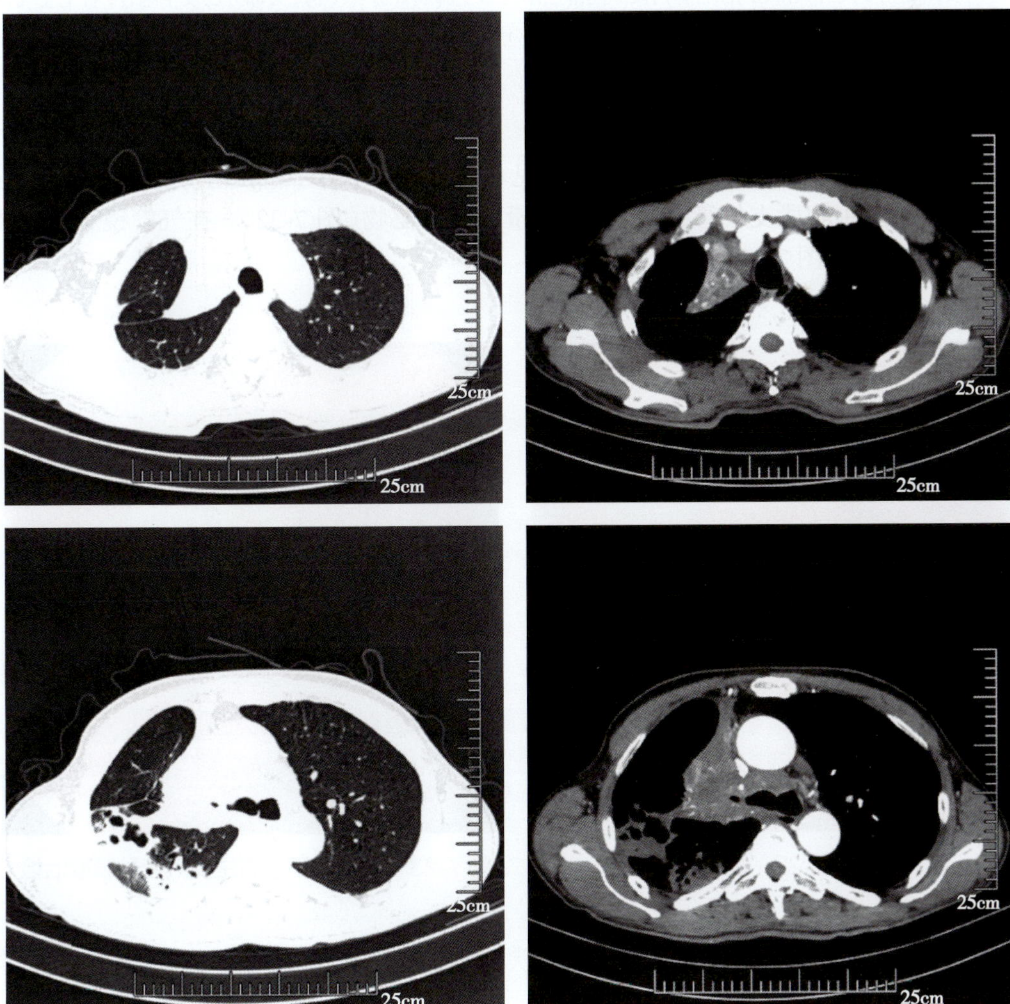

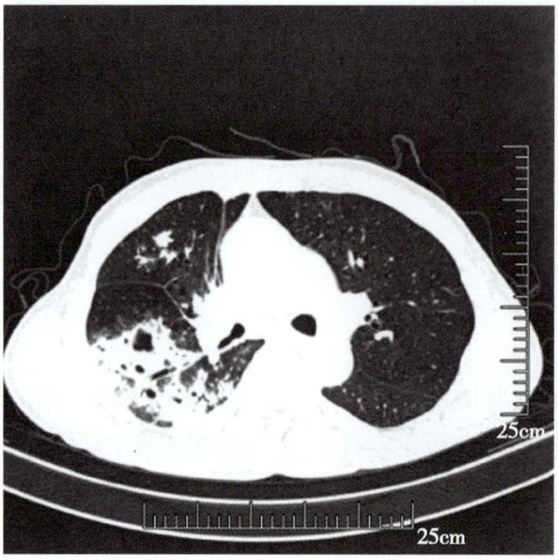

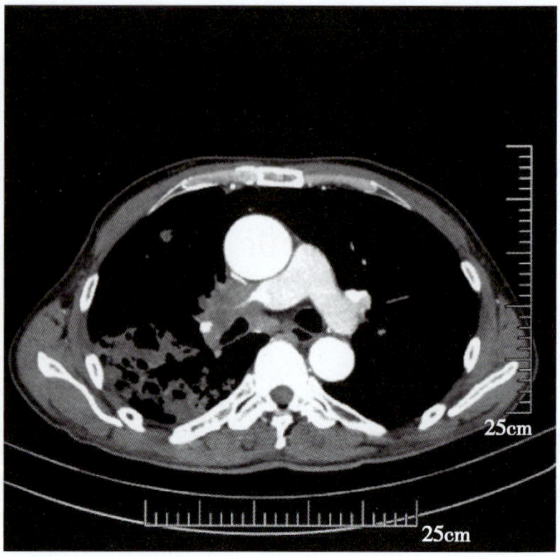

图7-21 患者胸部CT影像

右肺上叶支气管闭塞并右上肺不张，其内部可见一个不规则软组织肿块，增强扫描呈中度不均匀强化。两侧锁骨上窝、右肺门及纵隔见多发肿大淋巴结，右肺门及纵隔淋巴结与右上肺病灶分界不清，大部分已发生融合；右主支气管、右中间段支气管、右中下叶支气管起始段出现不同程度狭窄；右中肺及右下肺见新增多发结节及团块影，其中右下肺背段团块影内见多发空洞形成

（2）气管镜图像：患者隆嵴部位图像可见右主支气管狭窄，黏膜粗糙肿胀，伴有颗粒状凸起，右上叶、右中间段支气管狭窄，可见中量白色分泌物（图7-22）。在气管镜下对右主支气管黏膜进行活检（图7-23）。

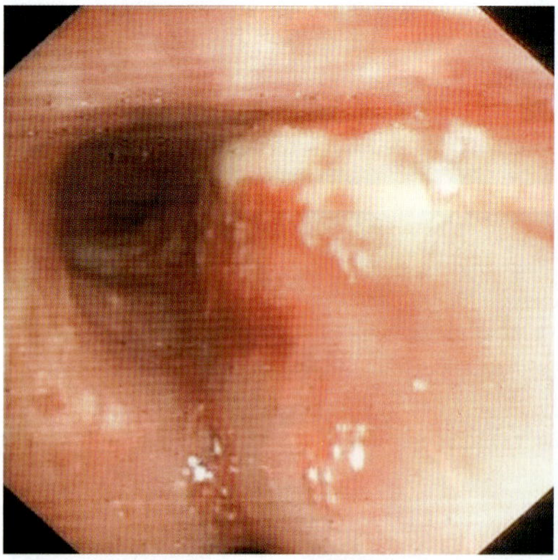

图7-22 隆嵴

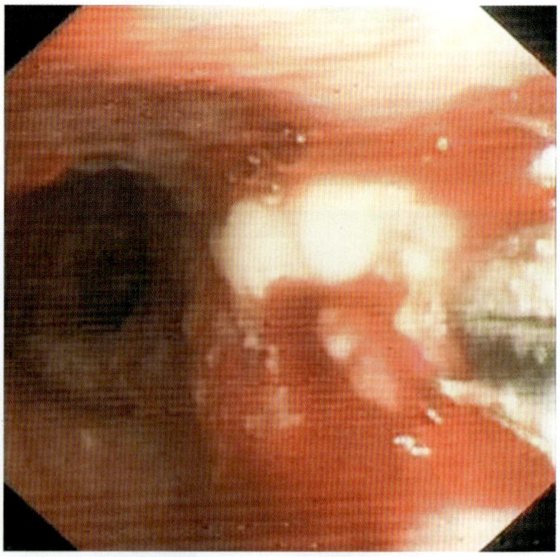

图7-23 气管镜下于右主支气管黏膜取活检

（3）病理结果：组织中见癌细胞呈巢团状；癌细胞核呈椭圆形，部分有核仁；胞质丰富红染，局部有角化（图7-24）。

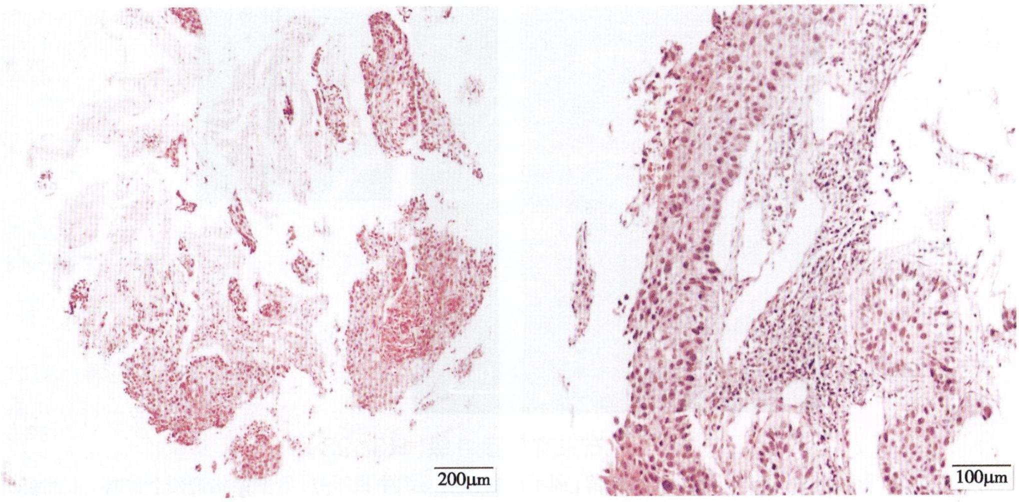

图 7-24　角化性鳞状细胞癌病理图

（4）OCT 图像及分析：根据 CT 影像及患者腔内情况的提示，借助气管镜将 OCT 探头送入右主支气管进行扫描，OCT 扫描成像图及其分析见图 7-25~ 图 7-28。

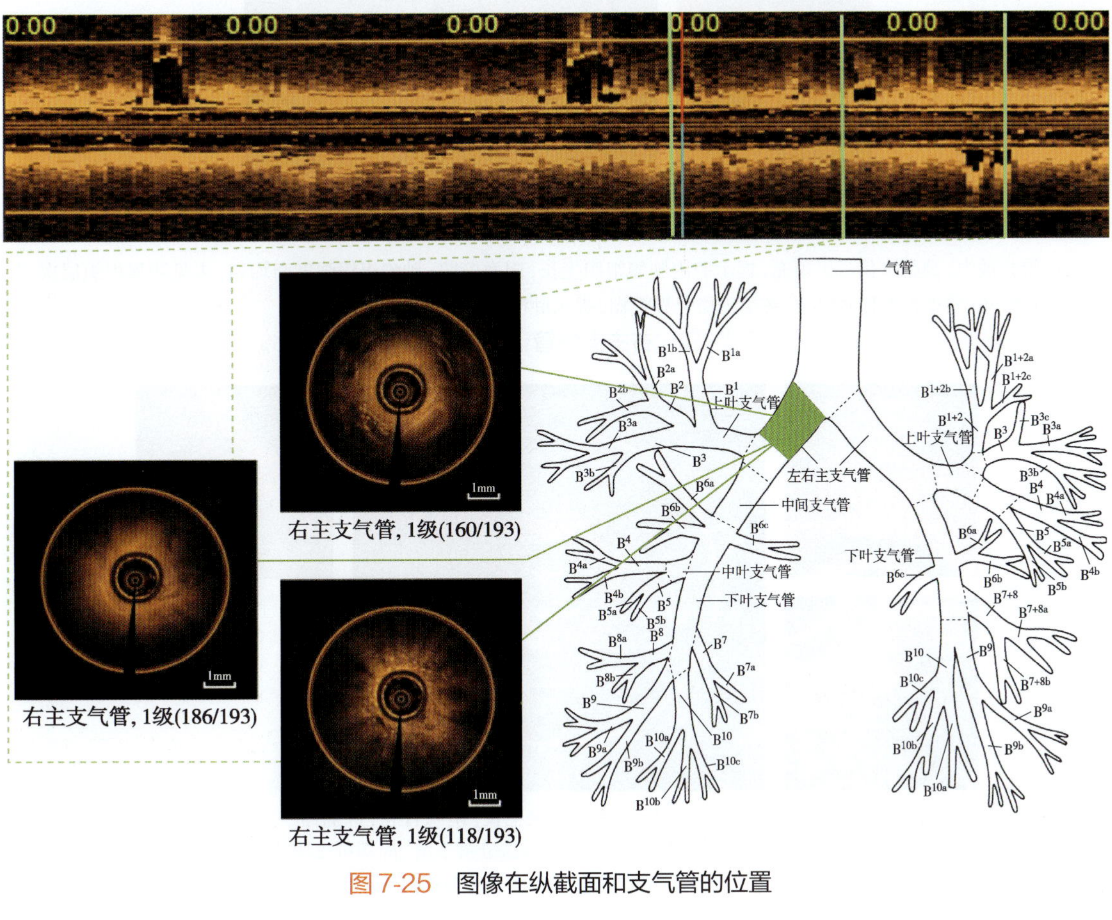

图 7-25　图像在纵截面和支气管的位置

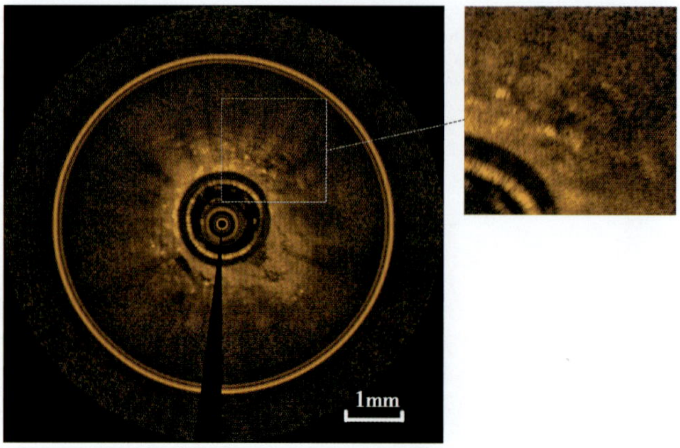

图7-26 右主支气管，1级（118/193）

气道管腔狭窄、形态扭曲，腔内可见分泌物潴留，提示周围肿瘤组织生长压迫；管壁结构遭侵袭破坏，正常组织层次不可辨认，可见散在高反射强度斑点影，疑似癌巢，提示肿瘤组织浸润破坏

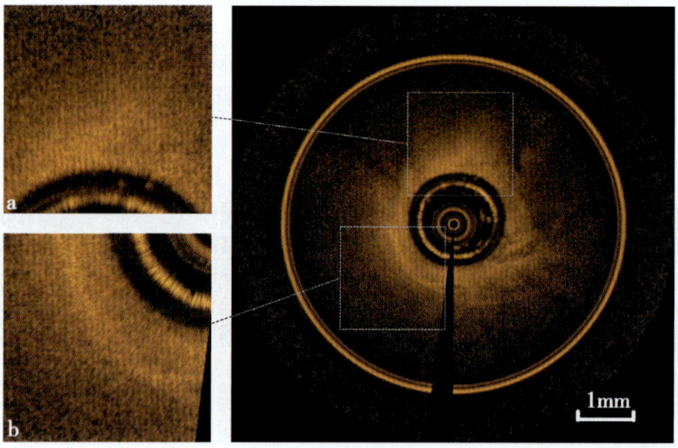

a：管腔被中、高强度信号影填充，提示腔内肿瘤组织生长，阻塞管腔；肿瘤组织强度尚均匀，未见明显组织层次，呈均质化改变；b：管壁组织信号混杂，各组织层分界模糊，提示肿瘤浸润可能

图7-27 右主支气管，1级（186/193）

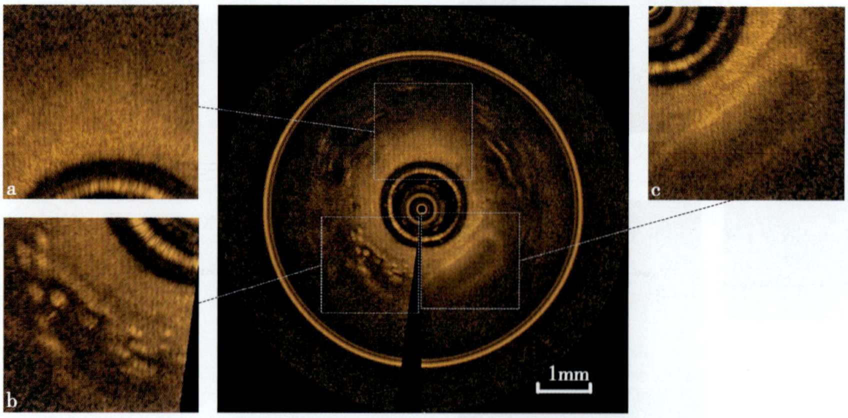

a：可见管腔被中、高强度信号影填充，提示腔内肿瘤组织生长，阻塞管腔；肿瘤组织信号较均匀，缺乏组织层次；b：局部可见低强度信号灶，提示腔内分泌物潴留；c：管壁组织层次分辨不清，局部可见块状气道软骨影

图7-28 右主支气管，1级（160/193）

【病例2】

詹××，男，69岁，2周前于当地医院体检，行胸部CT示左上肺区占位，大小约4.0cm×2.8cm，无明显呼吸道症状。

（1）CT图像：见图7-29。

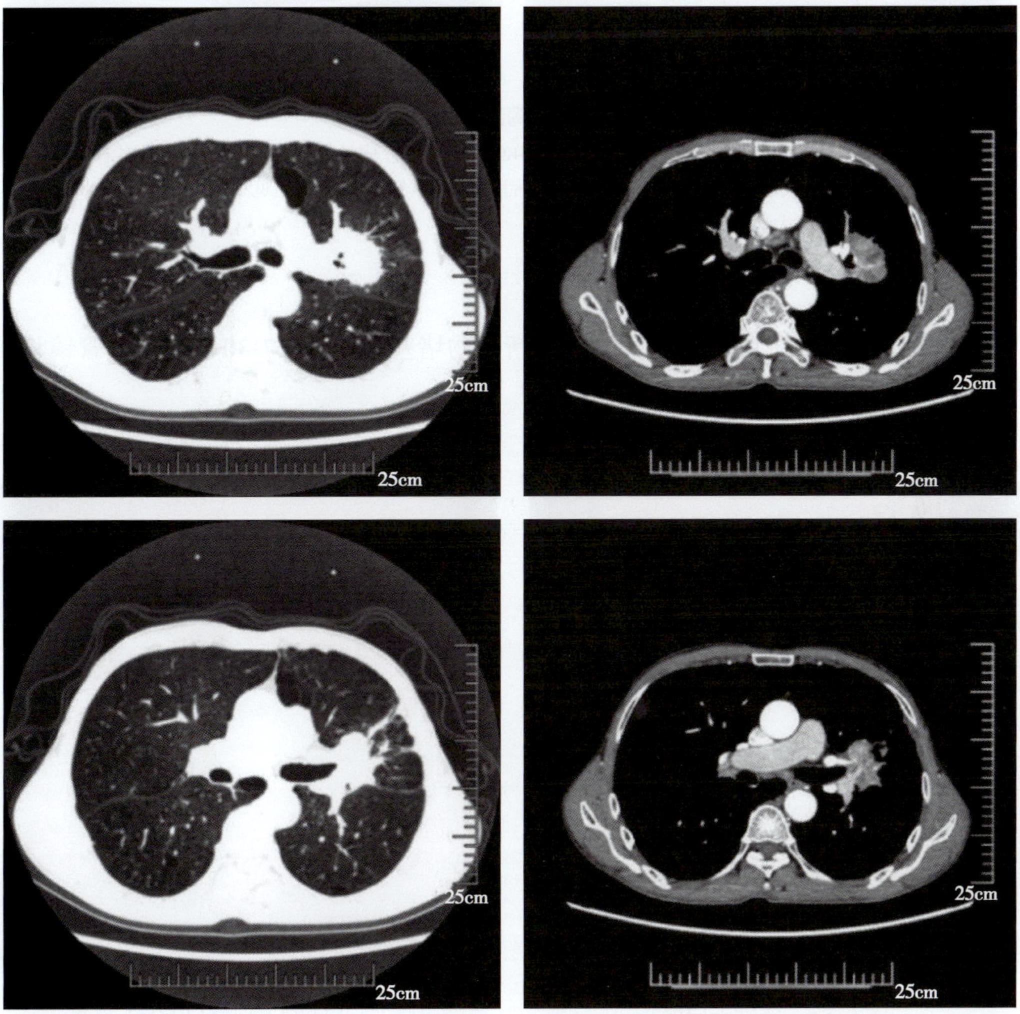

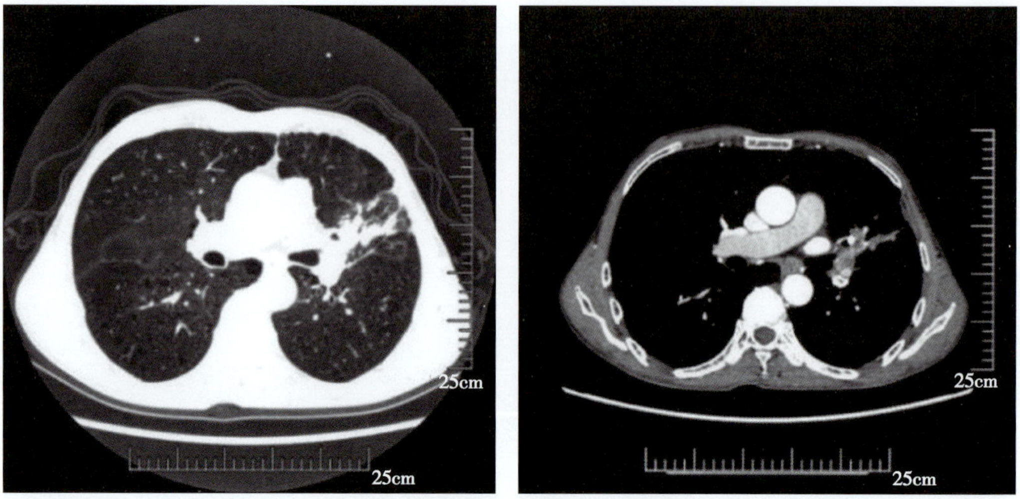

图7-29　患者胸部增强CT影像

可见左上肺门区一个不规则团块影，最大截面大小约4.0cm×2.8cm，病灶与左肺门淋巴结分界不清，密度不均，边缘分叶并有少许毛刺，左上肺支气管稍狭窄，其中左上肺舌段支气管局部截断，周围见斑片、条索影；双肺透亮度稍增高。两侧肺门、纵隔见数个肿大淋巴结，部分钙化

（2）气管镜图像：患者左肺上舌段可见新生物堵塞管腔（图7-30）；借助气管镜将OCT探头伸入左肺上舌段进行扫描（图7-31）。

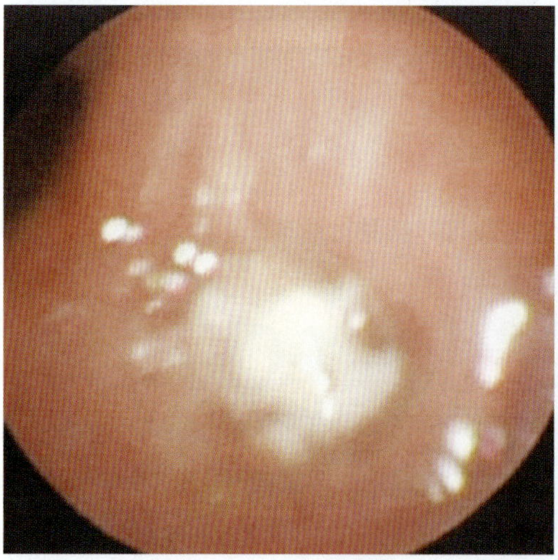

图7-30　左肺上舌段

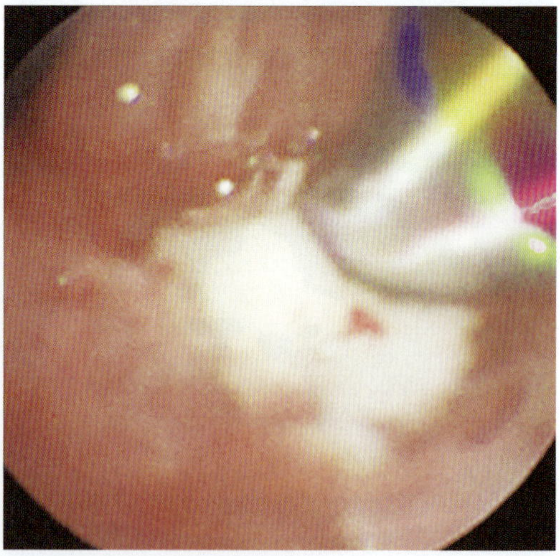

图7-31　于左肺上舌段行OCT检查

（3）病理结果：可见癌细胞成团，癌巢形成，肿瘤组织内部结构紊乱、角化（图7-32）。

（4）OCT图像及分析：根据CT影像及患者腔内情况的提示，借助气管镜将OCT探头送入左肺上舌段支气管病灶处进行扫描；OCT扫描成像图及其分析见图7-33~图7-35。

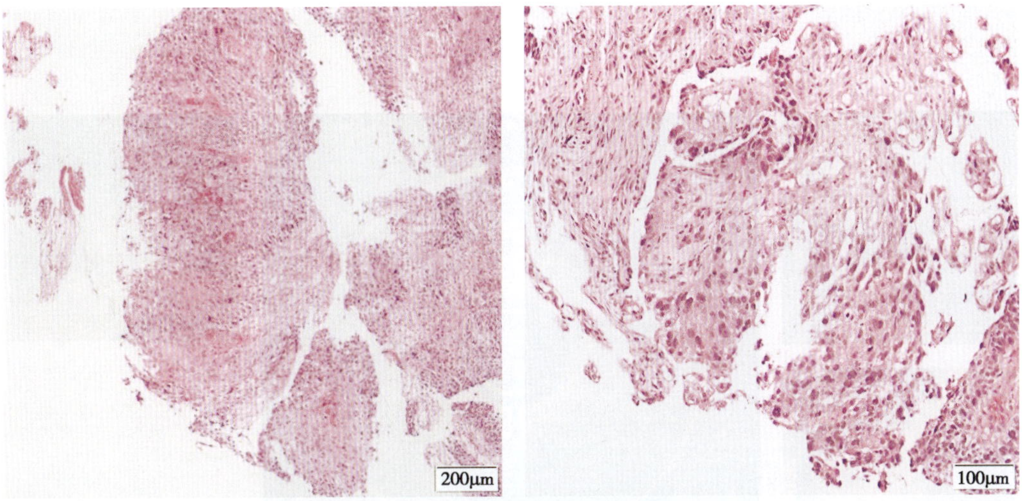

图 7-32 新生物组织病理图

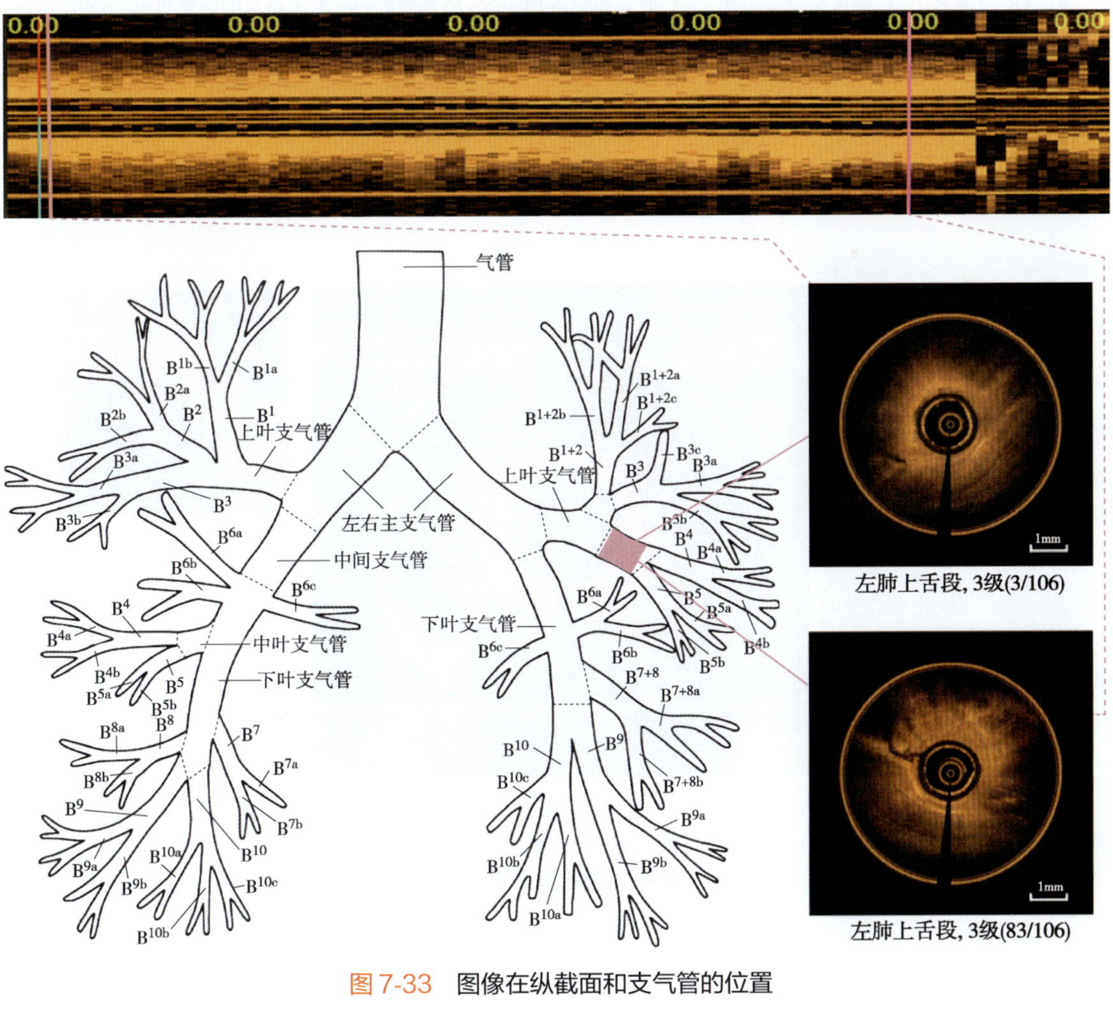

图 7-33 图像在纵截面和支气管的位置

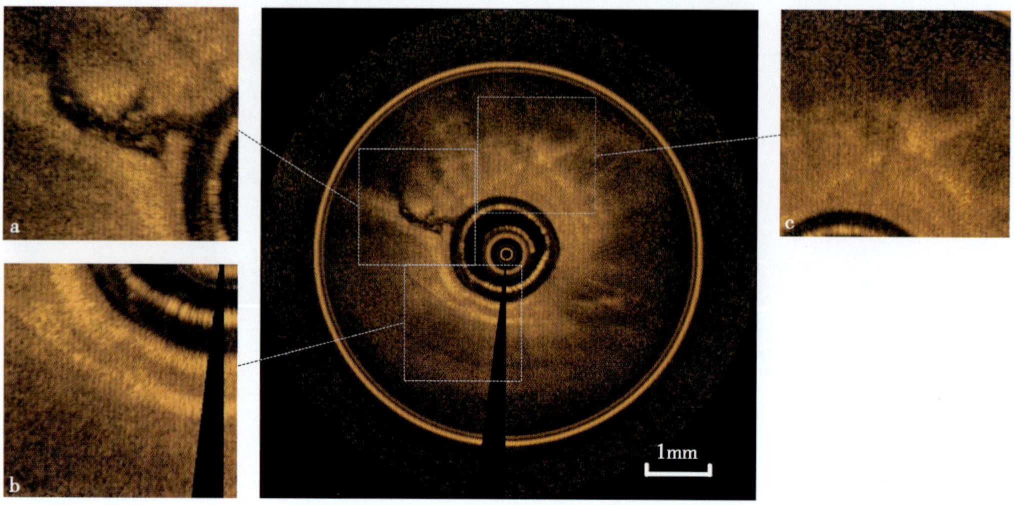

a：管腔内可见中、高强度信号影填充，提示肿瘤组织腔内生长，堵塞管腔；b：未受累及的管壁可见上皮层、固有层与黏膜下层、软骨层分界明显；c：肿瘤组织信号不均，肿瘤组织内可见高强度条状信号影，提示肿瘤组织可能有分叶现象

图 7-34 左肺上舌段支气管，3 级（83/106）

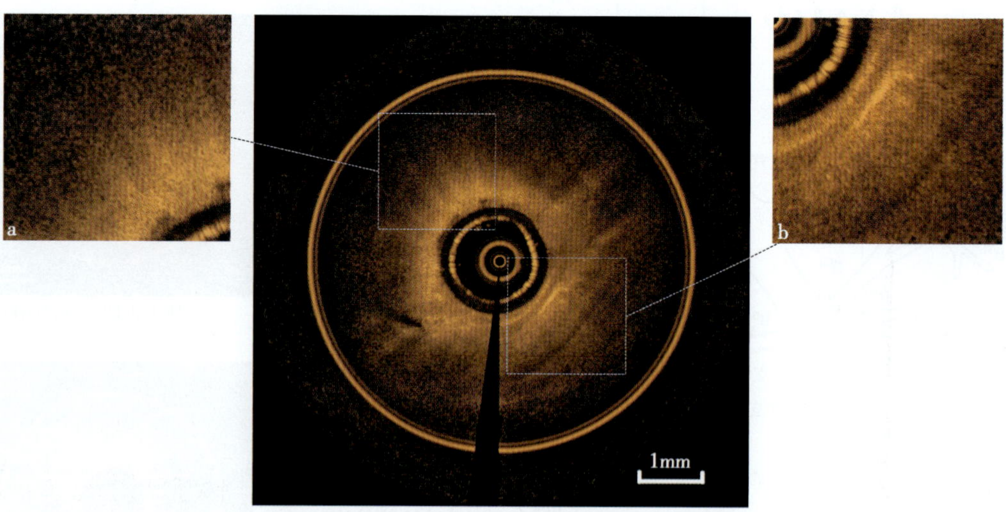

a：未受累的管壁组织分界尚清晰；b：可见中、高强度信号影填充管腔，提示肿瘤组织腔内生长，堵塞管腔；肿瘤组织表面粗糙，信号强度尚均匀，未见明显组织层次，呈均质化改变

图 7-35 左肺上舌段支气管，3 级（3/106）

二、规律总结

鳞癌对应的 OCT 图像表现如下。

1. 腔内生长的肿瘤常显示为腔内填充的中、高强度信号影。

2. 肿瘤浸润部位丧失正常结构层次，与正常组织边界不清；肿瘤组织内可见高强度点状或斑块状信号影；此外，肿瘤区域的信号亦可呈现为相对均匀的状态。

第三节　小细胞肺癌

小细胞肺癌（small cell lung cancer，SCLC）是一种低分化的神经内分泌肿瘤，包括小细胞癌和复合性小细胞癌。小细胞肺癌细胞体积较小，形态呈圆形或卵圆形，胞质少，细胞边缘不清。其核呈细颗粒状或深染，核仁缺乏或不明显，核分裂现象较为常见。小细胞肺癌胞质内含有神经内分泌颗粒，具备内分泌和化学受体功能，可引起类癌综合征（carcinoid syndrome）。

一、OCT 图像分析

【病例 1】

何 × ×，男，59 岁，出现阵发性刺激性咳嗽 1 个月余，夜间症状尤为明显。后出现声音嘶哑，伴胸痛及活动后气促。当地医院胸部 CT 检查显示：左肺门及纵隔团片状软组织密度影，侵犯左肺动脉及左肺上静脉，并伴左肺阻塞性肺炎。

（1）CT 图像：见图 7-36。

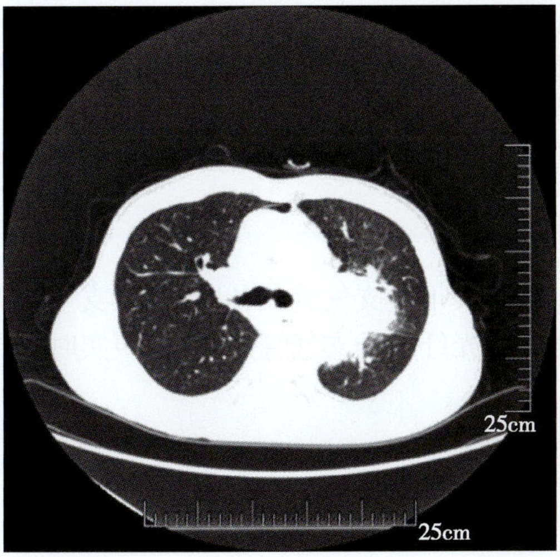

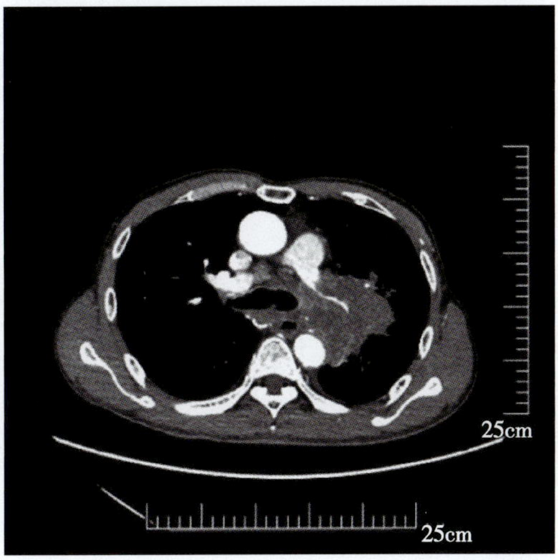

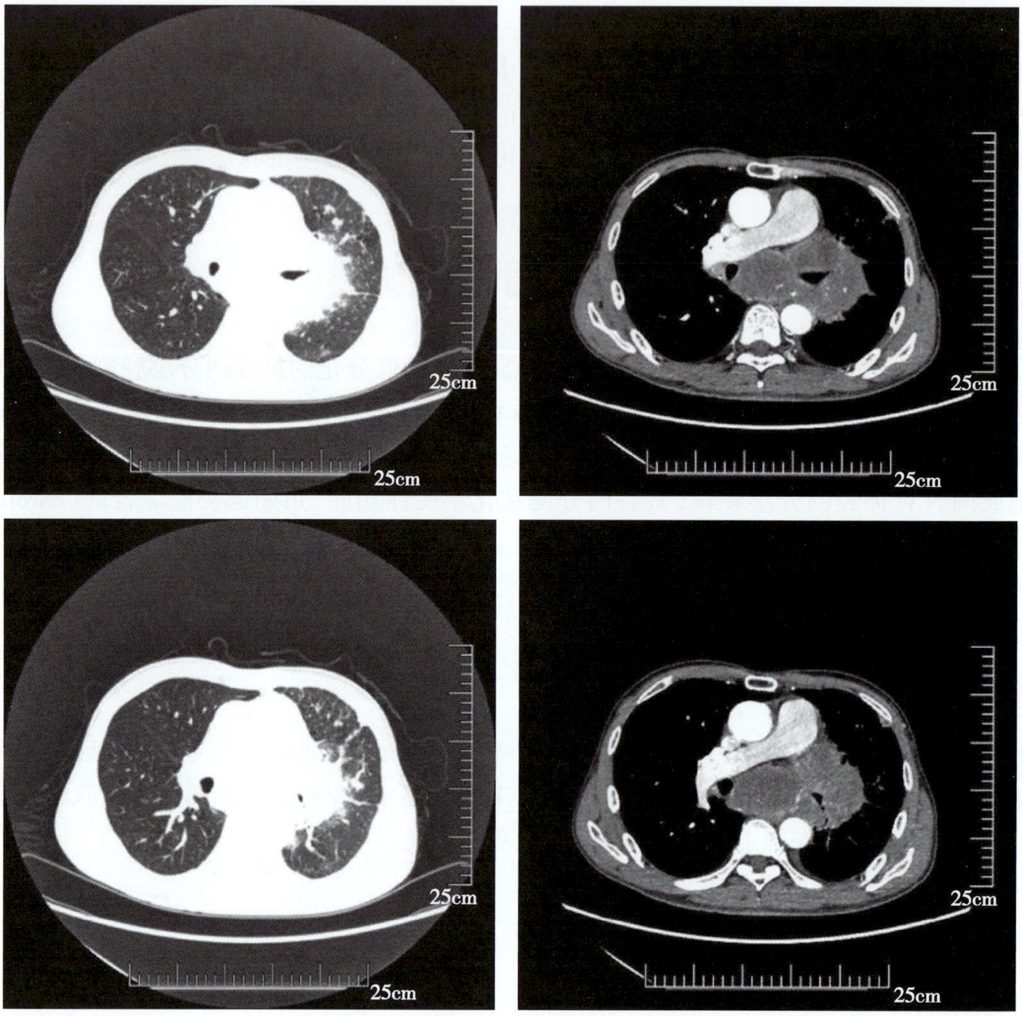

图 7-36 患者胸部增强 CT 影像

左肺门区可见不规则团块状软组织密度影，呈分叶状，其内密度欠均匀，增强扫描呈不均匀强化，病灶与左侧肺门及纵隔分界不清，右侧锁骨上窝、两侧肺门及纵隔多发淋巴结肿大，部分相互融合；左肺动脉主干及左上肺静脉截断；左主支气管、左下肺多发支气管管腔僵硬、狭窄，左上肺及左下肺背段支气管闭塞。两肺透亮度不均匀增高，两肺散在多发实性小结节影

（2）气管镜图像：患者左主支气管图像可见上叶、下叶支气管及各段、亚段支气管管腔狭窄，黏膜粗糙肥厚，充血明显（图 7-37）；使用超声光纤电子支气管镜，在超声实时引导下行针吸活检术（图 7-38）。

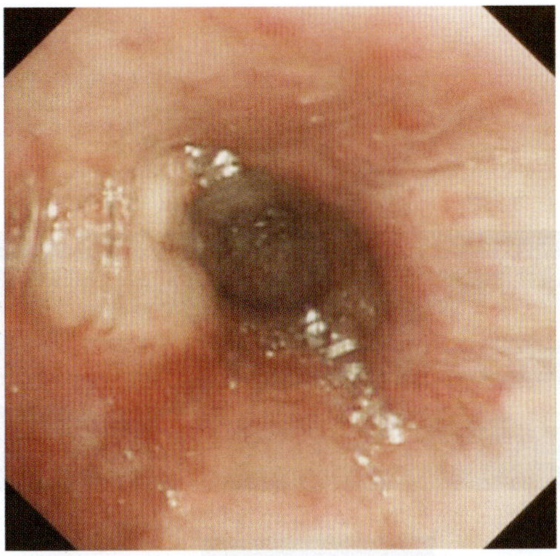

图 7-37 左主支气管

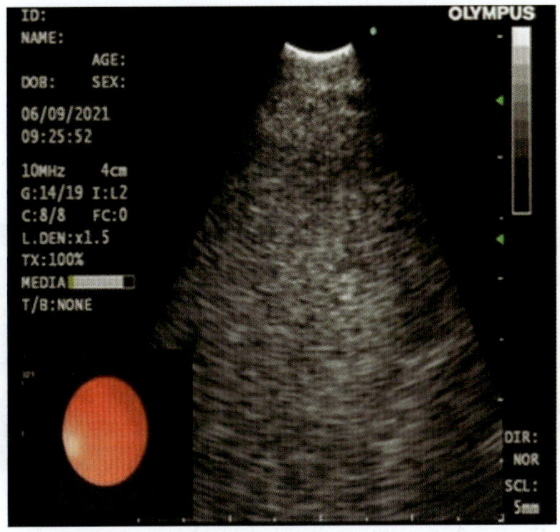

图 7-38 超声示意图

（3）病理结果：组织中可见散在分布的少量异型细胞，其核深染、胞质较稀少，部分细胞挤压变形。结合免疫组化结果，这些组织改变考虑为转移性小细胞癌（图 7-39）。血凝块内见少量灶性分布的异型细胞，核深染，胞质较稀少，部分挤压变形，并伴有局灶坏死。结合免疫组化结果，这些组织改变符合转移性小细胞癌的表现（图 7-40）。

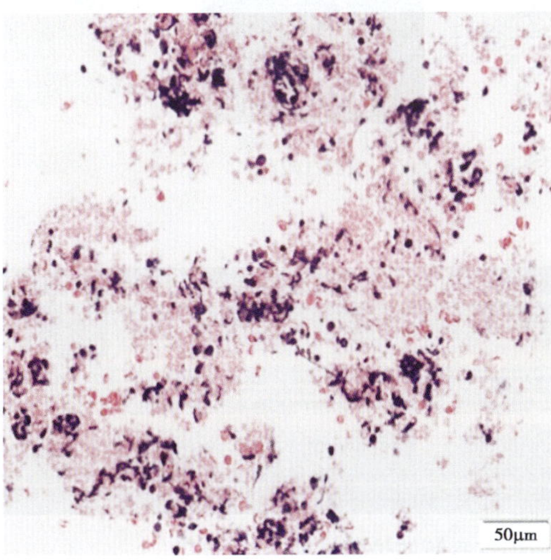

图 7-39 组织病理图

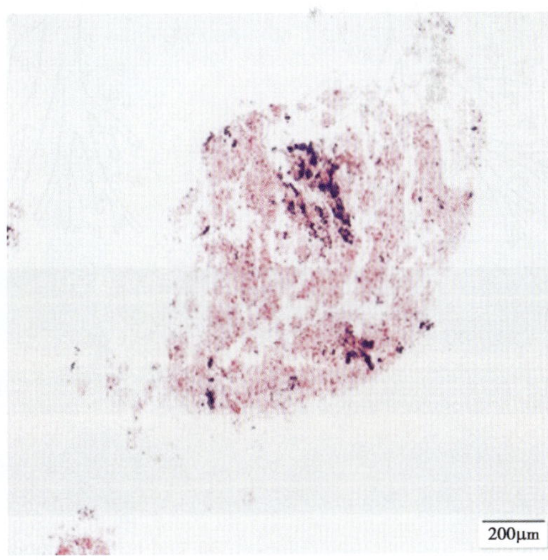

图 7-40 血凝块病理图

（4）OCT 图像及分析：根据 CT 影像及患者腔内情况的提示，借助气管镜将 OCT 探头伸入左下叶支气管进行扫描；OCT 扫描成像图及其分析见图 7-41~ 图 7-44。

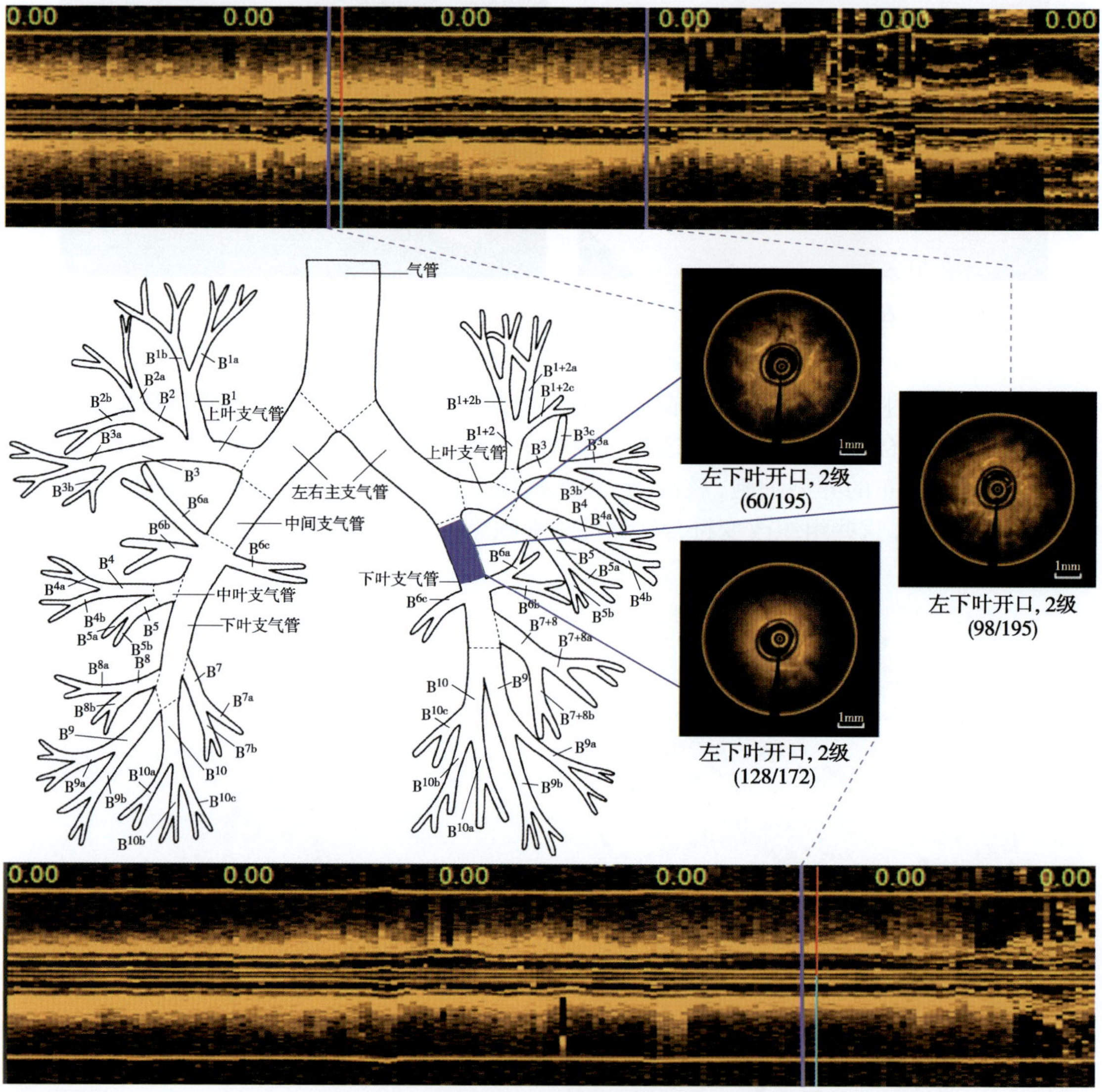

图 7-41 图像在纵截面和支气管的位置

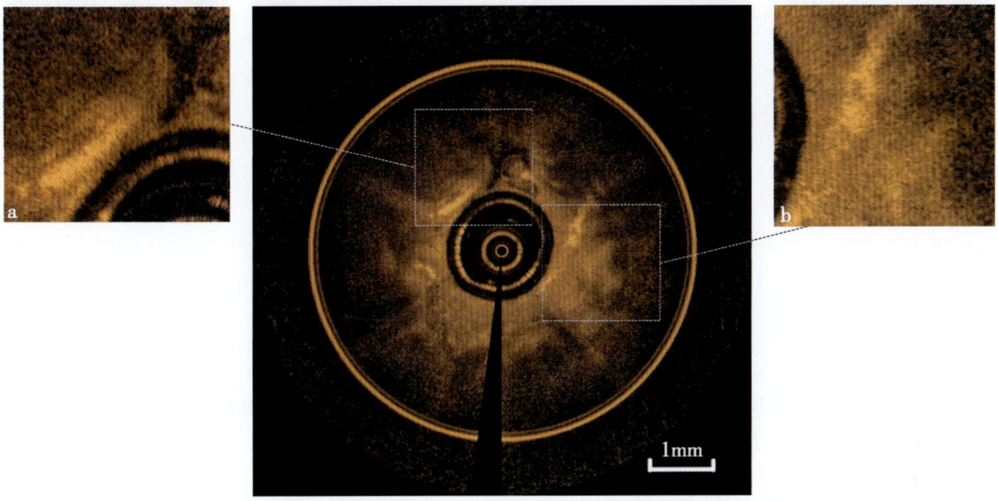

a：可见管腔变形狭窄，管壁扭曲肿胀，提示肿瘤生长，浸润管壁，导致管腔狭窄；b：管壁显著增厚，可见信号强度低于周边组织的异常信号灶，边界模糊，局部可见片状或点状增强影

图 7-42 左下叶支气管，2 级（60/195）

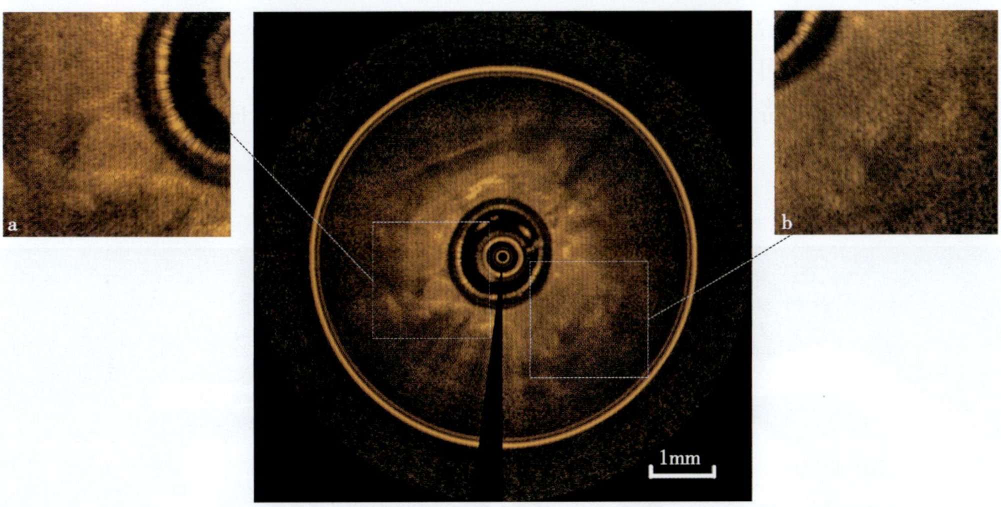

a：可见管腔完全堵塞，管壁扭曲肿胀，提示肿瘤生长、浸润管壁，导致管腔闭塞；b：管壁显著增厚，组织层次消失，信号混杂不均，可见不规则的片状或点状增强影

图 7-43 左下叶支气管，2 级（98/175）

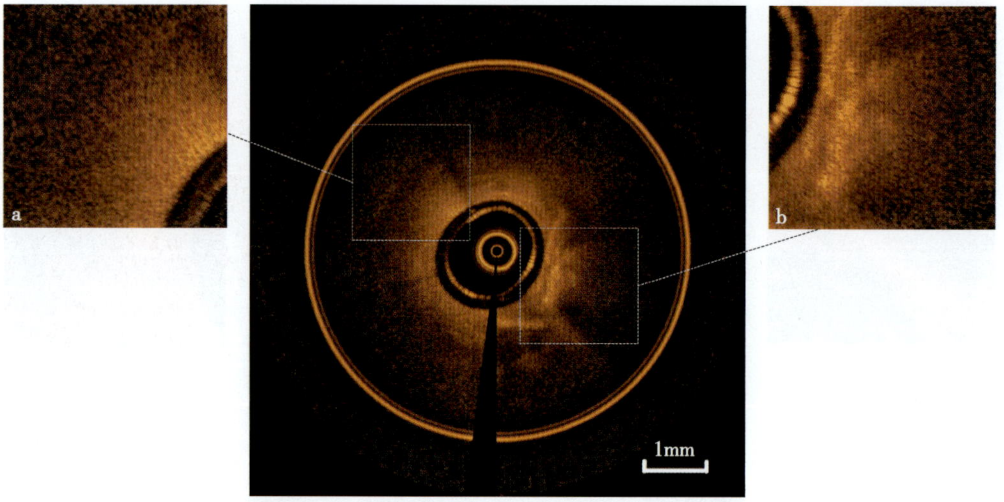

a：均匀的中等强度信号充斥整个管腔，提示肿瘤生长、堵塞管腔，且肿瘤组织呈均质化改变；b：管壁结构异常，且局部组织有不规则的片状增强，提示肿瘤浸润生长，破坏管壁

图 7-44 左下叶支气管，2 级（128/172）

【病例 2】

曾 × ×，男，58 岁，诊断“左肺复合性小细胞癌（小细胞癌 + 腺癌，T4N2M0，Ⅲ B 期）”5 个月余，规律化疗。2 天前患者无明显诱因出现胸闷加重，伴头晕，偶咳嗽、咳痰，今为求进一步诊治就诊，患者胸部 CT 示左上肺支气管内软组织密度影。

（1）CT 图像：见图 7-45。

（2）气管镜图像：可见左主支气管外压性狭窄，黏膜粗糙肿胀，左上叶及下叶开口狭窄（图 7-46）；借助气管镜将 OCT 探头伸入左主及左上叶支气管进行扫描（图 7-47）。

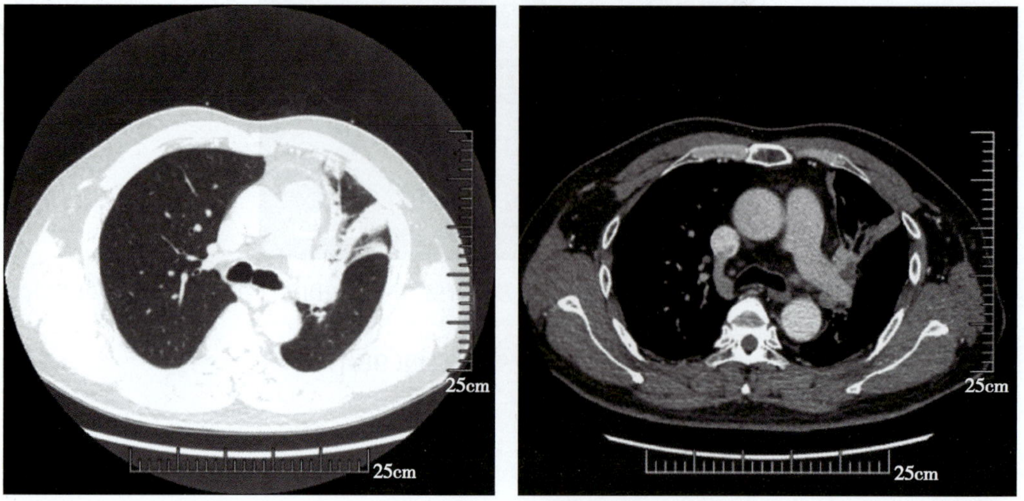

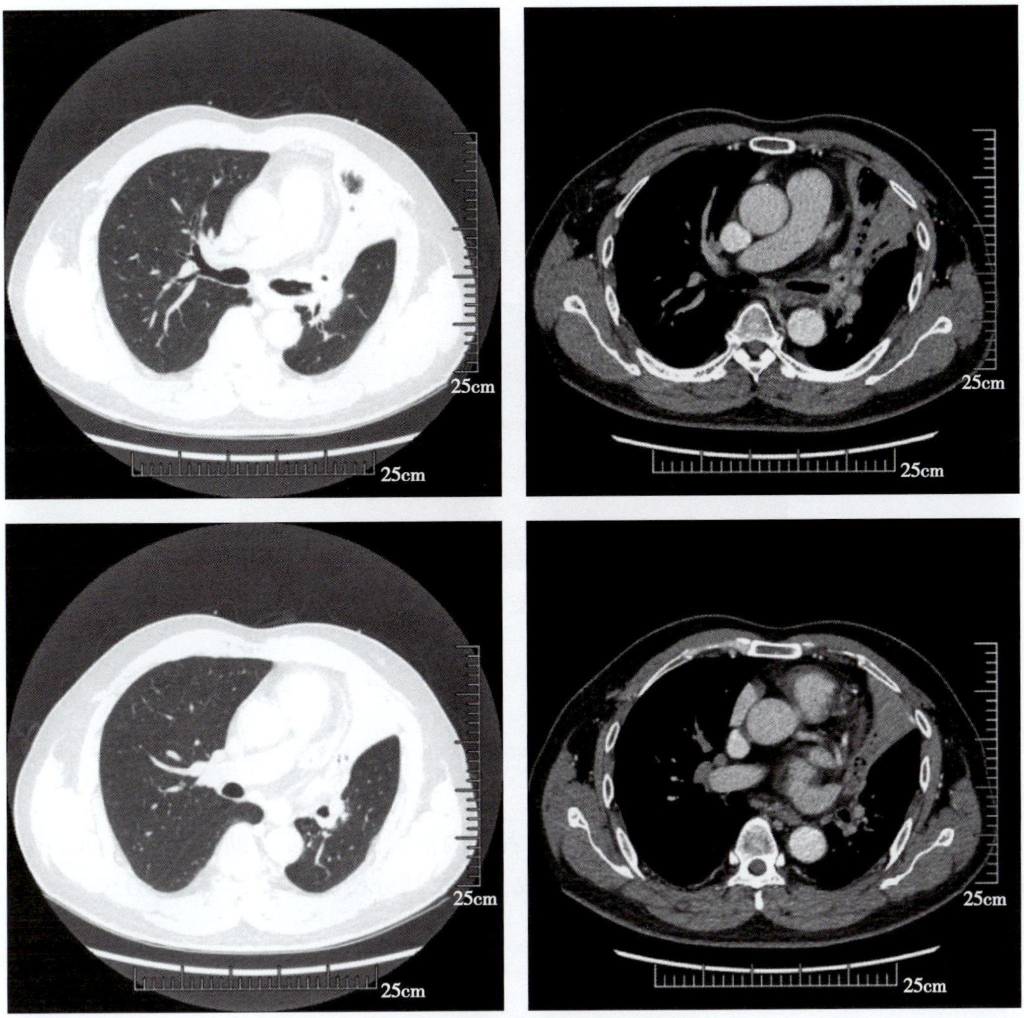

图 7-45　患者胸部增强 CT 影像

左上肺支气管狭窄，内见软组织密度影，与左肺门软组织影分界不清；左上肺膨胀受限。左下肺基底段、右下肺后基底段可见散在条索状、斑片状模糊影。两侧肺门及纵隔见大小不一的淋巴结，与左上肺病变分界不清

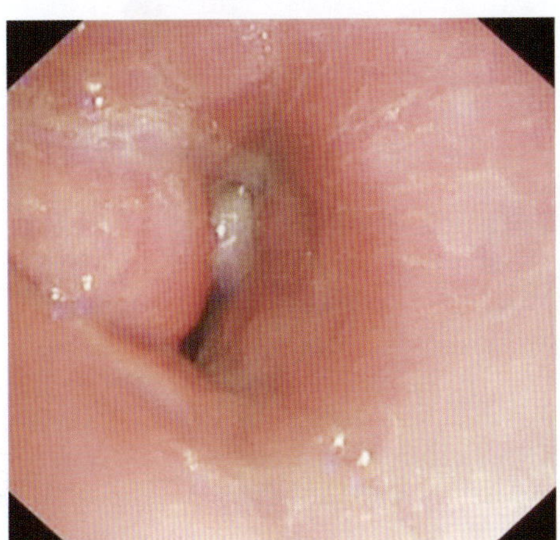

图 7-46　左主支气管

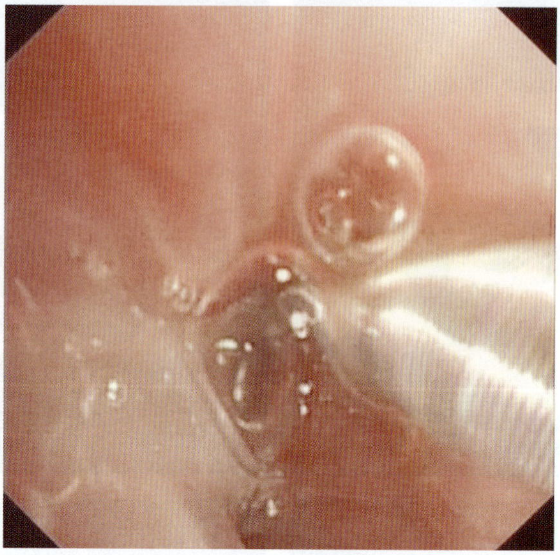

图 7-47 伸入左主支气管处行 OCT 检查

（3）病理结果：左主支气管新生物黏膜活检可见呈片巢状分布的癌细胞团，癌细胞核肥大、深染（图 7-48）。

（4）OCT 图像及分析：根据 CT 影像及患者腔内情况的提示，借助气管镜将 OCT 探头伸入左主及左下叶支气管进行扫描；OCT 扫描成像图及其分析见图 7-49~ 图 7-51。

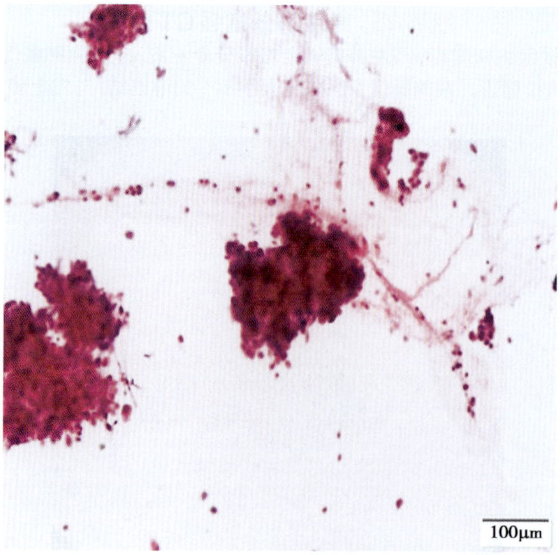

图 7-48 病理图像

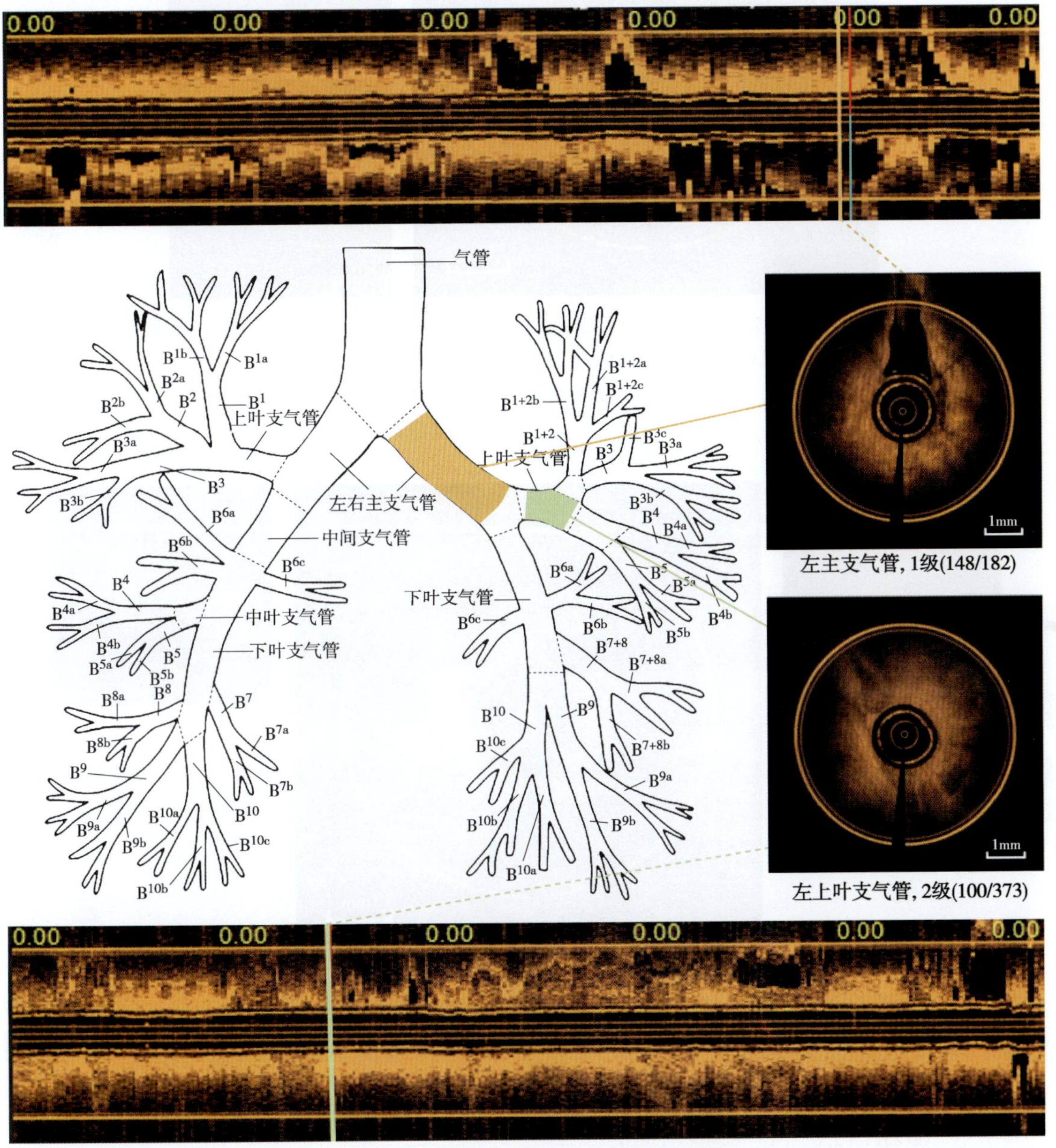

图 7-49 图像在纵截面和支气管的位置

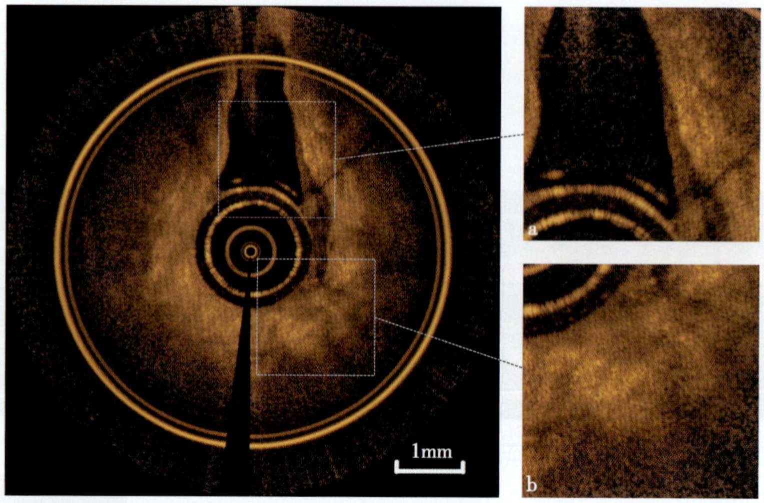

a：可见管腔显著狭窄，结合管壁组织变化，提示肿瘤侵犯、浸润性生长及压迫管腔；b：管壁明显肿胀增厚，信号混杂不均，组织层次不可分辨，可见较亮的片状增强影，提示肿瘤侵犯管壁

图 7-50 左主支气管，1 级（148/182）

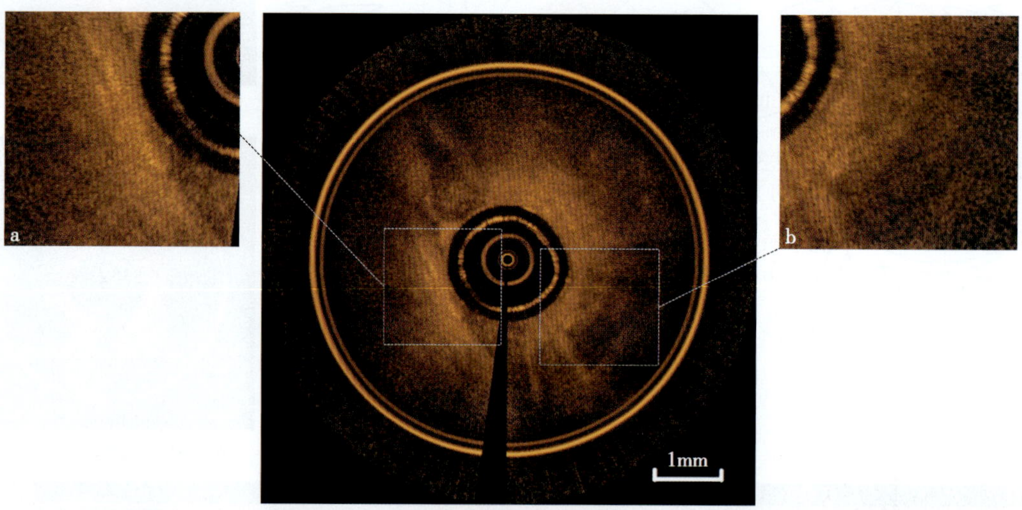

a：可见管腔显著狭窄，结合管壁组织变化，提示肿瘤侵犯、浸润性生长及压迫管腔；b：管壁明显肿胀增厚，信号混杂不均，组织层次不可分辨，可见较亮的片状或点状增强影，提示肿瘤侵犯管壁

图 7-51 左上叶支气管，2 级（100/327）

二、规律总结

小细胞肺癌对应 OCT 图像表现如下。

1. 管壁常肿胀增厚，可见较周围组织更亮的片状或点状信号影。
2. 管壁被浸润破坏，导致正常组织层次消失，常造成管腔显著狭窄。

第八章

肺炎 OCT 图谱

肺炎(pneumonia)指终末气道、肺泡和肺间质的炎症，可由病原微生物、理化因素、免疫损伤、过敏及药物所致。细菌性肺炎是最常见的肺炎，也是最常见的感染性疾病之一。

OCT 检查可探及管周肺组织，通过解读 OCT 图像可初步判断病变为炎症性或恶性。肺炎和肺恶性病变均可引起气道肿胀、肺组织实变等病理变化，二者不同的是肺恶性病变通常具有明显的侵袭性，侵袭气道后会破坏气道组织，OCT 图像可见反射强度相对均匀的信号影，受累的管壁正常组织层次消失；而肺炎累及气道时，气道组织形态大多仍可辨认，仅表现为管壁水肿、分泌物潴留、组织分界变淡。故可借助 OCT 初步判断病灶的良恶性，也可在 OCT 实时图像的引导下确定活检部位。

第一节　OCT 图像分析

【病例 1】

吴 × ×，男，70 岁，患者自述 1 个月前病毒感染后开始出现胸痛，呈间歇性发作，常于吸气后或体位改变后出现，伴活动后气促、咳嗽，偶有咳白色泡沫样痰。胸部 CT 提示左上肺上舌段及左下肺背段多发病灶，考虑感染性病变。经抗感染治疗后病灶吸收，诊断考虑肺炎。

(1) CT 图像：见图 8-1。

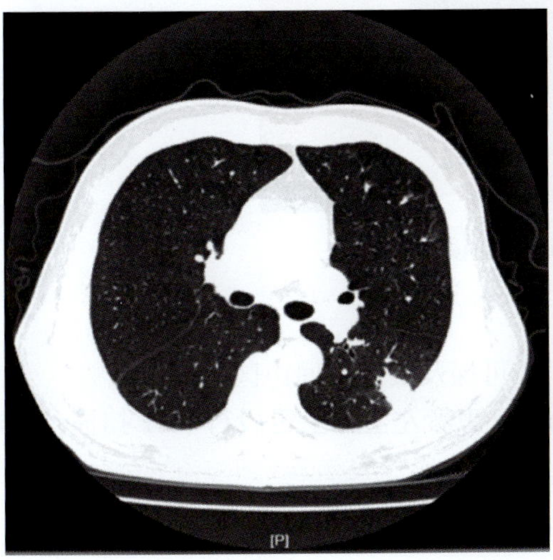

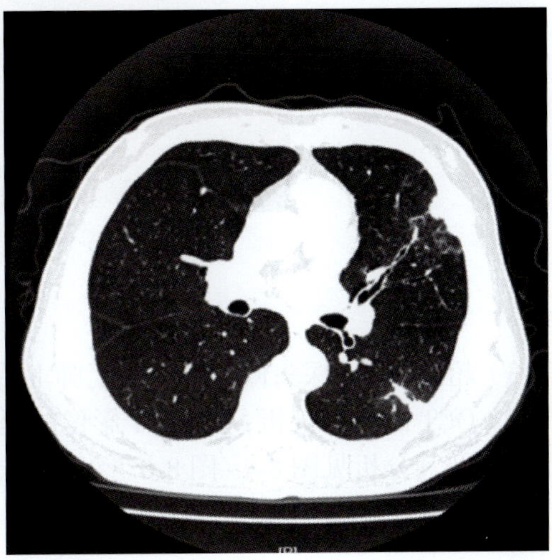

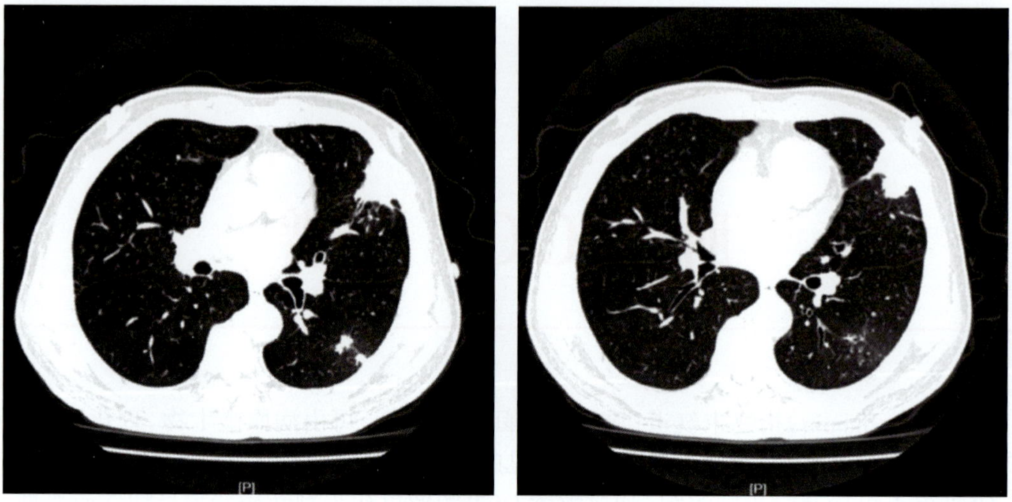

图 8-1 患者胸部 CT 影像

左上肺上舌段及左下肺背段可见多发团片影、条片影，周围稍模糊，考虑感染性病变

（2）气管镜图像：支气管腔内未见明显异常（图 8-2）。

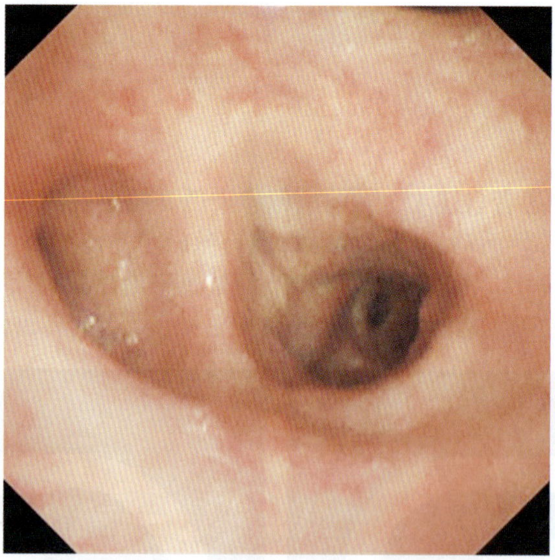

图 8-2 左上肺支气管镜图像

（3）超声声像：探头伸入患者左上肺上舌段，可探及实性低回声区（图 8-3）。

（4）OCT 图像及分析：根据 CT 影像的提示，于患者左上肺上舌段行 OCT 扫描；OCT 扫描成像图及其分析见图 8-4~ 图 8-6。

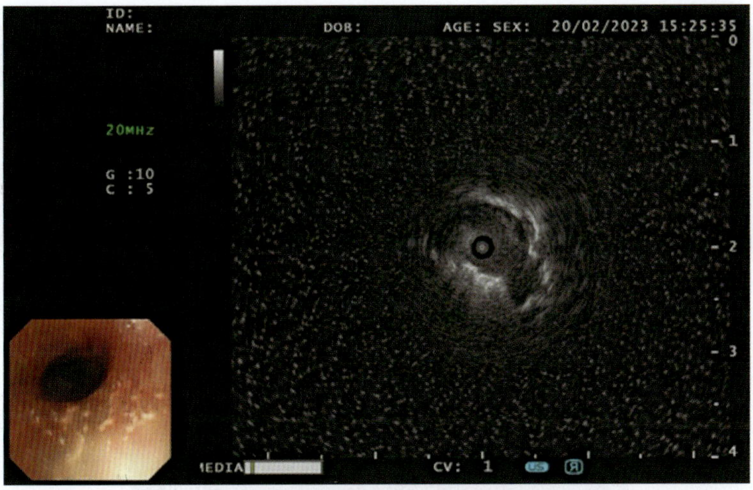

图 8-3　超声声像

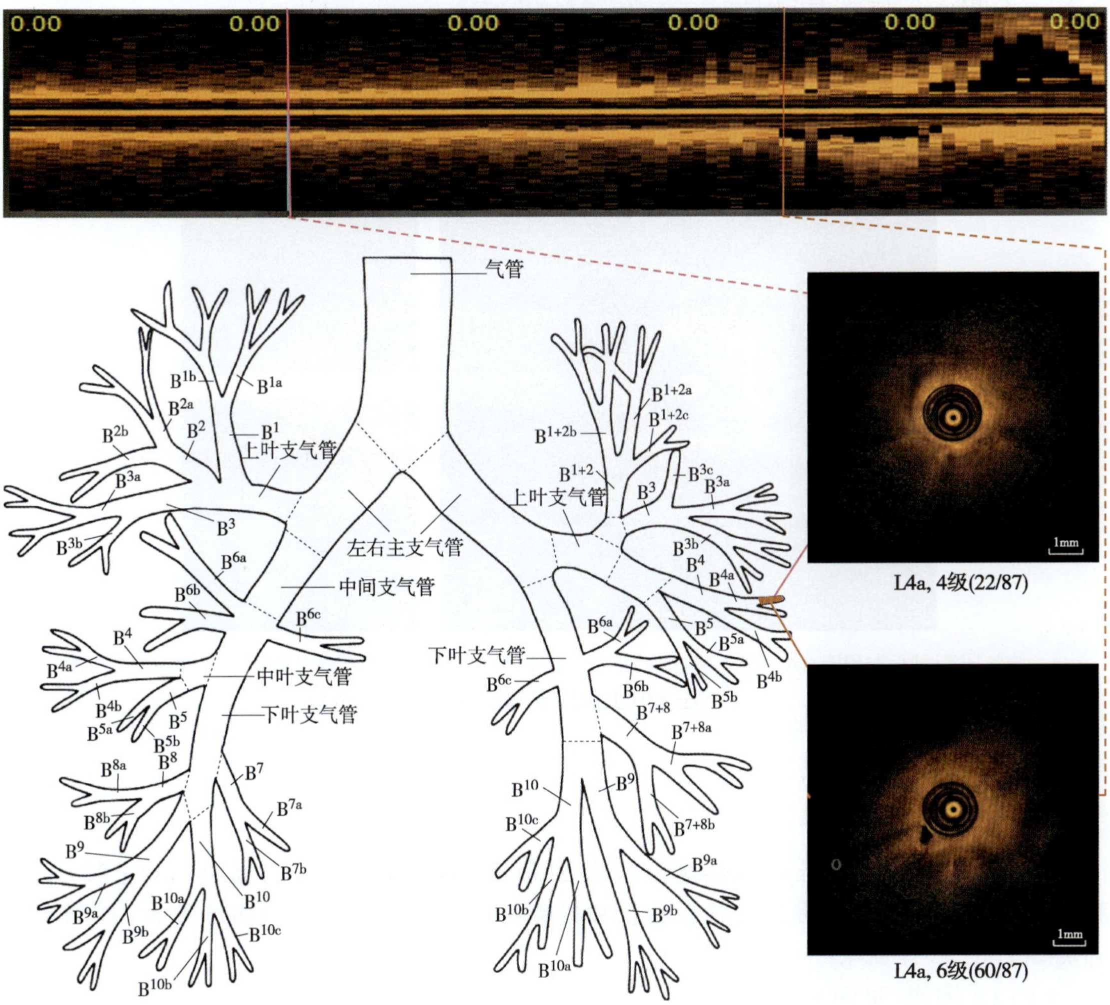

图 8-4　图像在纵截面和支气管的位置

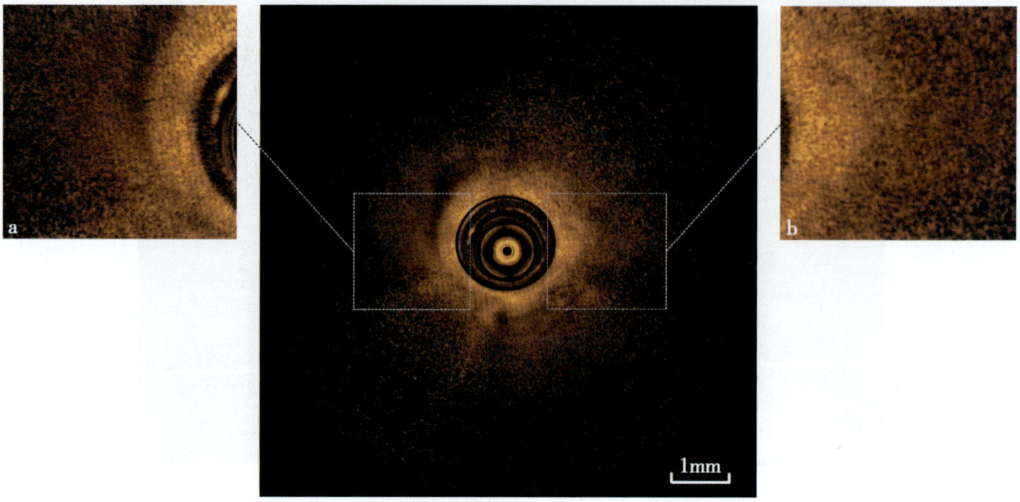

a：管壁信号强度增高，局部可见低强度信号灶及低强度条状影，提示局部水肿或渗出；b：管壁及管周组织影显著增厚，管壁和管周组织分界不清，提示管周组织实变可能，且病变累及管壁

图8-5 左上叶上舌段支气管，4级（22/87）

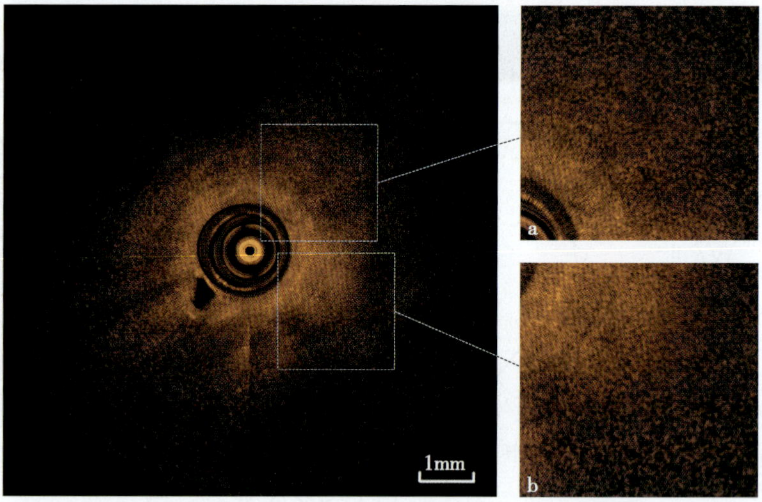

a：管壁显著增厚，与周围组织分界不清，提示炎性改变；b：管壁周围组织局部强度增强，提示组织实变可能

图8-6 左上叶上舌段支气管，6级（60/87）

【病例2】

王××，男，72岁，咳嗽、咳黄痰、发热20余日，体温达38.5℃。CT显示双上肺、右下肺各段及左下肺背段多发斑片状致密影和模糊影。经抗感染治疗后病灶吸收，诊断考虑肺炎。

（1）CT图像：见图8-7。

（2）气管镜图像：气管镜下腔内未见异常（图8-8）。

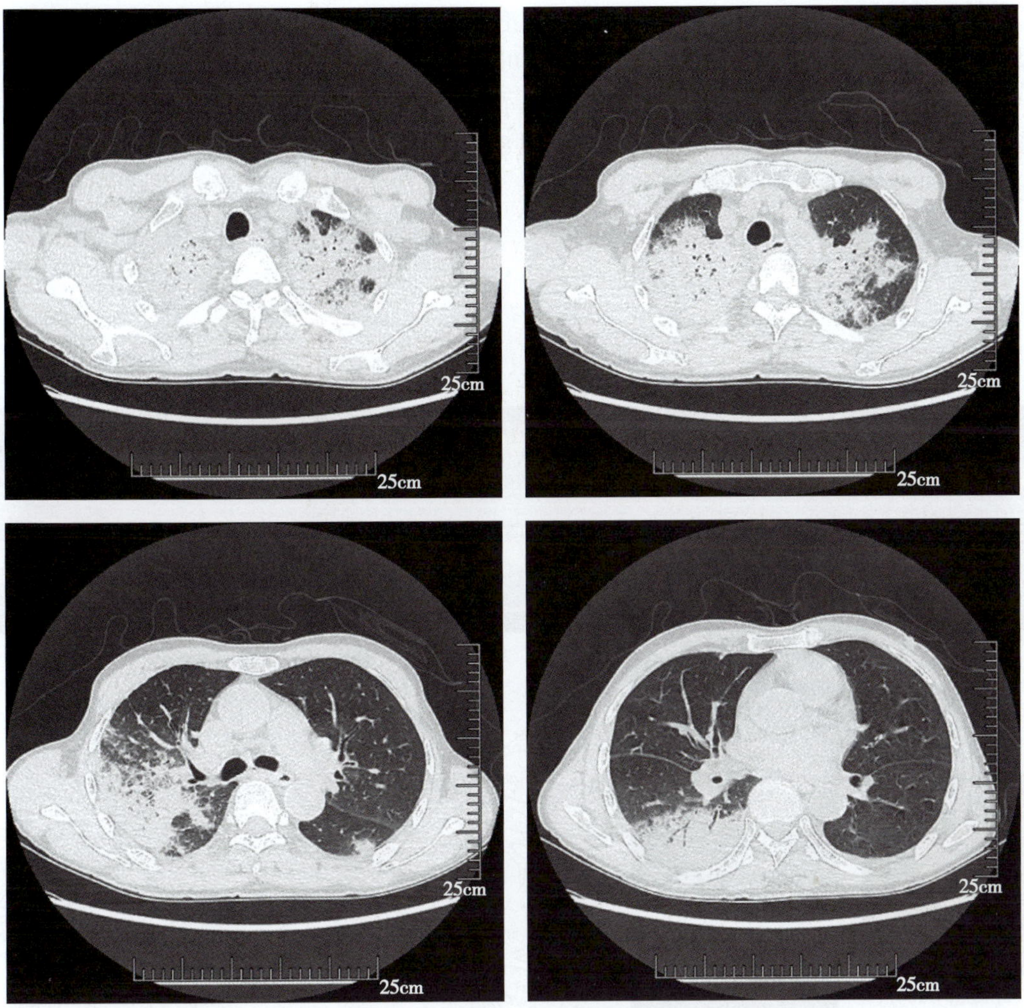

图 8-7 患者胸部 CT 影像

双上肺、右下肺各段及左下肺背段可见多发斑片状致密影和模糊影，病灶内部可见支气管气相，支气管通畅，边缘模糊。右中肺内侧段及左上肺下舌段可见少许条索状阴影，边缘欠清。气管、各支气管通畅，未见明显狭窄或扩张，未见管壁增厚、腔内或腔外肿物

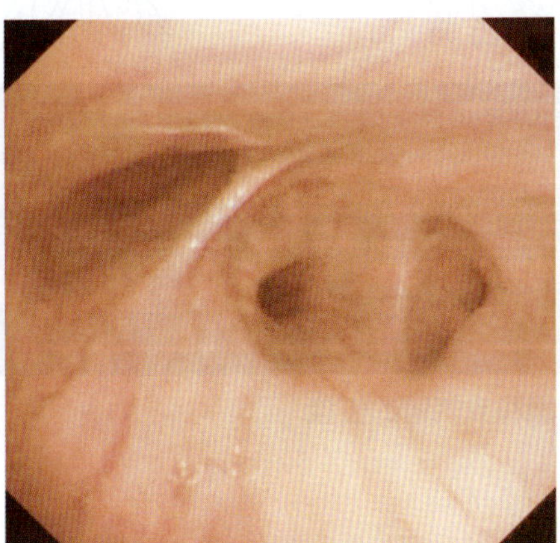

图 8-8 右中肺及右下肺

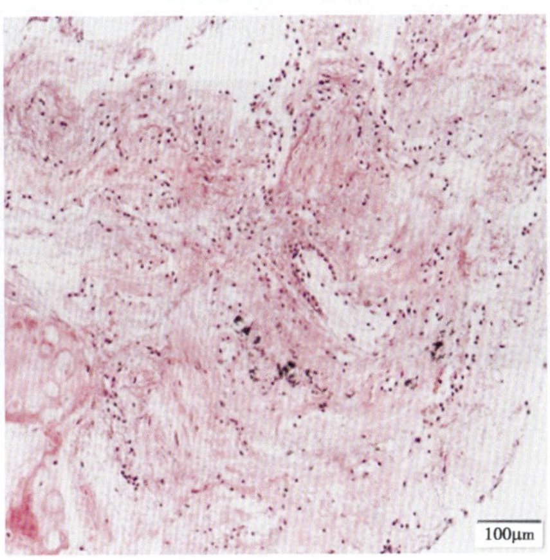

图 8-9 病理图

（3）病理结果：可见支气管黏膜脱落，肺泡结构较模糊，肺泡腔内可见大量泡沫状细胞以及纤维素渗出，有较多机化灶形成，间质中可见少量淋巴细胞浸润（图 8-9）。

（4）OCT 图像及分析：根据 CT 影像的提示，于患者右下肺前基底段和外基底段行 OCT 扫描；OCT 扫描成像图及其分析见图 8-10~ 图 8-13。

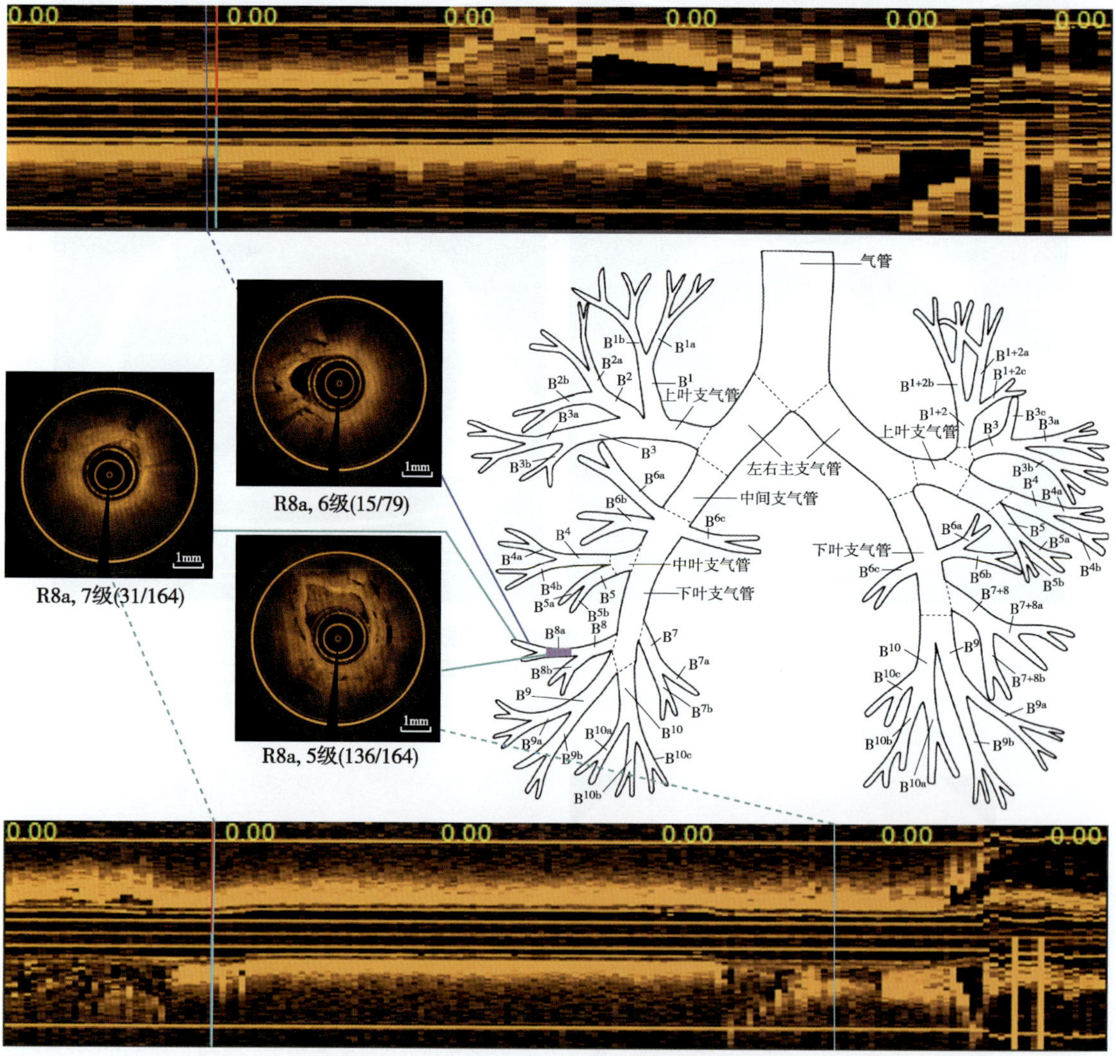

图 8-10　图像在纵截面和支气管的位置

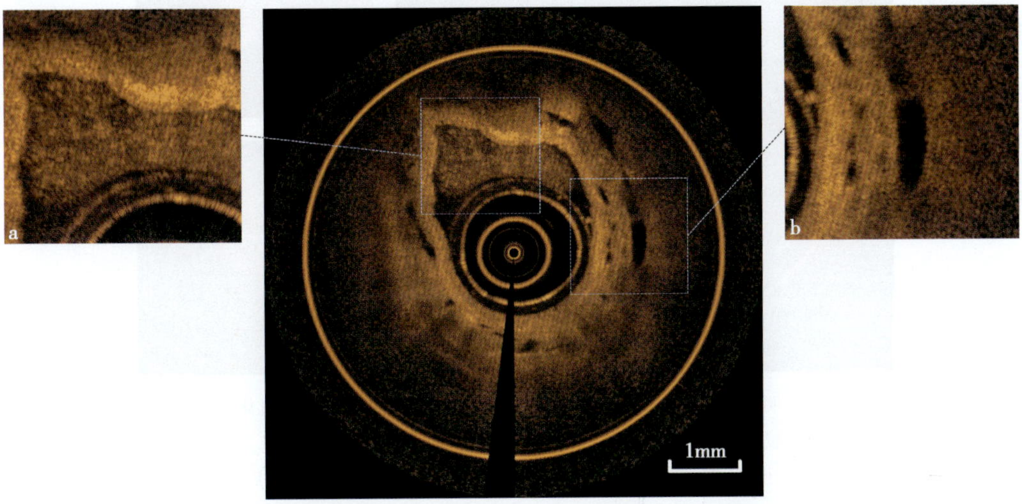

a：可见大片低、中强度信号影充斥、堵塞管腔，提示大量分泌物潴留；b：可见管壁周围组织信号明显增强，局部与管壁分界不清，可见长条状低强度信号影，提示管壁周围肺组织渗出、水肿

图 8-11 右下肺前基底段支气管，5 级（136/164）

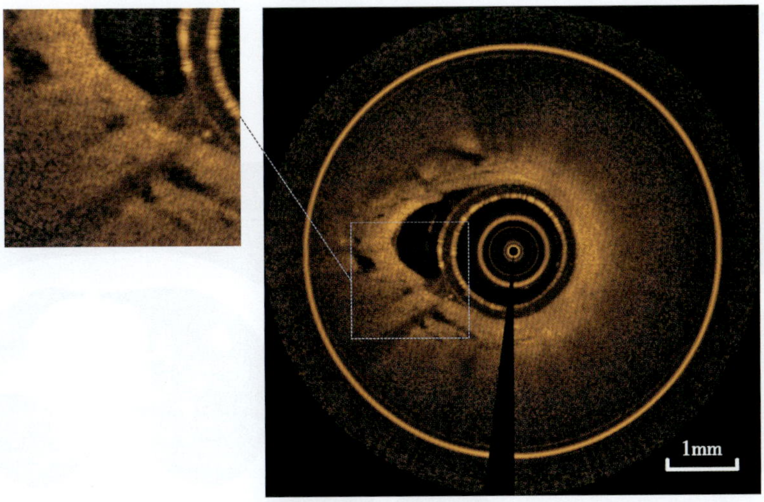

图 8-12 右下肺前基底段支气管，6 级（15/79）

可见管壁周围组织信号明显增强，局部与管壁分界不清，可见长条状或片状低强度信号影，提示管壁周围肺组织渗出、水肿

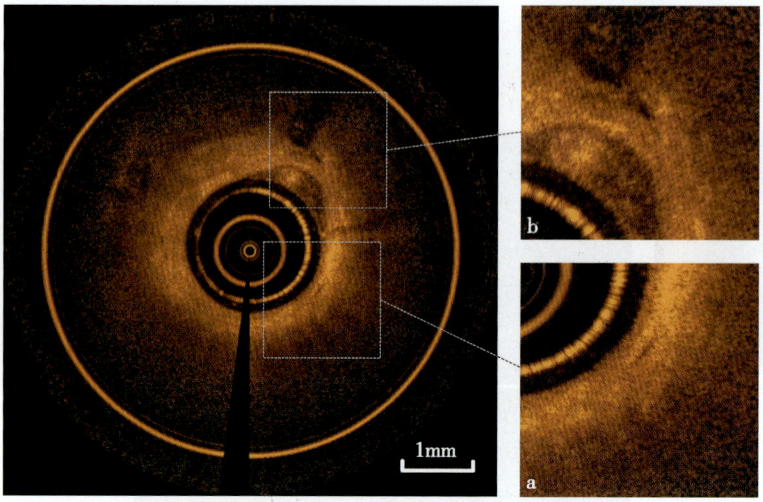

a：可见管壁周围组织信号明显增强，管壁分界不清，提示管壁周围肺组织渗出、机化严重，存在明显水肿；b：可见低、中强度信号影充斥、堵塞管腔，提示远端气道分泌物潴留

图 8-13 右下肺前基底段支气管，7 级（31/164）

【病例 3】

林××，女，60 岁，阵发性咳嗽进行性加重 20 天，发热 1 周，初始以干咳为主，而后咳少量黄色黏痰，体温最高 39.0℃。胸部 CT 示：两肺多发炎症并部分实变、不张，部分支气管黏液嵌塞，诊断考虑肺炎。

（1）CT 图像：见图 8-14。

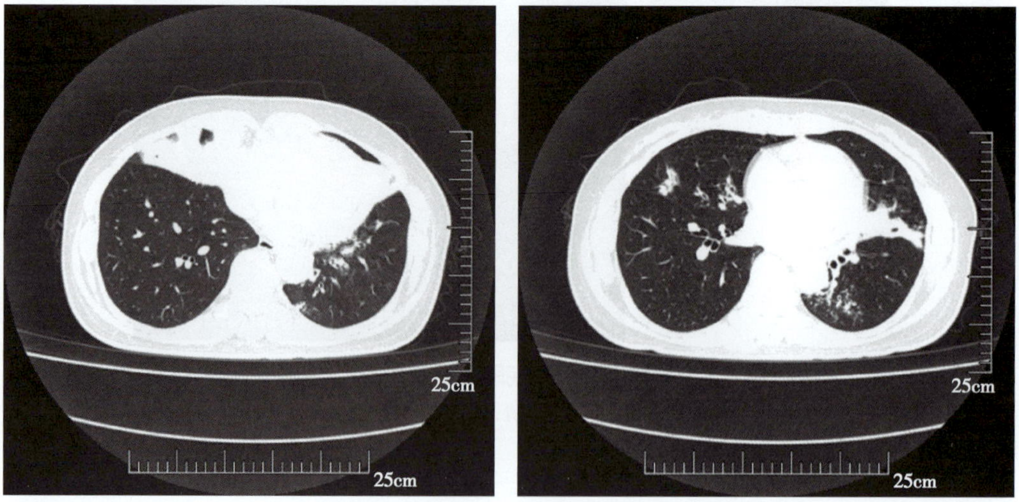

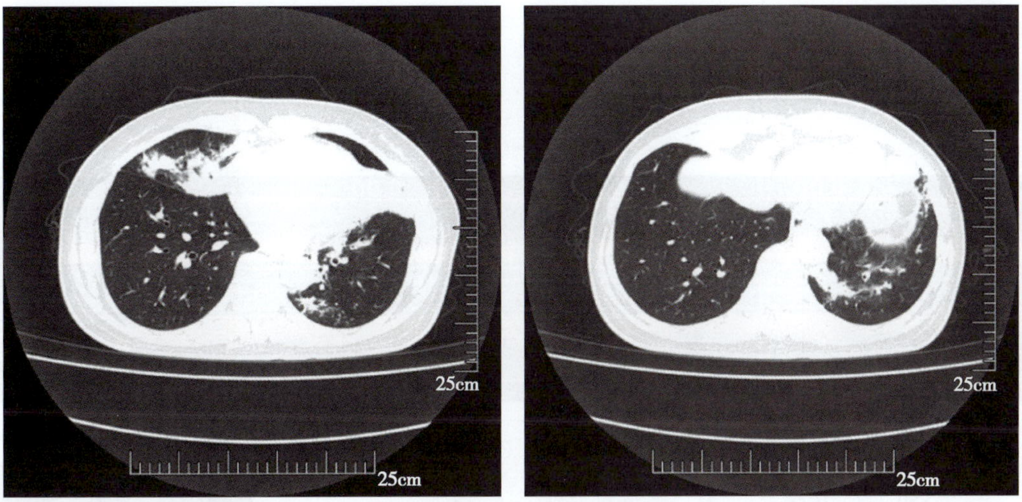

图 8-14　患者胸部 CT 影像

两肺多发斑片状密度增高影及实变影，以右中肺及左上肺舌段为著。部分支气管腔内可见低密度影。气管及各大支气管均通畅，无明显狭窄或扩张征象，气管和支气管无明显管壁增厚或腔内外占位性病变

（2）气管镜图像：右肺中叶及下叶支气管可见黏膜充血肿胀，有较多白色分泌物（图 8-15）；左肺上叶可见黏膜充血肿胀，有较多白色分泌物（图 8-16）。

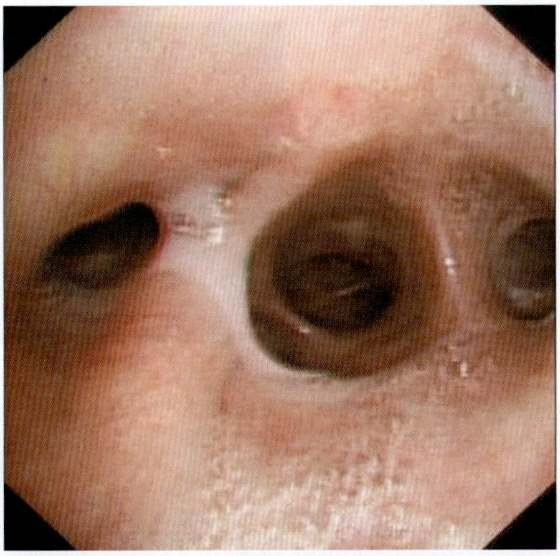

图 8-15　右肺中下叶支气管

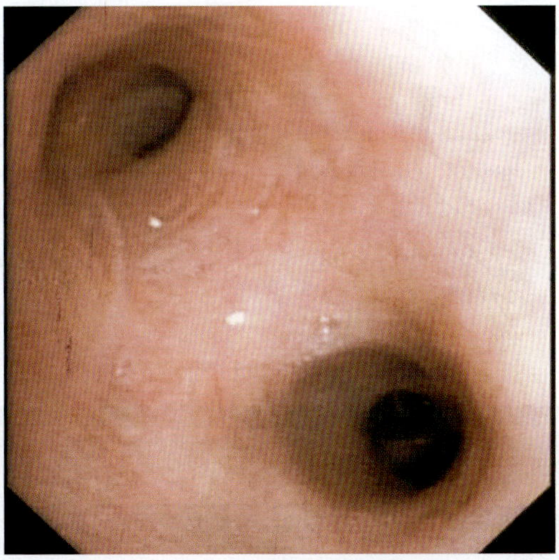

图 8-16　左肺上叶支气管

（3）OCT 图像及分析：根据 CT 提示，于患者左肺上舌段行 OCT 扫描；OCT 扫描成像图及其分析见图 8-17~ 图 8-19。

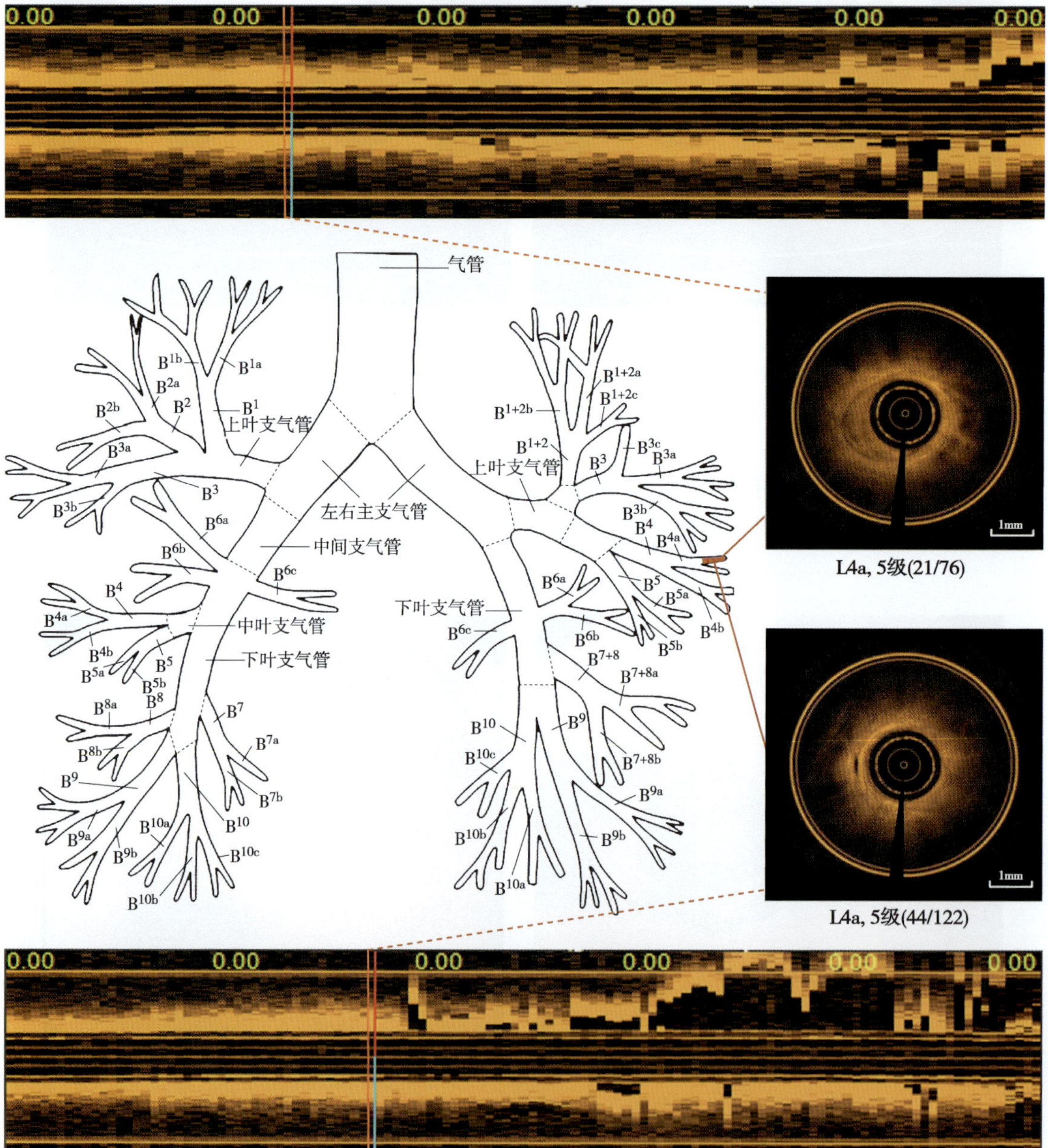

图 8-17 图像在纵截面和支气管的位置

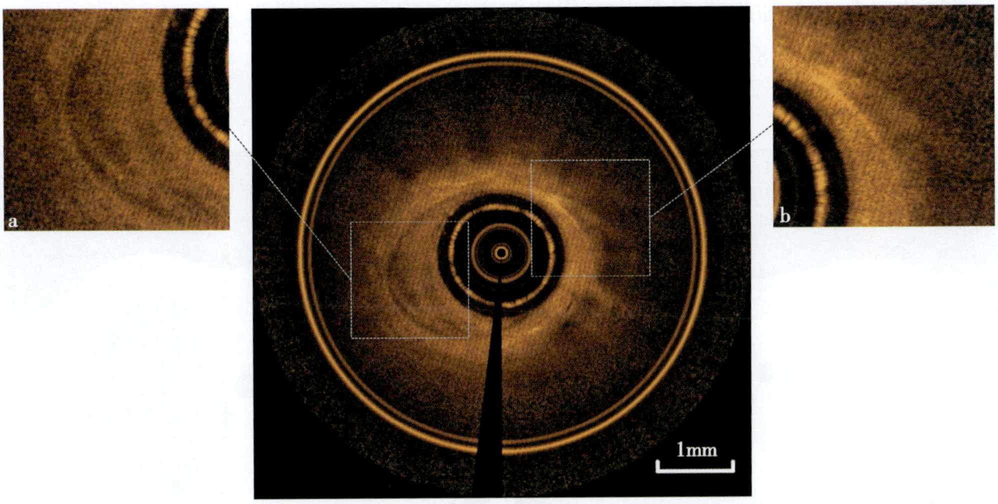

a：可见大片中、高强度信号影充斥、堵塞管腔，提示大量浓稠分泌物潴留；b：可见管壁周围组织信号强度明显增强，管壁与周围组织界限模糊，可见长条状低强度信号影，提示管壁周围肺组织有渗出性病变

图 8-18 左肺上舌段支气管，5 级（21/76）

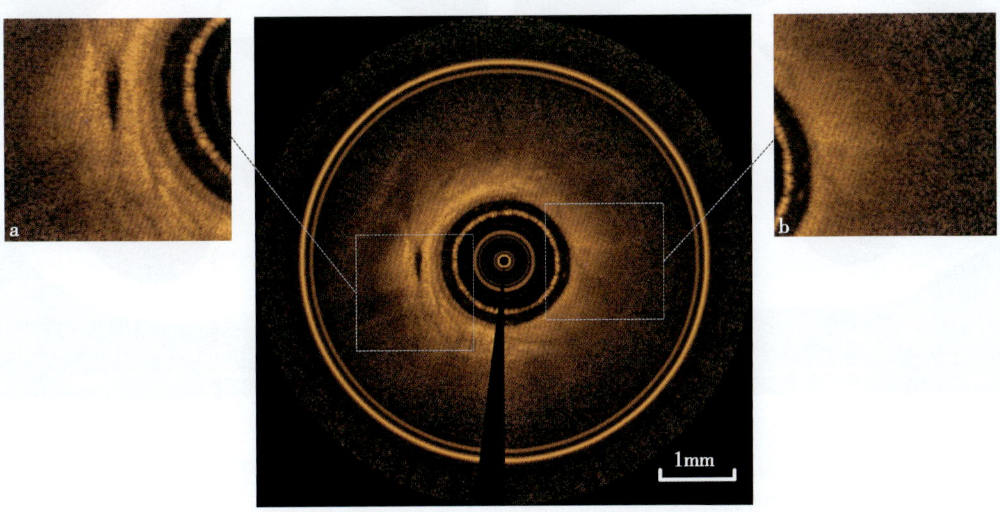

a：可见大片中、高强度信号影充斥、堵塞管腔，提示大量浓稠分泌物潴留，气道壁结构尚清晰，可见组织分层；b：管壁周围组织信号强度明显增强，与管壁分界不清，可见长条状低强度信号影，提示管壁周围肺组织存在渗出性病变；局部见条状低强度信号影，提示局部可能存在水肿改变

图 8-19 左肺上舌段支气管，5 级（44/122）

【病例 4】

刘 ×，女，44 岁，受凉后出现连声咳、发热 10 天；伴头痛、肌肉酸痛。胸部 CT 可见右上肺、右下肺背段及左上肺胸膜下多发斑片状密度增高影及网格状影。

（1）CT 图像：见图 8-20。

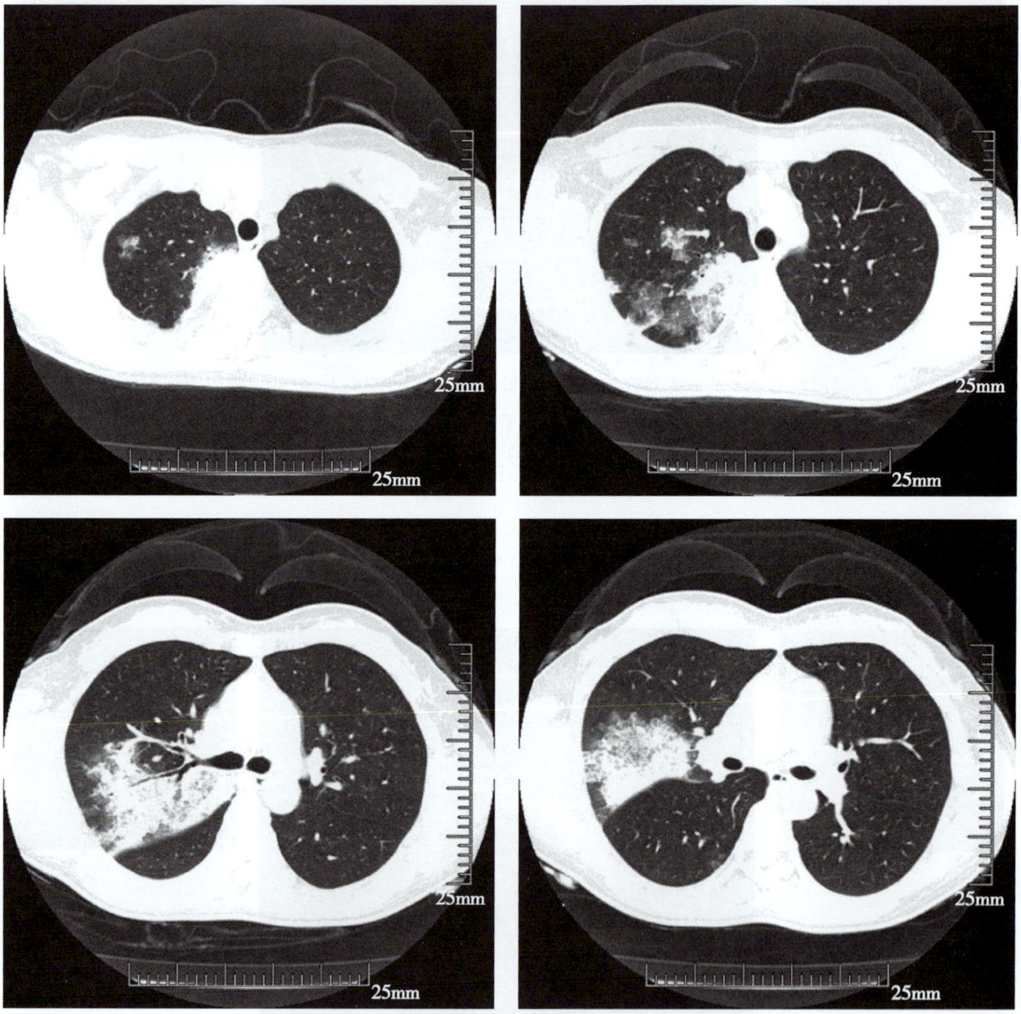

图 8-20 CT 图像

肺炎患者 CT 图像中可见右上肺、右下肺背段及左上肺胸膜下多发斑片状密度增高影及网格状影，以右上肺为著，呈网格状改变，部分小叶间隔增厚，内见支气管气相

（2）气管镜图像：右上肺支气管可见白色分泌物（图 8-21），右下肺支气管可见白色分泌物附着（图 8-22）。

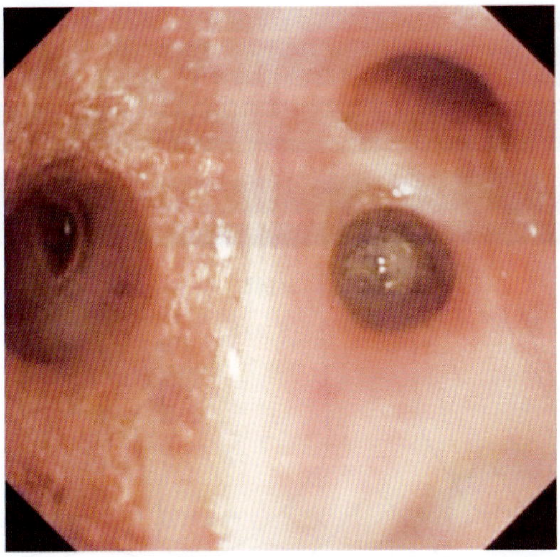

图 8-21 右上肺支气管

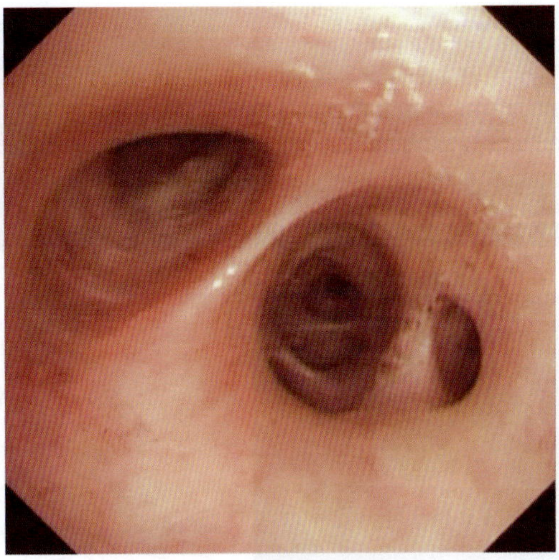

图 8-22 右下肺支气管

（3）病理结果：肺泡上皮增生，核较肥大，呈单核及双核，肺泡腔内未见明显渗出物，间质增宽，间质内伴有淋巴细胞浸润；另见少许黏膜组织，部分黏膜上皮脱落，黏膜下水肿，淋巴细胞浸润，组织改变符合肺间质性炎症的特征（图 8-23）。

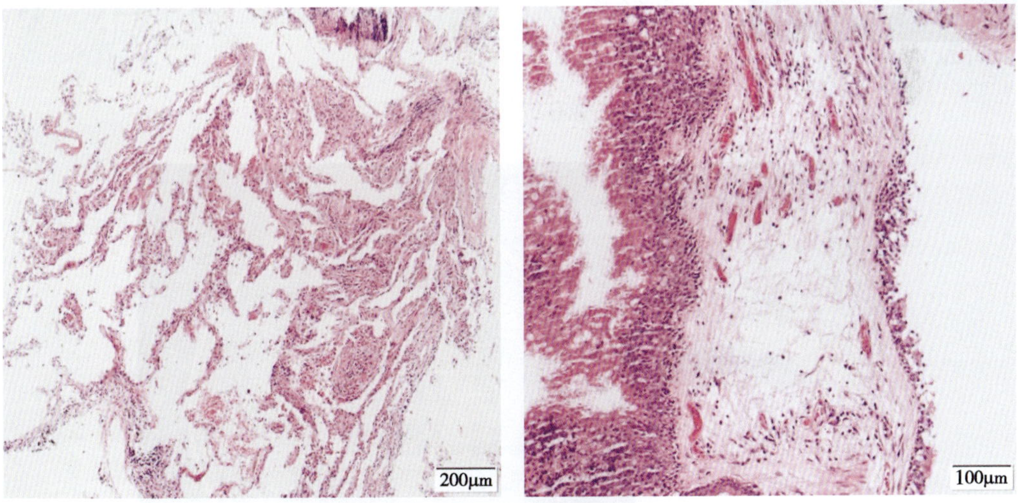

图 8-23 病理图

（4）OCT 图像及分析：根据 CT 影像的提示，于患者右上肺后段行 OCT 扫描；OCT 扫描成像图及其分析见图 8-24~ 图 8-26。

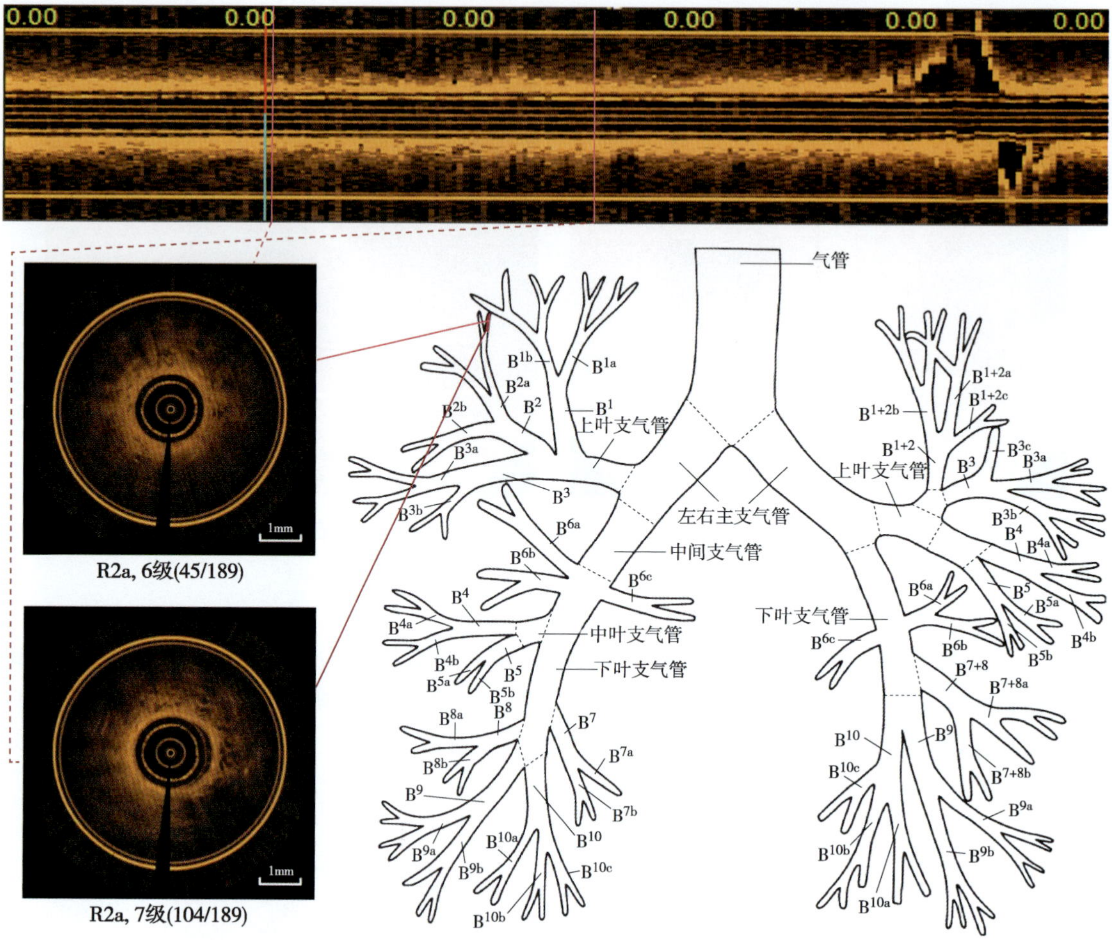

图 8-24 图像在纵截面和支气管的位置

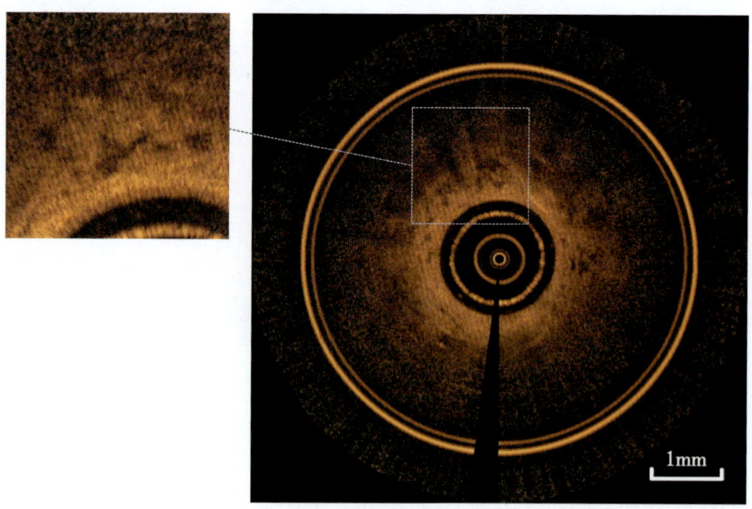

图 8-25 右上肺后段支气管，7 级（45/189）

可见管壁周围组织信号强度明显增强，信号亮度升高，且多夹杂棉絮状低强度信号灶，提示管壁及管周组织存在渗出和水肿；气道壁黏膜及黏膜下层内仍可见组织分层形态

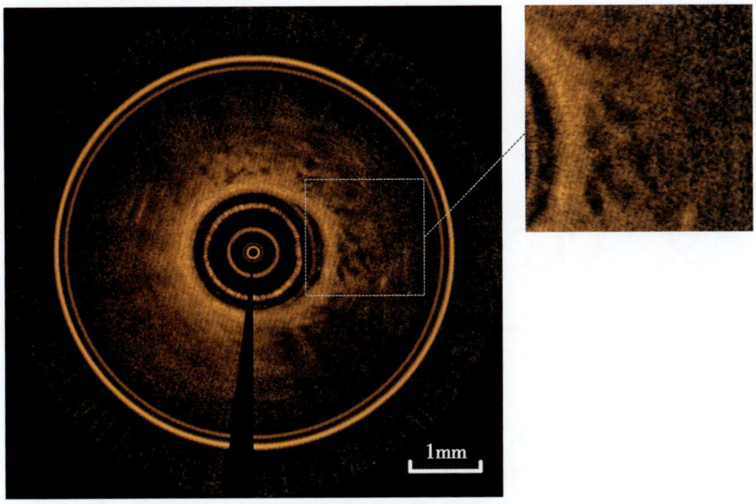

图 8-26 右上叶后段支气管，7 级（104/189）

可见管壁周围组织信号强度明显增强，与管壁分界不清，提示管壁及管周组织存在渗出及水肿，管壁周围肺组织呈炎症改变

第二节 规律总结

肺炎对应 OCT 图像特征表现如下。

1. 气道周围肺组织可呈渗出、水肿和机化等改变。

2. 管壁增厚明显，可伴有管壁水肿，表现为气道炎症。但与恶性肿瘤不同的是，尽管管壁各层组织的界限仍可见，由于气道炎症的存在，组织分层会变得模糊。

3. 管腔内多见分泌物潴留。

第九章

支气管扩张 OCT 图谱

支气管扩张(bronchiectasis)主要是指急、慢性呼吸道感染和支气管阻塞后反复发生支气管化脓性炎症,致使支气管壁结构破坏,管壁增厚,引起支气管异常和持久性扩张的一类异质性疾病的总称,可以是原发性或继发性,主要可分为囊性纤维化(cystic fibrosis,CF)导致的支气管扩张症和非 CF 导致的支气管扩张症。

OCT 探头能够进入远端小气道进行探测,准确反映病变部位的管腔变化情况及远端管腔内分泌物潴留的情况;同时,通过对管壁的成像,可初步判断管壁是否有明显破坏及重塑情况,这对于了解患者支气管扩张的严重程度有一定临床意义。

第一节 OCT 图像分析

【病例 1】

卢 × ×,女,66 岁,咳嗽咳痰 10 余年。未行规律治疗,胸部 CT 提示双肺支气管腔不同程度囊、柱状扩张。

(1) CT 图像:见图 9-1。

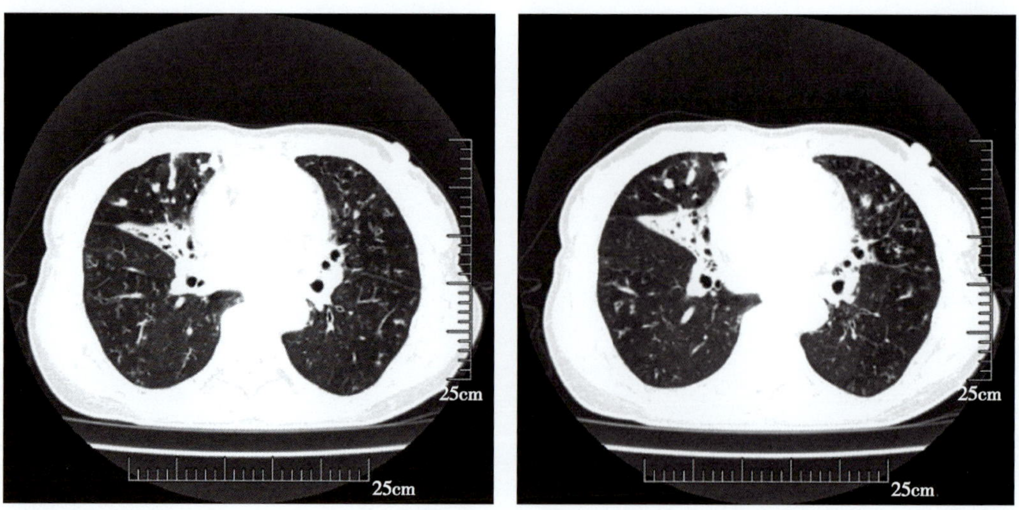

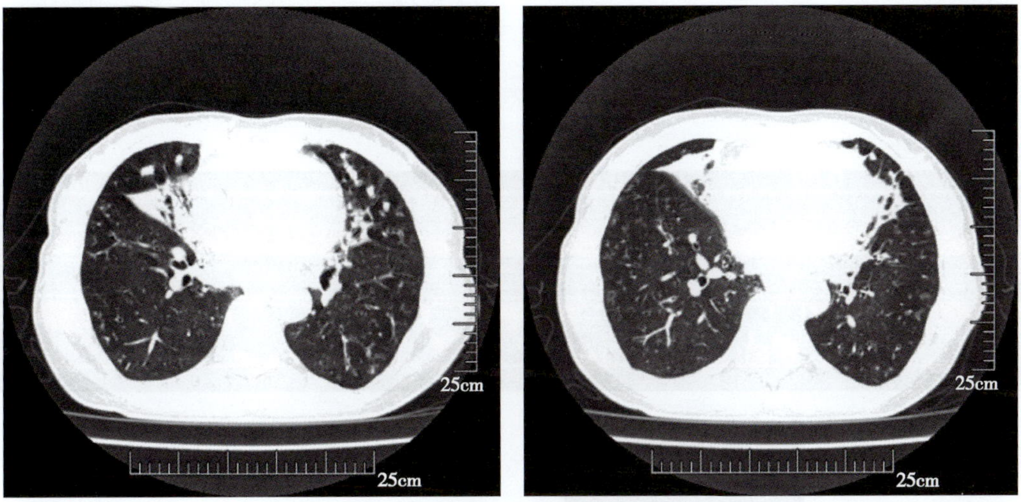

图 9-1　患者胸部增强 CT 影像

两肺透亮度增高，肺纹理增多且分布紊乱，双肺支气管腔不同程度囊状、柱状扩张，管壁增厚，部分病灶见小液平面，其中以右中肺及左上肺下舌段为著，相应区域肺容积略有减少，两肺门、纵隔可见稍大淋巴结

（2）气管镜图像：右主支气管可见较多白色脓性分泌物（图 9-2）；右中下叶支气管可见管腔内附着白色分泌物，支气管黏膜充血，呈炎性改变（图 9-3）。

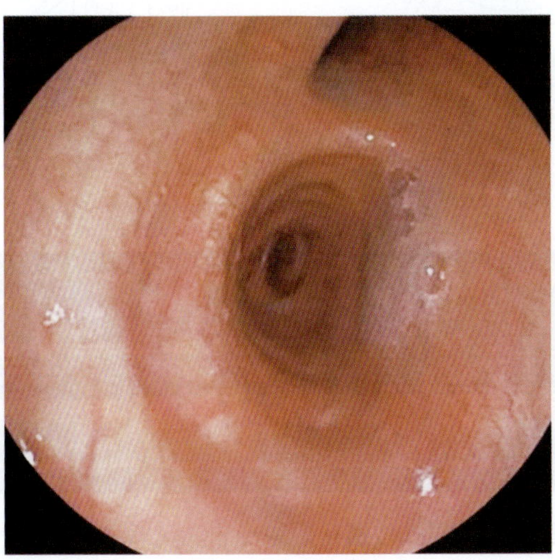

图 9-2　右主支气管

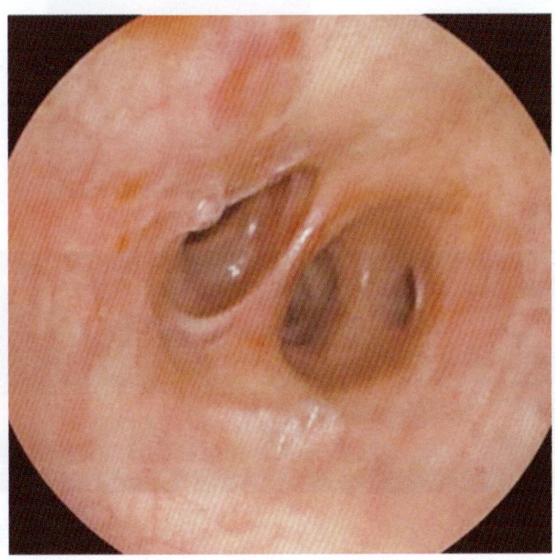

图 9-3　右中下叶支气管

（3）OCT 图像及分析：OCT 扫描成像图及其分析见图 9-4~ 图 9-7。

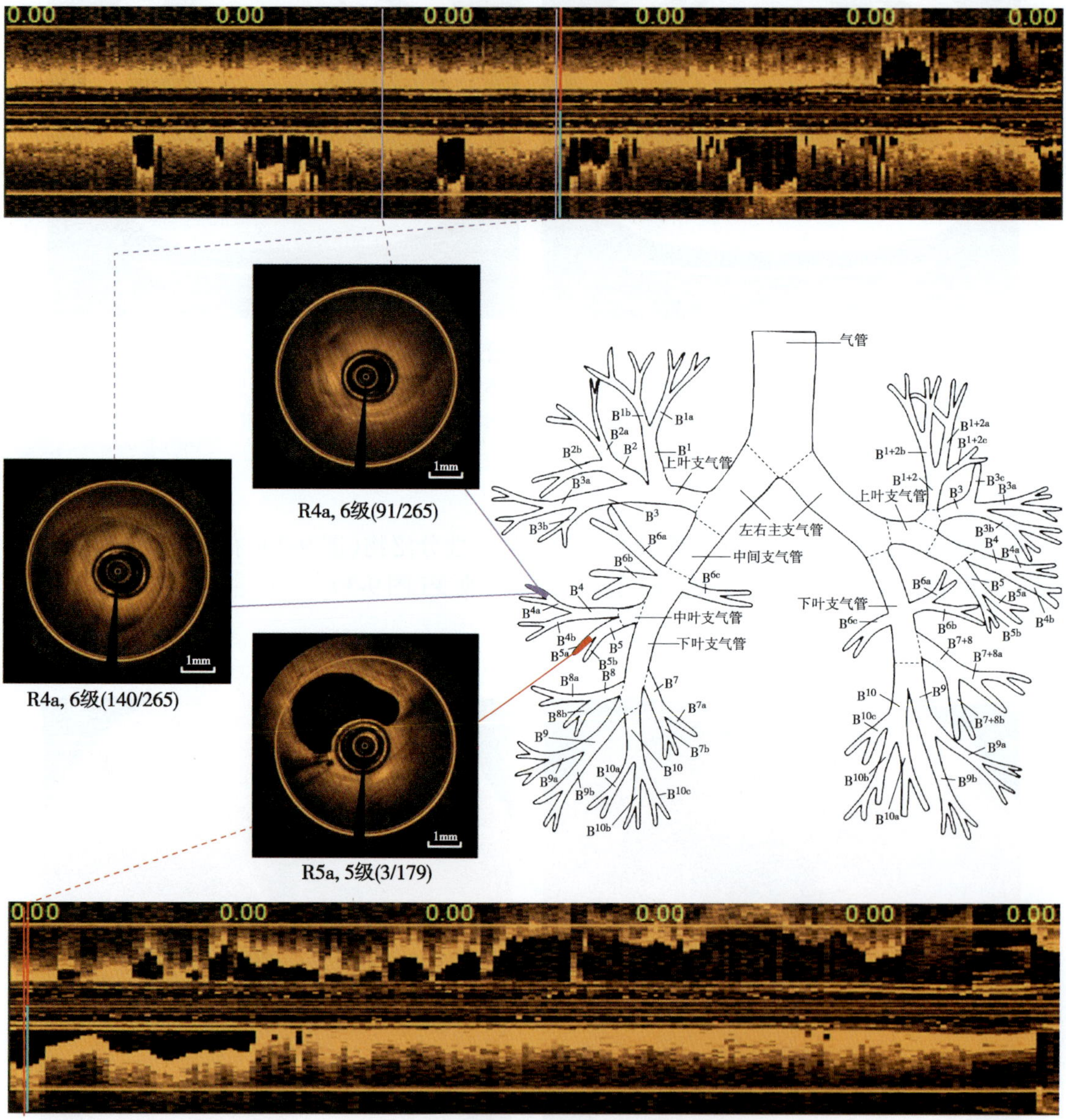

图 9-4 图像在纵截面和支气管的位置

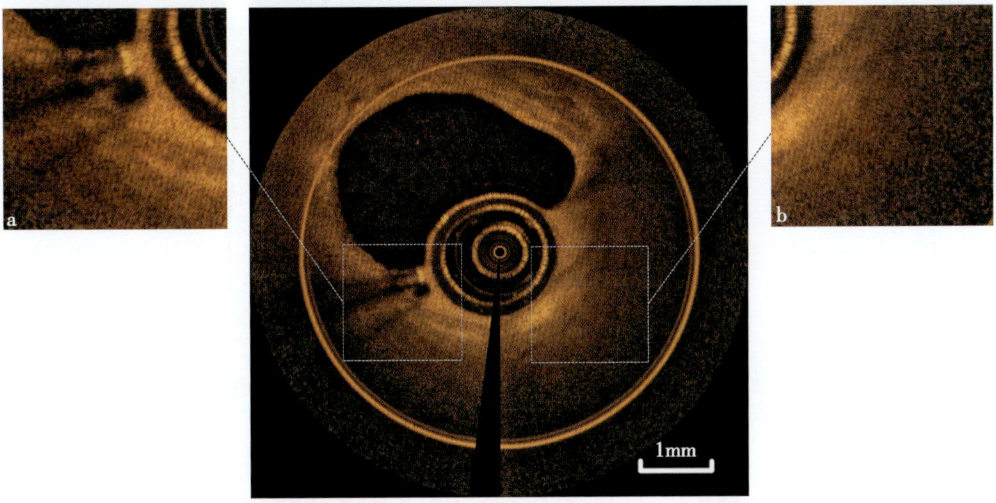

a：管腔较正常气道明显扩张增大，腔内可见液状高强度信号影附着于导管和管壁，提示腔内有较多分泌物潴留；b：管壁增厚，结构分层模糊，提示存在管壁炎症

图 9-5　右中叶内侧段支气管，5 级（3/179）

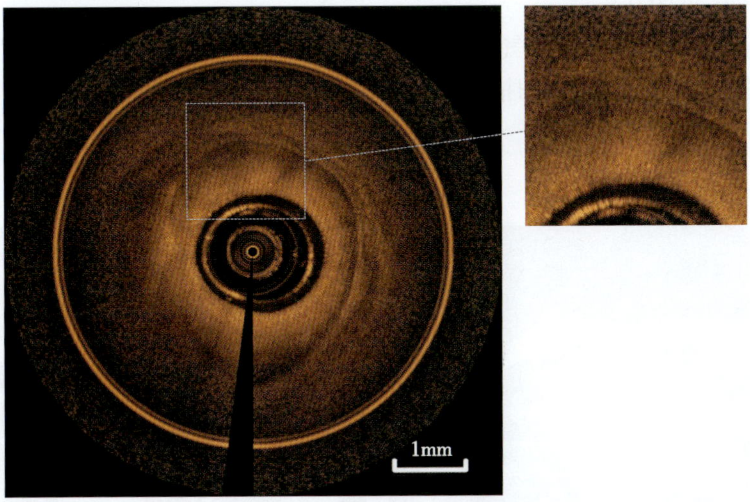

图 9-6　右中叶外侧段支气管，6 级（54/260）

管腔较正常气道明显扩张增大，腔内大量中、高强度信号影填充，提示大量分泌物潴留、堵塞管腔

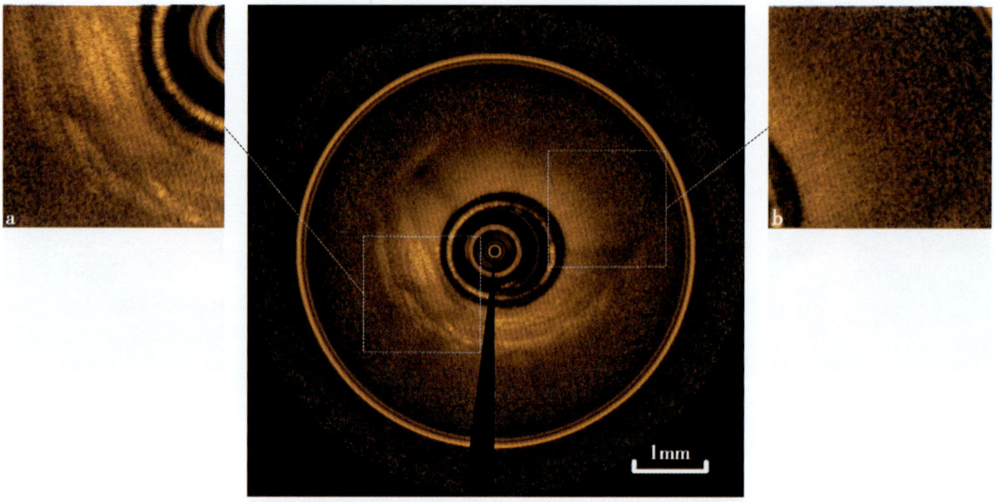

a：管腔较正常气道明显扩张增大，腔内液状中、高强度信号影填充，提示腔内大量浓稠分泌物潴留；b：管壁组织分界信号强度增高，提示存在管壁破坏后修复，纤维瘢痕形成；黏膜下层部位局部可见长条形低强度信号影，提示存在管壁水肿

图 9-7 右中叶外侧段支气管，6 级（91/265）

【病例 2】

罗 × ×，男，64 岁，确诊"支气管扩张伴咯血"2 个月余，CT 示左上肺舌段、右中肺可见多发支气管稍扩张。

（1）CT 图像：见图 9-8。

（2）气管镜图像：右中下叶支气管可见较多分泌物，中叶支气管黏膜呈炎性改变（图 9-9）。

（3）OCT 图像及分析：OCT 扫描成像图及其分析见图 9-10~ 图 9-12。

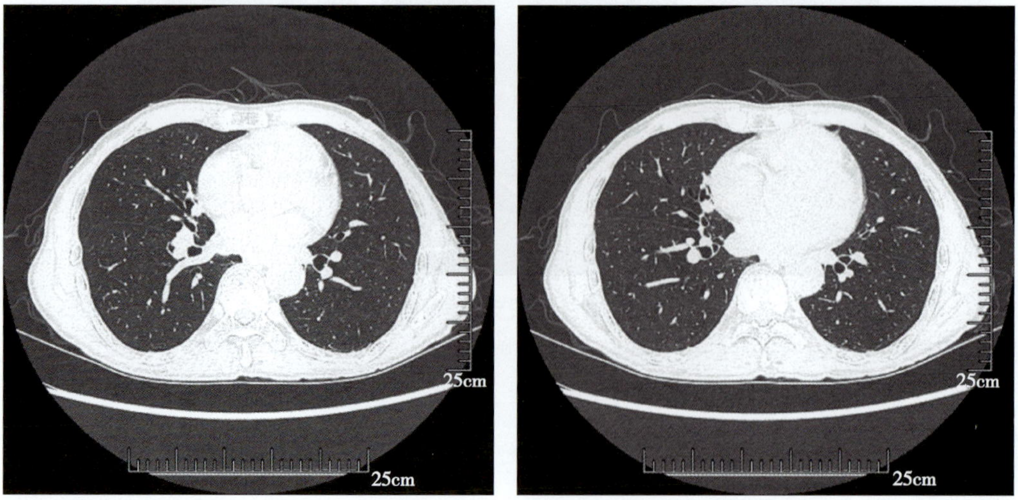

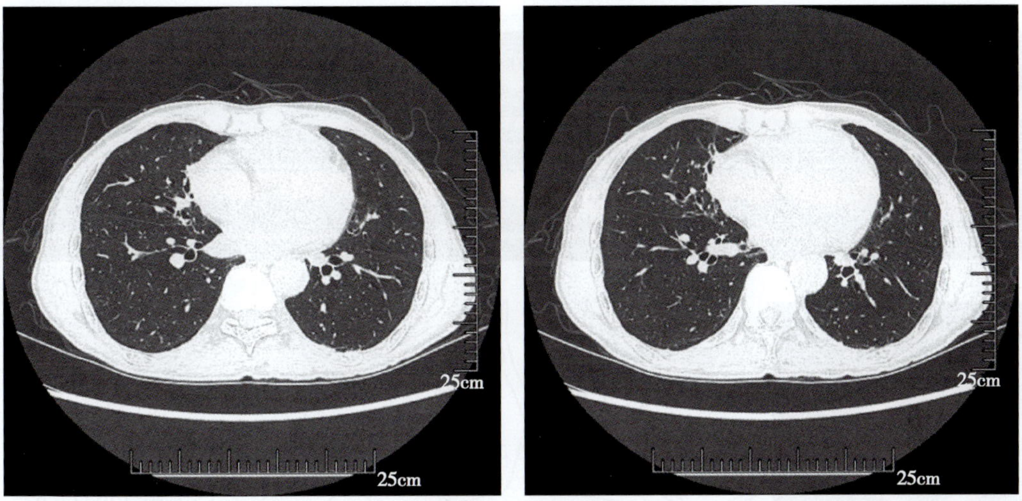

图 9-8 CT 影像

支气管扩张患者 CT 影像，左上肺舌段及右中肺可见多发支气管稍扩张，周围可见少许条片状影

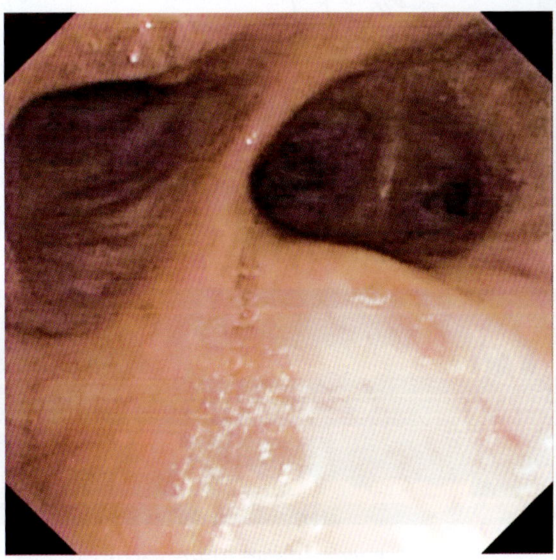

图 9-9 右中下叶支气管

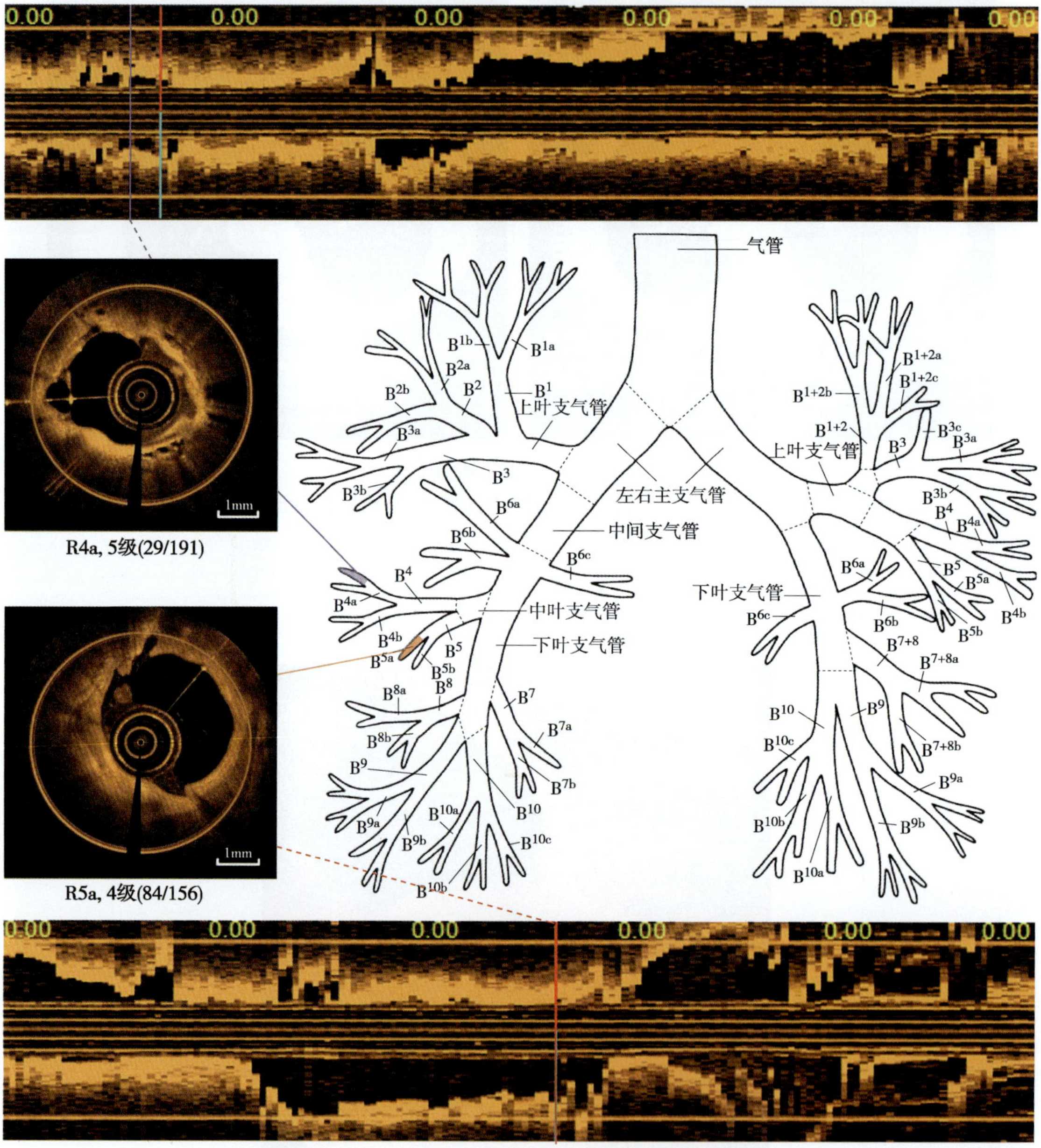

图 9-10 图像在纵截面和支气管的位置

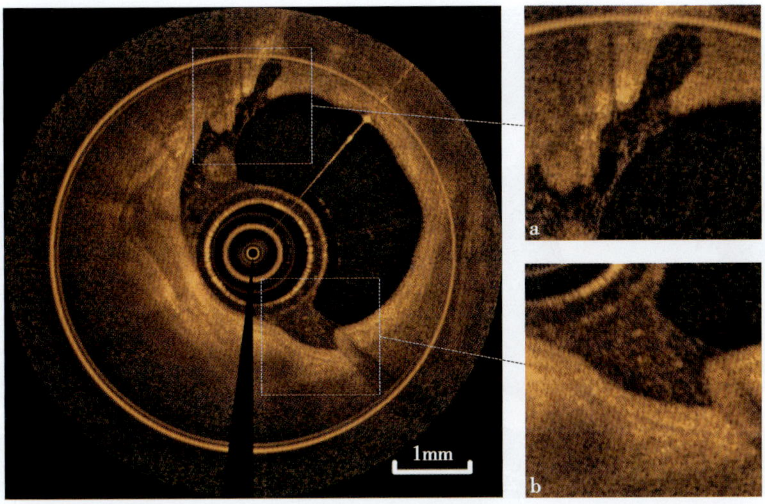

a：管腔面积增大，腔内有少量分泌物；b：管壁局部扭曲凹陷，提示管壁破坏可能

图 9-11　右中叶内侧段支气管，4 级（84/156）

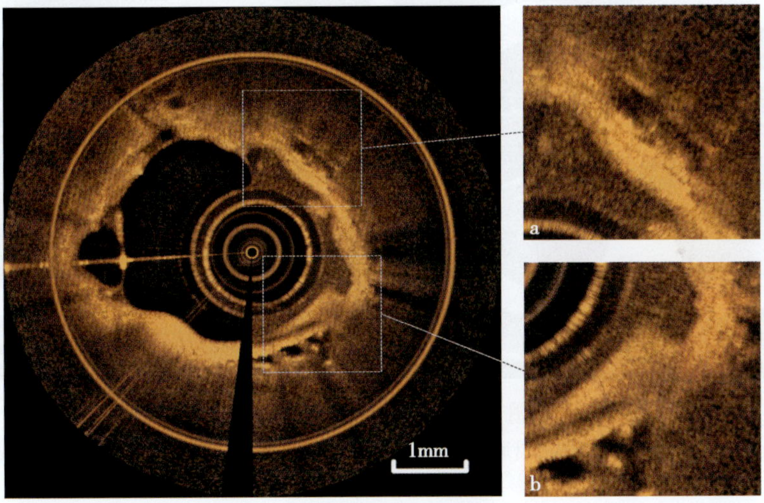

a：可见管腔较正常气道扩大，腔内局部可见低强度信号影，提示腔内有少量分泌物；b：管壁可见波浪形扭曲，可见管壁组织局部信号强度增强及局灶性低强度信号同时存在，提示管壁可能存在破坏后修复，管壁内瘢痕形成

图 9-12　右中叶内侧段支气管，5 级（29/191）

【病例 3】

明 ××，女，42 岁，确诊“支气管扩张”30 余年，胸部 CT 提示两肺多发支气管扩张并感染，右中肺为著。

（1）CT 图像：见图 9-13。

（2）气管镜图像：右中下叶开口支气管可见黏膜肿胀，有中量黄白色分泌物，呈炎症改变（图 9-14）。

（3）OCT 图像及分析：OCT 扫描成像图及其分析见图 9-15~ 图 9-17。

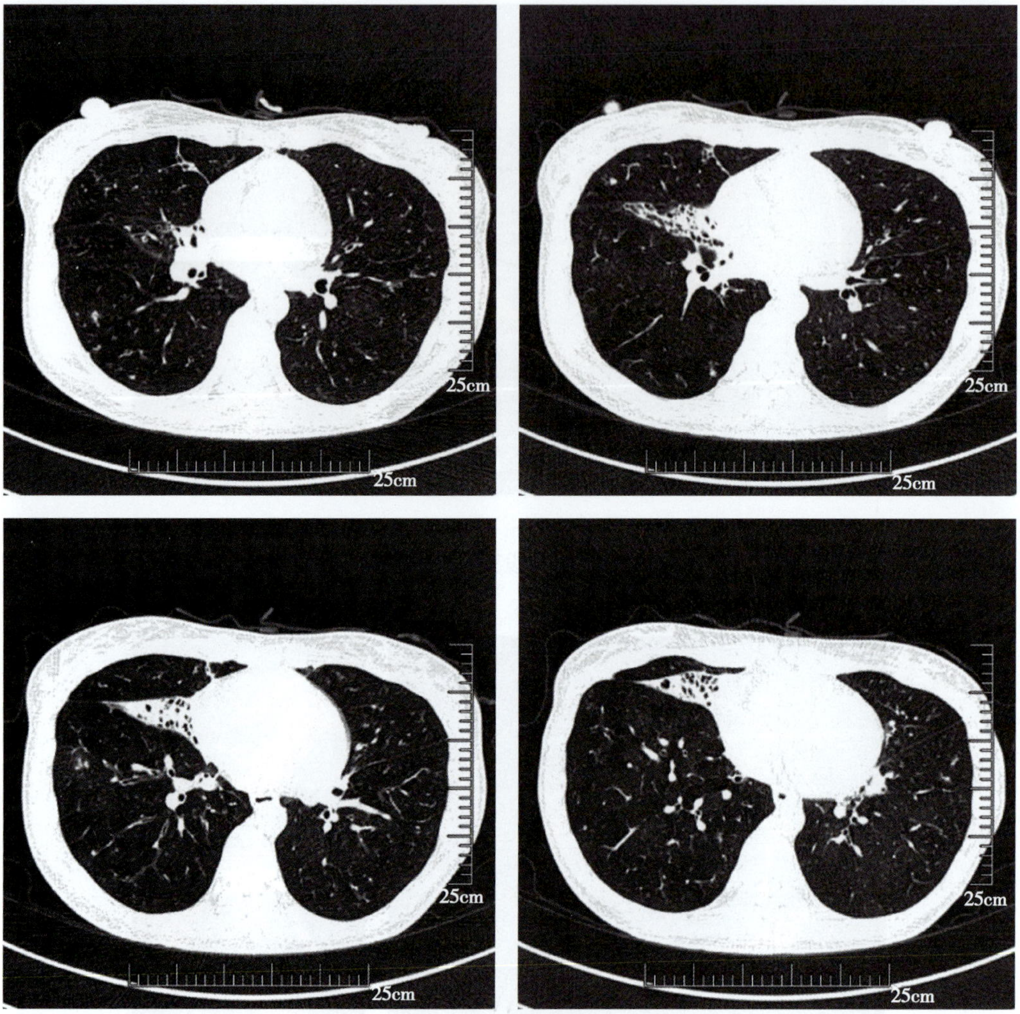

图 9-13 患者胸部 CT 图像

两肺可见多发支气管管壁稍增厚，部分管腔稍扩张，内见低密度影填充，以右中肺为著；周围可见多发斑点状、小结节状、条索状、斑片状影，部分区域见高密度影

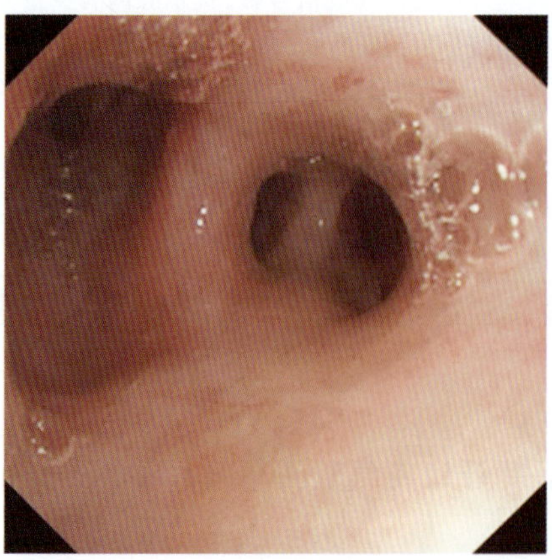

图 9-14 右中下叶开口支气管

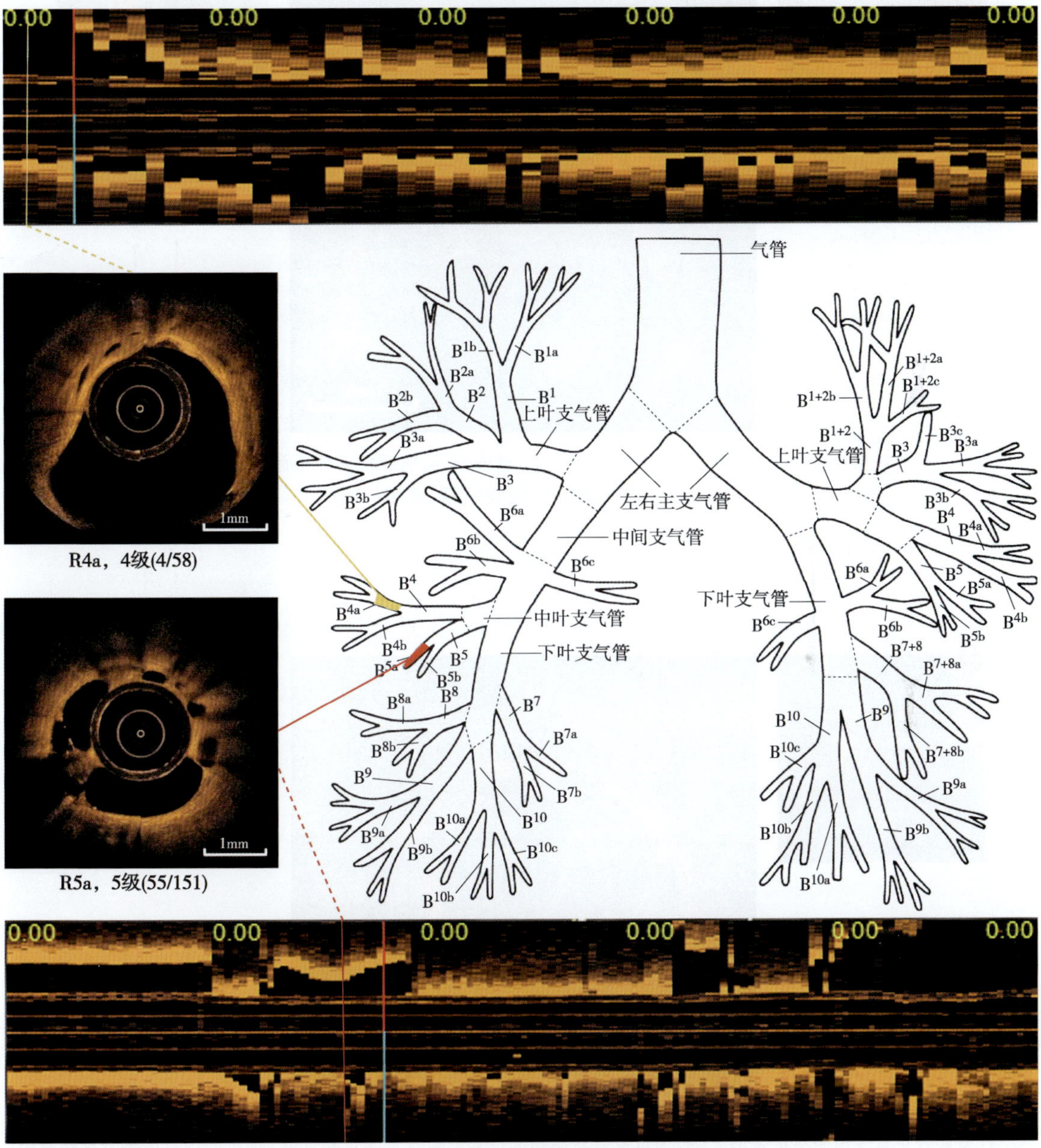

图 9-15 图像在纵截面和支气管的位置

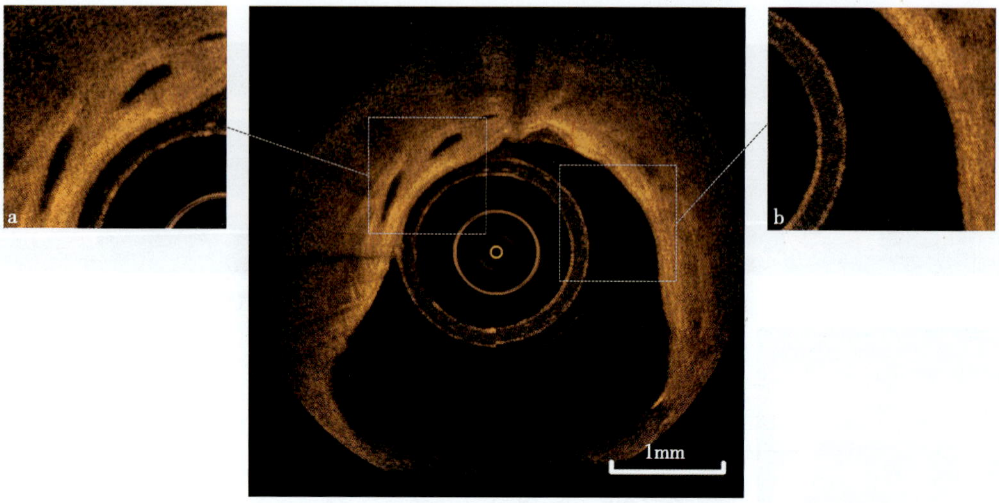

a：管壁可见异常条状低强度信号影，提示管壁破坏；b：管腔较正常气道明显扩张增大

图 9-16 右中叶外侧段支气管，4 级（4/58）

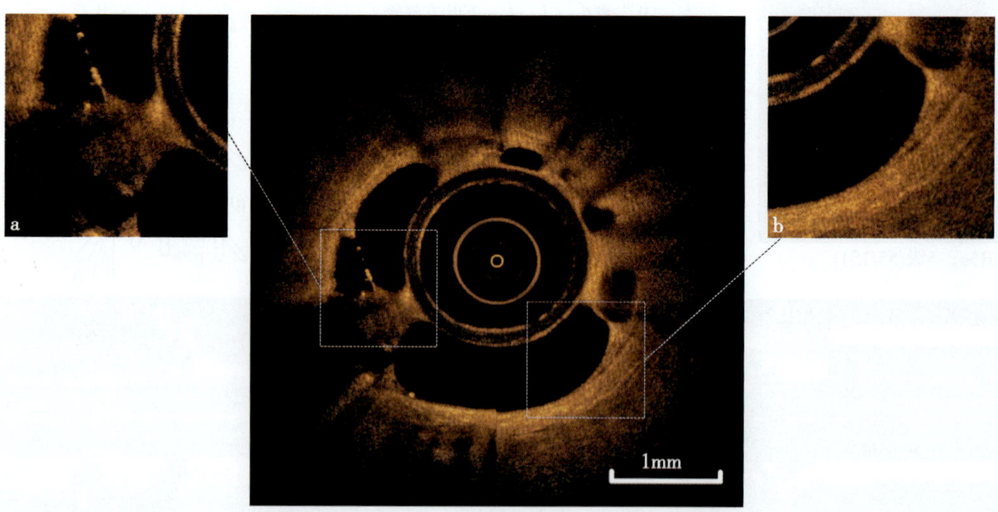

a：管腔较正常气道明显扩张增大，腔内可见液状高强度信号影附着于导管和管壁，提示腔内有浓稠分泌物潴留；b：管壁结构尚无明显异常

图 9-17 右中叶内侧段支气管，5 级（55/151）

第二节 规 律 总 结

支气管扩张对应的OCT图像特征表现如下。

1. 管腔面积显著增大，但多见于中小气道部位。

2. 管腔内常见分泌物潴留，甚至大量分泌物堵塞管腔；支气管扩张的患者分泌物往往黏稠，可表现为腔内中、高强度信号影。

3. 管壁内可出现高强度点状影，提示管壁损伤后出现瘢痕修复；常伴有气道炎症改变，包括管壁增厚和水肿。

第十章

气管狭窄 OCT 图谱

气管、支气管狭窄是指由各种良、恶性病变引起的气道管腔缩窄，可导致患者出现不同程度的呼吸困难，甚至窒息或死亡。曾施行气管切开术和插管术，既往有结核病史等，并出现喘息、呼吸困难的患者，应考虑气管、支气管狭窄的可能性。前后位、侧位和斜位气管断层摄片或颈胸部 CT 影像可清楚地显示狭窄的部位、程度、长度和形态改变。

目前的检查方法无法评估病变部位的管壁破坏及重塑情况，但 OCT 技术能够在气管镜直视下扫描狭窄部位，反映病变部位的管壁破坏及重塑情况。在气管镜无法通过的部分狭窄区域，OCT 也可进行远端病变的评估，是评估严重气道狭窄情况的有力工具。

第一节　OCT 图像分析

【病例 1】

严 ×，男，33 岁，陈旧性结核致右主支气管狭窄，CT 显示右主支气管及右肺上叶支气管管壁增厚，管腔狭窄、远段闭塞。

（1）CT 图像：见图 10-1。

（2）气管镜图像：可见右主支气管狭窄闭塞（图 10-2、图 10-3）。

（3）OCT 图像及分析：OCT 扫描成像图及其分析见图 10-4~ 图 10-6。

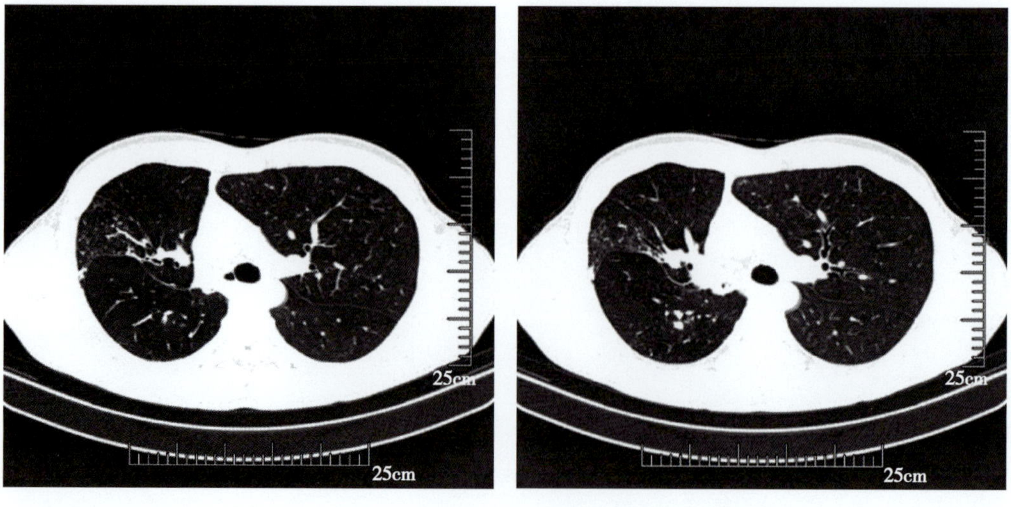

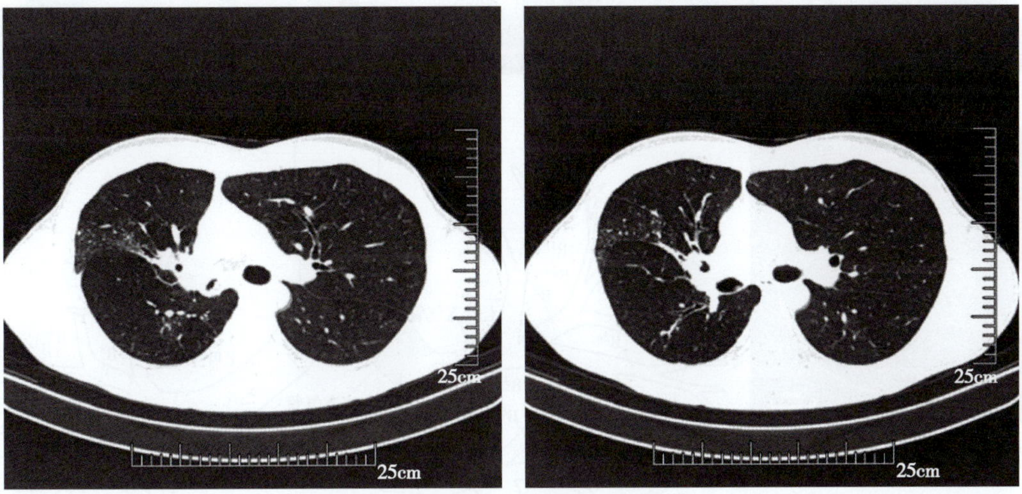

图10-1　患者胸部CT影像

右主支气管及右肺上叶支气管管壁增厚，管腔狭窄、远段闭塞，右上肺容积缩小，右上肺实变伴不张，内伴少许斑点状阴影；右中肺外侧段支气管近段狭窄，远段稍扩张，右中肺外侧段见条片状实变影，远侧见少许斑点状影，与细支气管相连，呈树芽征

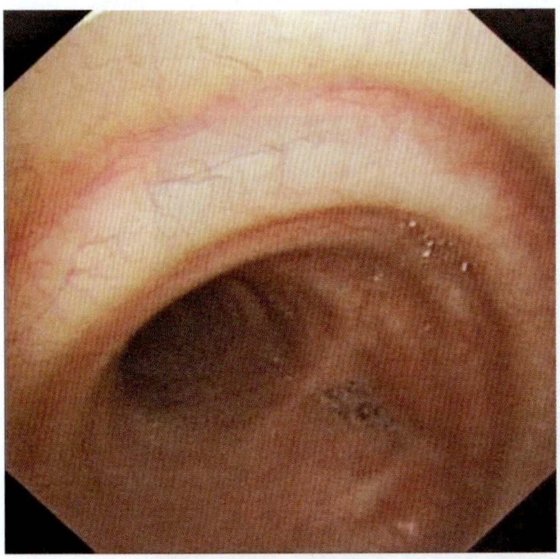

图10-2　隆嵴

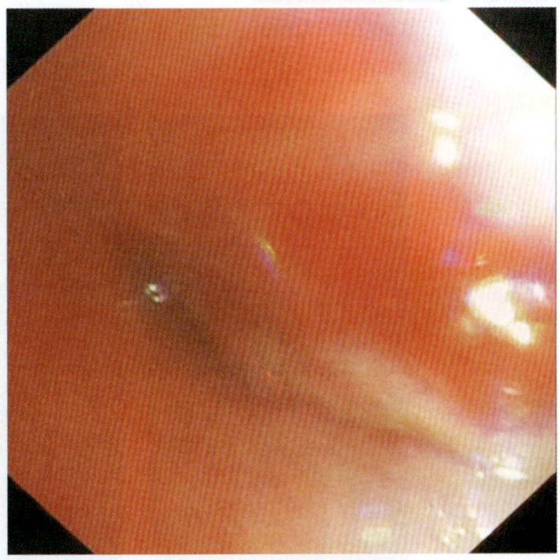

图10-3　右主支气管

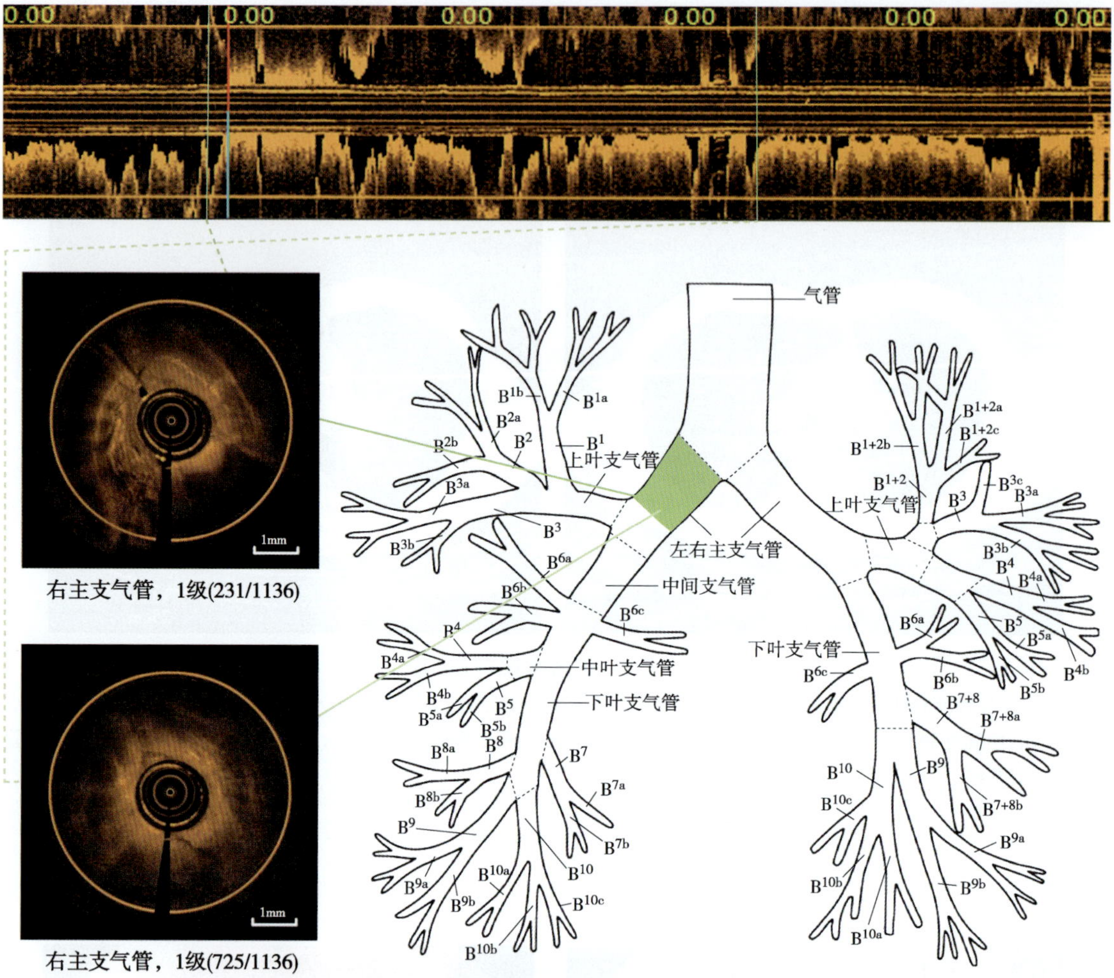

图10-4 图像在纵截面和支气管的位置

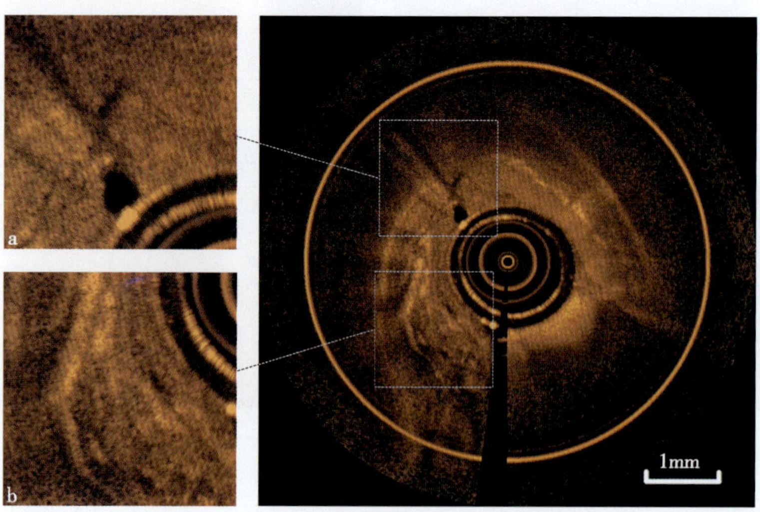

a：管腔明显狭窄，腔内可见分泌物；b：管壁可见扭曲，异常增厚，局部可见大量条索状中至高强度信号影，提示可能存在瘢痕形成、胶原纤维沉积；管壁局部可见黏膜显著增厚，提示局部炎症可能

图10-5 右主支气管，1级（231/1136）

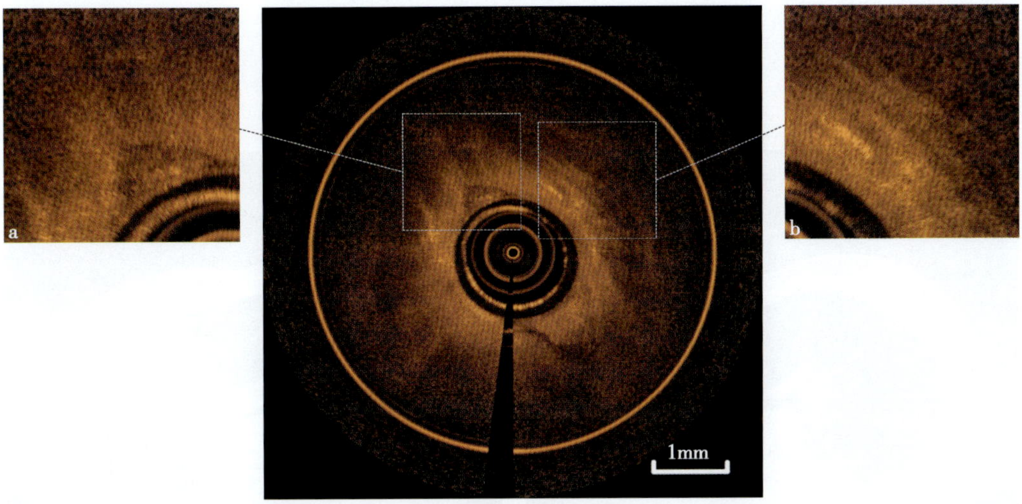

a：管腔狭窄扭曲，可见分泌物潴留导致管腔堵塞；b：管壁可见扭曲，形态异常，异常增厚，正常结构层次不可分辨，局部可见条索状中至高强度信号影，提示可能有瘢痕形成、胶原纤维沉积

图10-6 右主支气管，1级（725/1136）

【病例2】

周××，女，32岁，确诊继发性肺结核、左主支气管狭窄8月余。胸部CT可见左上肺体积缩小、致密，左上肺支气管闭塞。

（1）CT图像：见图10-7。

（2）气管镜图像：隆嵴部位气管镜图像可见左主支气管狭窄（图10-8），近距离观察可见左主支气管重度瘢痕狭窄（图10-9）。

（3）OCT图像及分析：OCT扫描成像图及其分析见图10-10~图10-12。

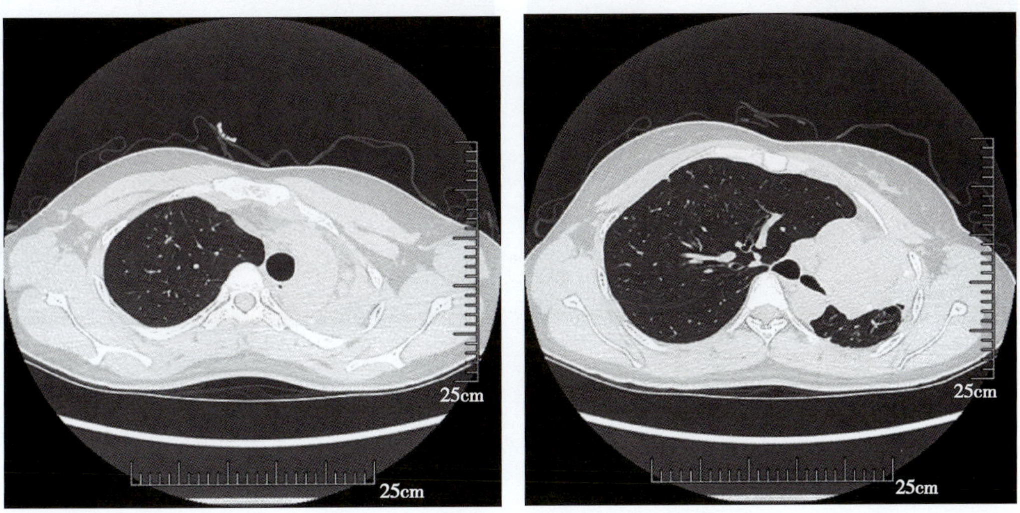

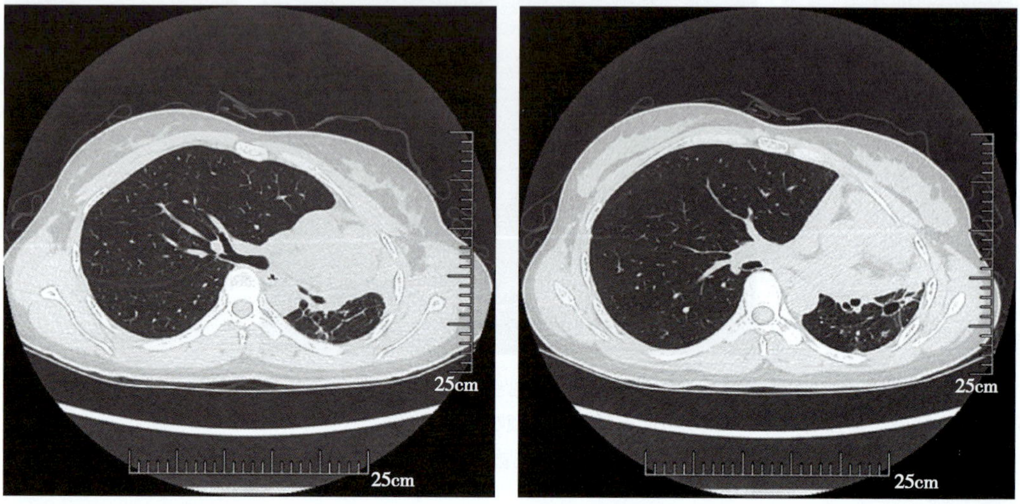

图10-7 患者胸部CT影像

CT影像显示左侧胸廓较右侧小；左上肺体积缩小，密度增高；左上肺支气管闭塞，左主气管管壁不规则增厚，管腔不规则狭窄，左肺可见多发片状及斑片状高密度影，部分病灶内见多发结节状钙化灶；右中上肺可见多发实性结节影，边缘光滑

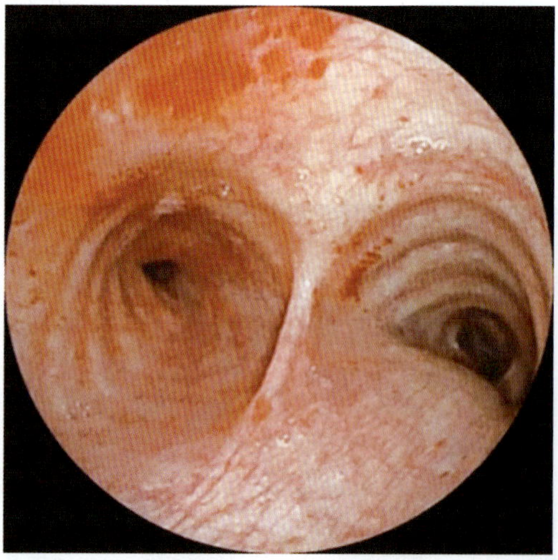

图10-8 隆嵴

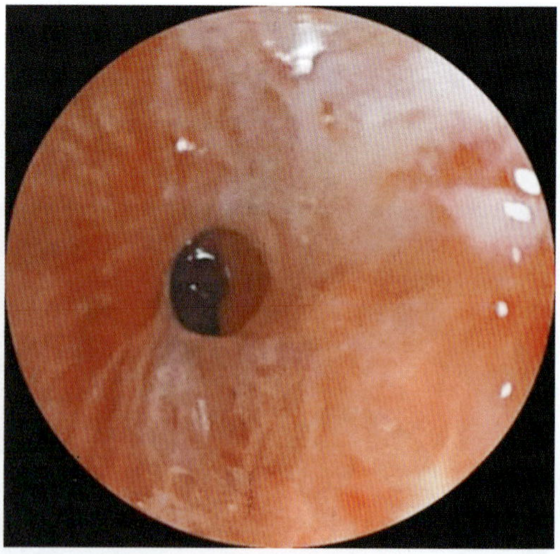

图10-9 左主支气管

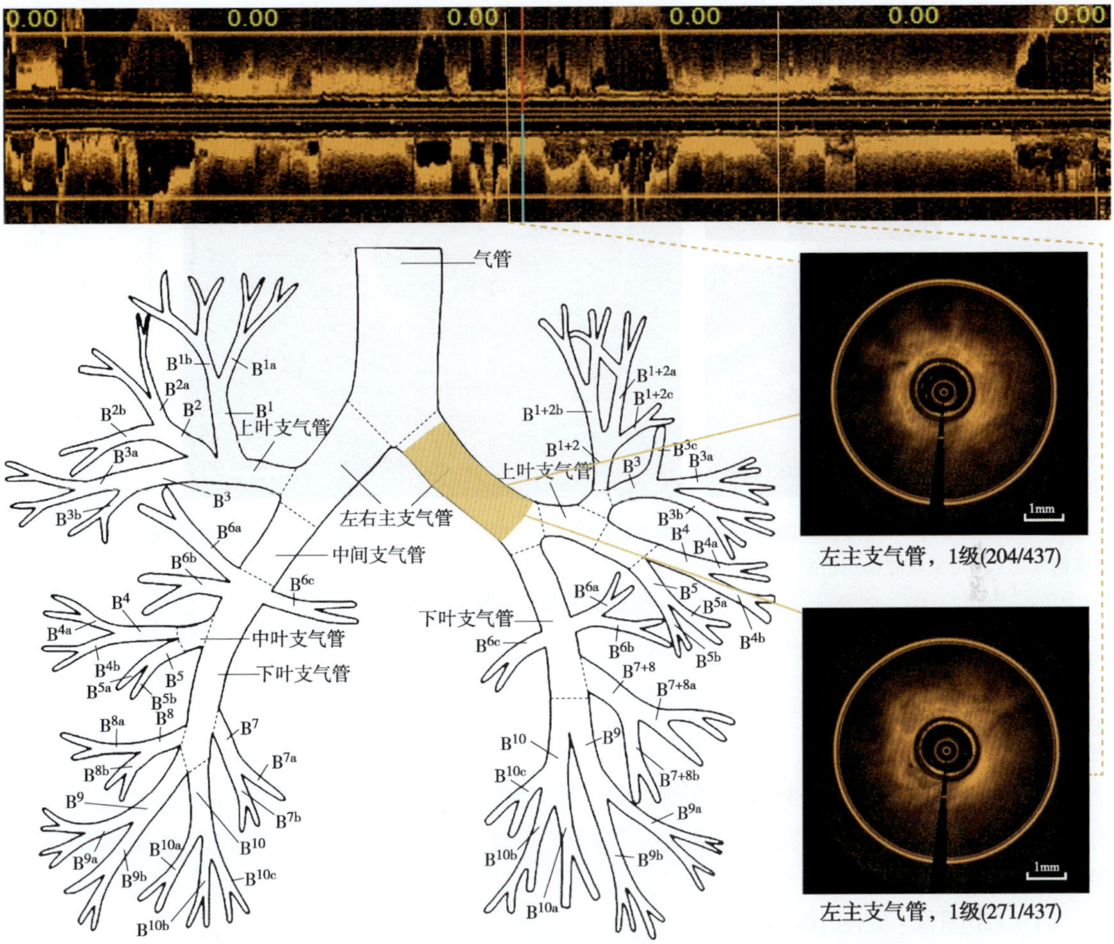

图10-10　图像在纵截面和支气管的位置

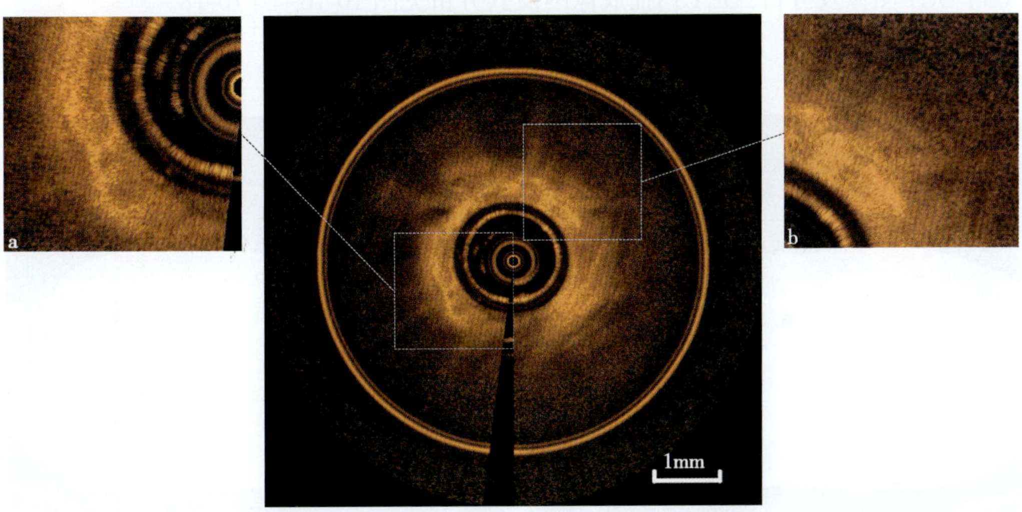

a：可见管壁结构异常，信号强度增强且分布不均，组织层次难以分辨，软骨缺失，可见局灶性低强度信号影；b：可见管腔显著狭窄

图10-11　左主支气管，1级（204/437）

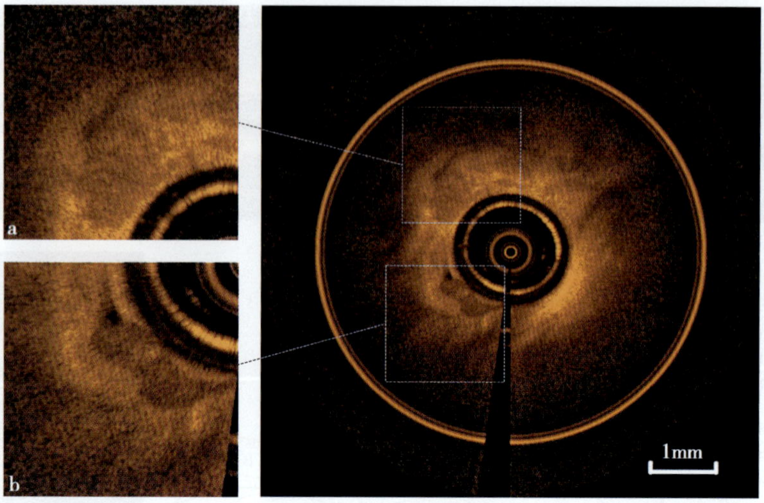

a：可见管壁结构异常，形态扭曲，信号强度增强且分布不均，组织层次难以分辨，未见明显软骨结构，可见局灶性低强度信号影；b：可见管腔形态扭曲，显著狭窄，腔内可见分泌物

图 10-12　左主支气管，1 级（271/437）

【病例 3】

赵××，男，24 岁，于外院诊断为“支气管哮喘”6 年余，2 个月余前因哮喘急性发作伴有 I 型呼吸衰竭于当地医院 ICU 接受气管插管及有创呼吸机治疗。胸部 CT 可见胸廓入口段管壁增厚，管腔狭窄。

（1）CT 图像：见图 10-13。

（2）气管镜图像：可见气管上段中度狭窄（图 10-14），管壁瘢痕增生（图 10-15）。

（3）OCT 图像及分析：OCT 扫描成像图及其分析见图 10-16~ 图 10-18。

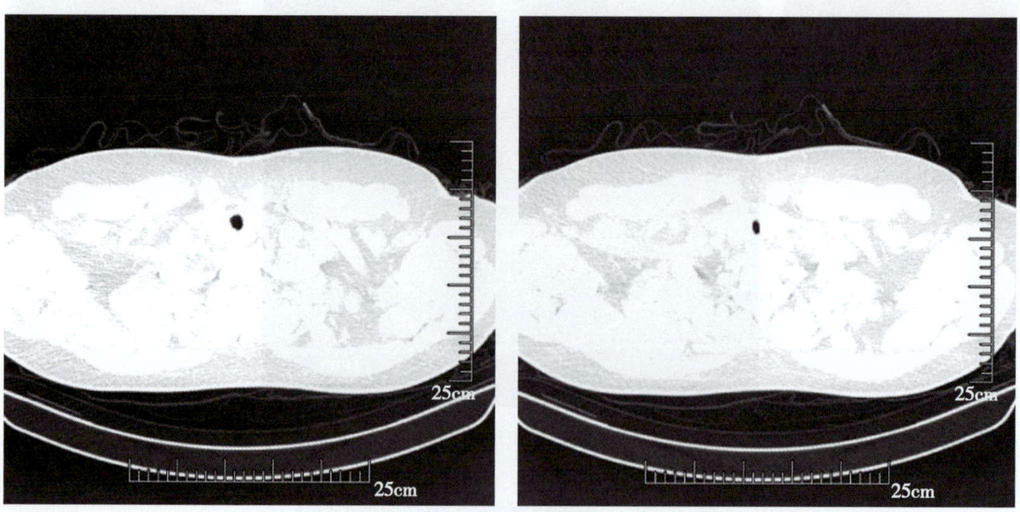

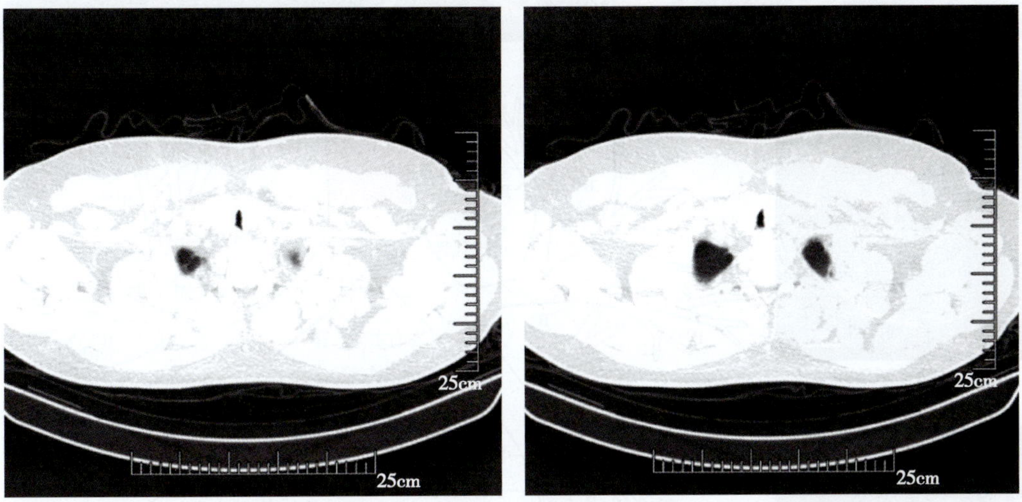

图 10-13　患者胸部 CT 影像

可见胸廓入口段（约平 C_5~T_2 水平）管壁增厚，现较厚处约 6mm，管腔狭窄

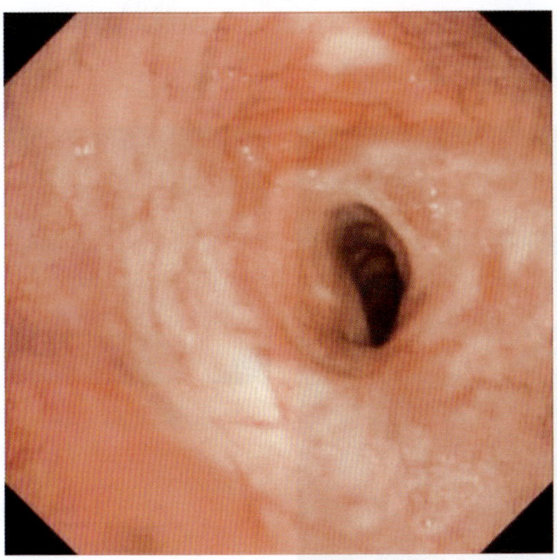

图 10-14　气管上段

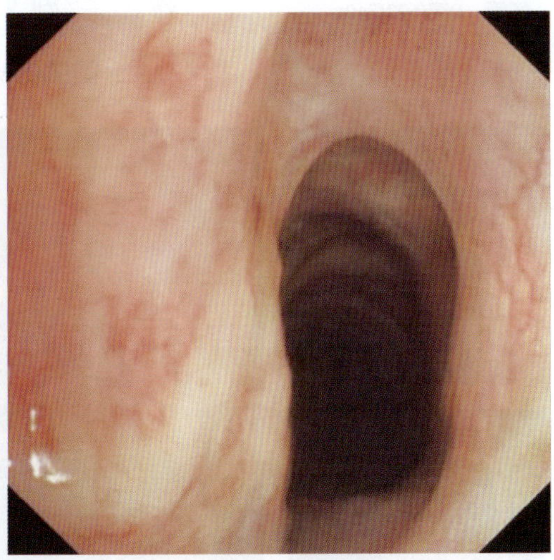

图 10-15　气管上段

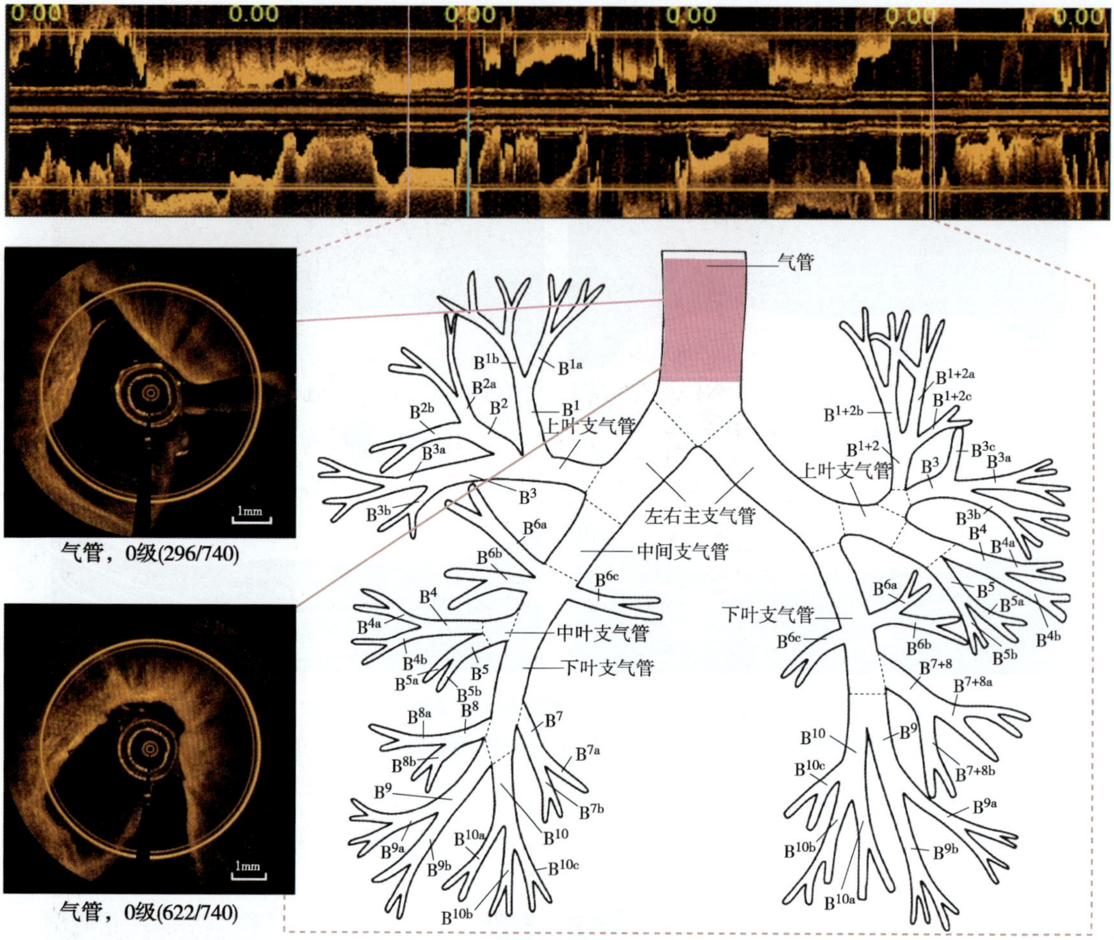

图10-16 图像在纵截面和支气管的位置

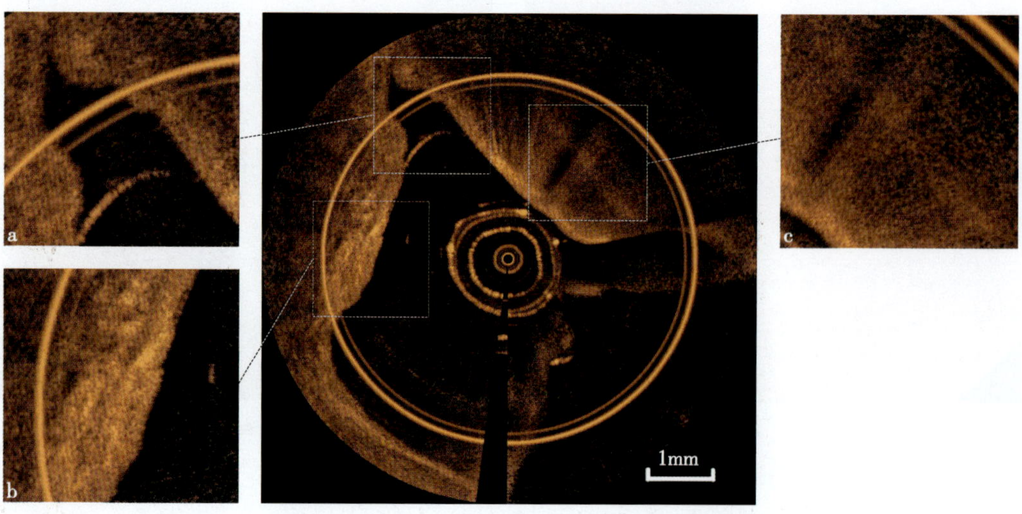

a：管壁明显扭曲，管腔形态异常，局部成角；b：管壁局部气道上皮萎缩或脱落，可见管壁组织信号强度增强，组织层次模糊，胶原沉积，瘢痕增生；c：软骨形态异常，提示存在软骨破坏的可能

图10-17 气管，0级（296/704）

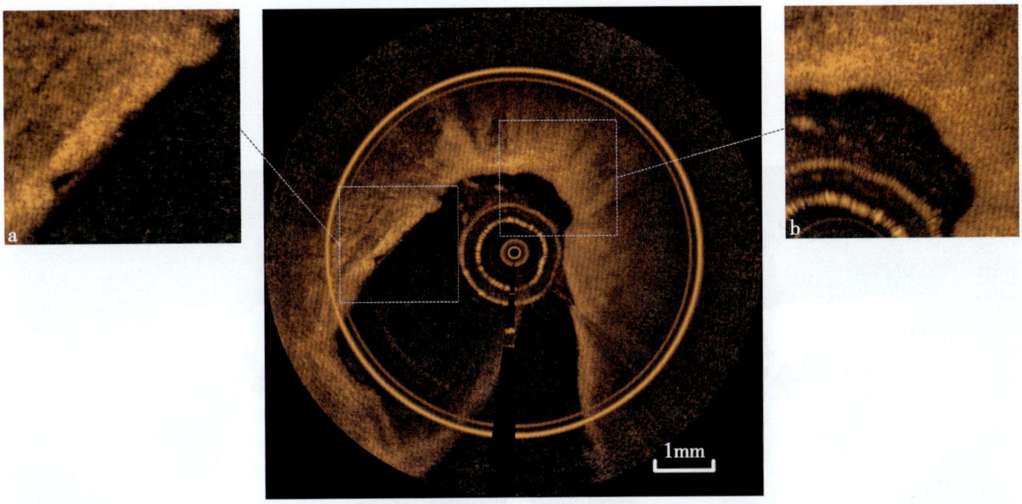

a：管壁扭曲，管腔形态异常，局部明显缩窄；b：管壁组织局部信号强度增强且变厚，组织层次不可辨认，提示瘢痕组织增生，大量胶原纤维沉积

图10-18　气管，0级（622/704）

【病例4】

袁××，男，59岁，诊断"支气管扩张合并感染"10余年，1年余前曾因气促加重行气管插管术，治疗后好转，但逐渐出现呼吸困难，胸部CT示上段气管局限性狭窄。

（1）CT图像：图10-19。

（2）气管镜图像：可见肉芽组织增生，管腔扭曲狭窄（图10-20）。

（3）OCT图像及分析：OCT扫描成像图及其分析见图10-21~图10-23所示。

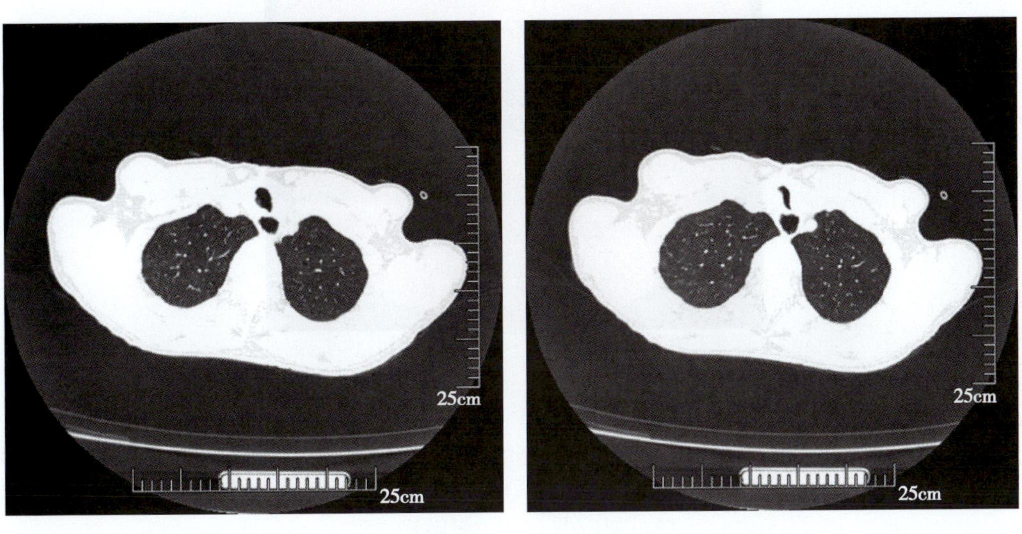

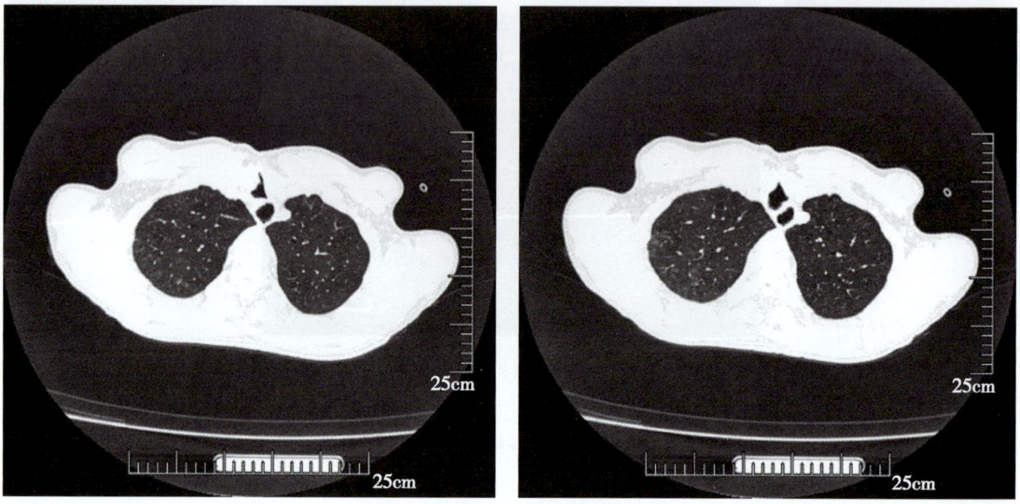

图10-19 患者胸部CT影像

可见上段气管局限性狭窄同前一致，考虑为气管插管的后遗改变；右上肺前段、右中间段及右中肺支气管近段考虑为不同程度的炎性狭窄

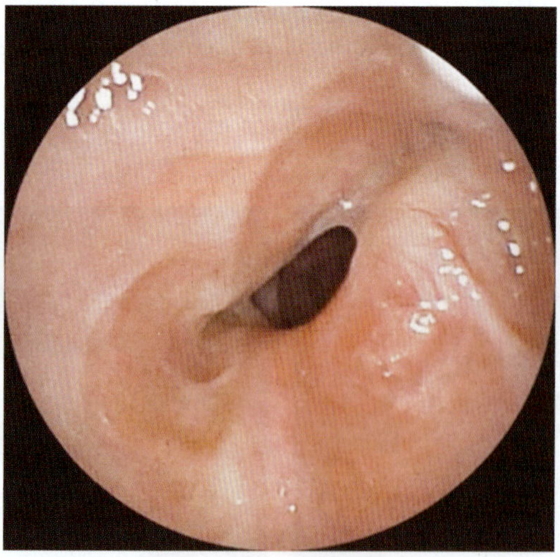

图10-20 气管上段

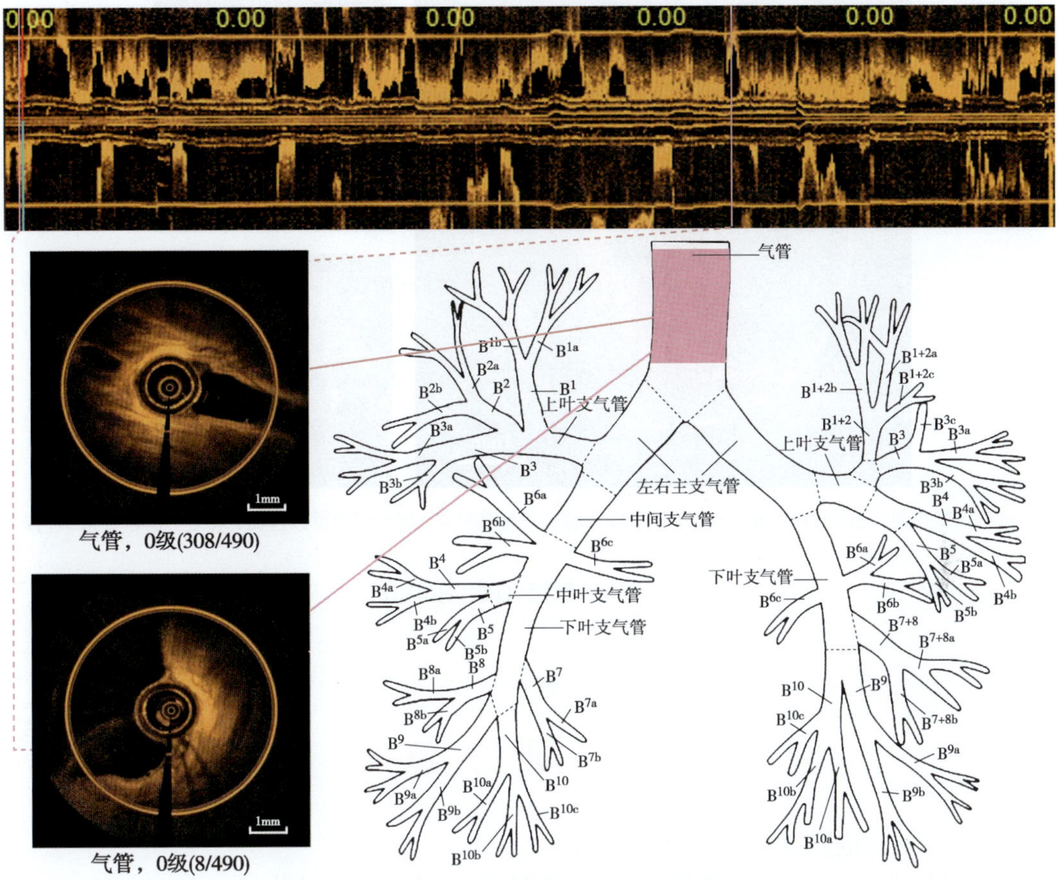

图10-21 图像在纵截面和支气管的位置

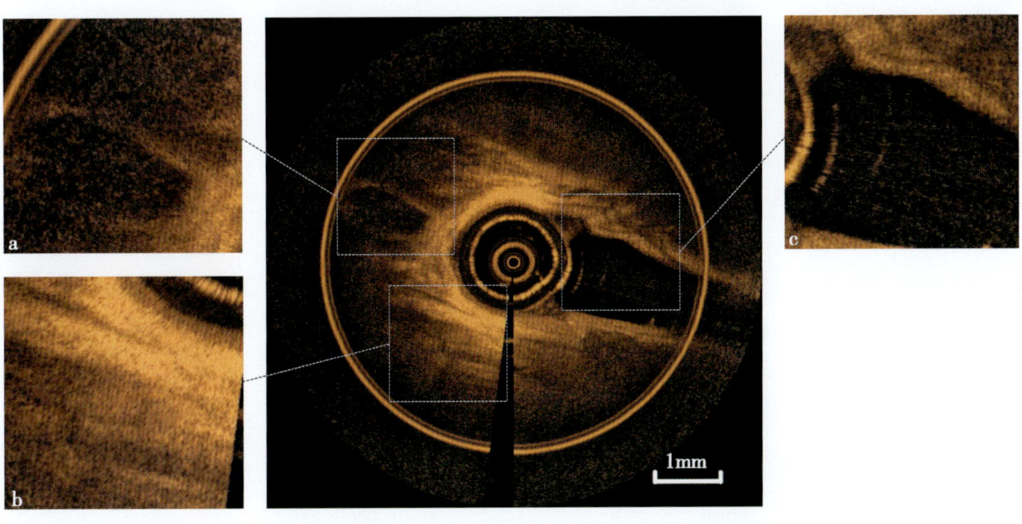

a：可见局灶低强度信号影和高强度信号条索影交替出现，提示气道壁组织破坏后修复，瘢痕增生；b：可见管壁信号强度增强，组织层次分界不清，软骨形态异常，提示管壁结构重塑及软骨破坏；c：可见管腔形态扭曲狭窄

图10-22 气管，0级（308/490）

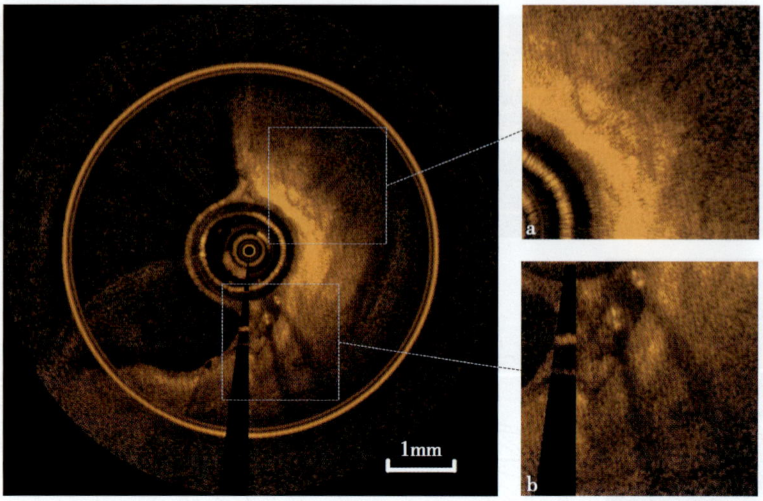

a：可见管壁扭曲，局部信号强度明显增强，呈现片状高强度信号影，组织层次难以辨认，未见明显软骨组织，提示管壁瘢痕组织形成，大量胶原纤维沉积；b：管腔形态扭曲变形

图10-23 气管，0级（8/490）

第二节 规律总结

气管狭窄对应的OCT图像特征表现如下。

1. 狭窄处常有管壁扭曲、管腔狭窄，甚至阻塞，腔内可有分泌物。
2. 管壁常见瘢痕组织形成，大量胶原纤维沉积，呈现为条索状或片状高强度信号影。
3. 管壁可见结构破坏，软骨形态缺如等表现。

第十一章

罕见呼吸道疾病 OCT 图谱

第一节　原发性支气管肺淀粉样变

原发性支气管肺淀粉样变是一种不可溶性淀粉样蛋白物质在气管、支气管、肺组织中沉积而引发的多样性临床综合征。其临床表现缺乏特异性，呼吸困难、咳嗽、咯血和声音嘶哑是支气管肺淀粉样变的常见症状。其诊断主要依靠组织活检病理学检查。OCT 检查可判断患者病变气道的位置及范围，评估病变严重程度，也可用于患者治疗前后的效果评估。

一、OCT 图像分析

【病例 1】

陆××，男，35 岁，咳嗽、咳痰及声音嘶哑 5 年。确诊为“喉气管淀粉样变”，放置支气管支架 1 年余，胸部 CT 显示左主支气管支架放入术后，气管、左右主支气管、叶支气管及部分段支气管起始处管壁增厚，以两侧壁为著，增厚管壁密度不均，可见点状、结节状、线状稍高及高密度影。

（1）CT 图像：见图 11-1。

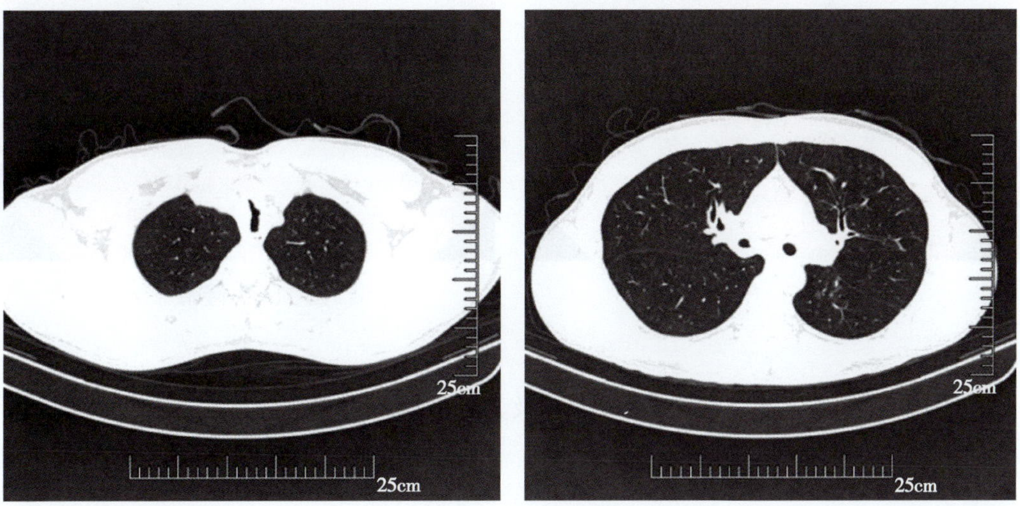

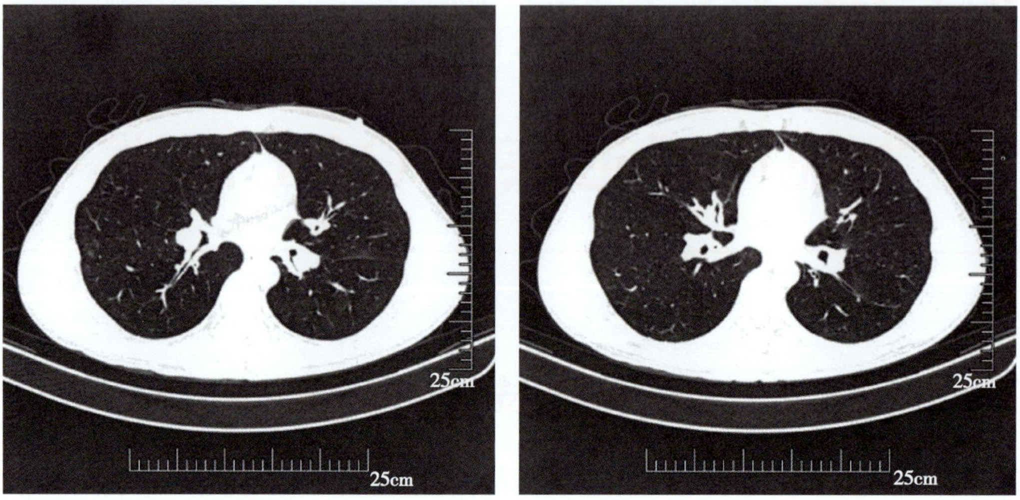

图 11-1 患者胸部 CT 影像

（2）气管镜图像：患者气管上段图像可见气管狭窄，黏膜粗糙，扭曲变形（图 11-2）；气管隆嵴图像可见气管狭窄，黏膜粗糙肿胀，扭曲变形，隆嵴欠锐利（图 11-3）。

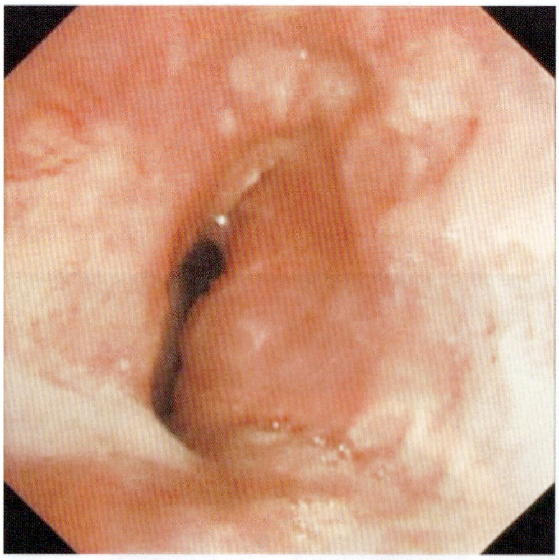

图 11-2 气管上段

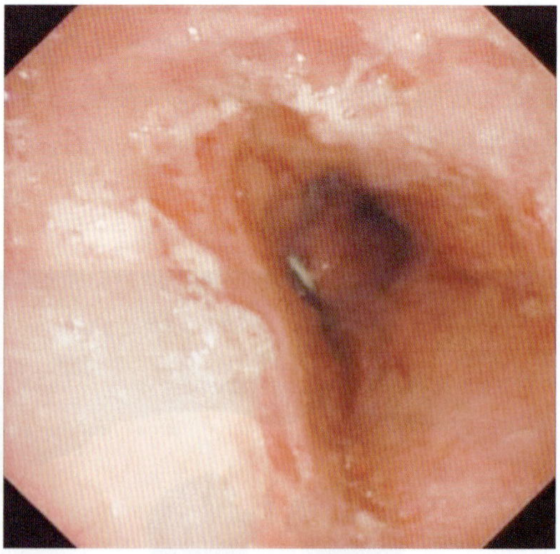

图 11-3 隆嵴

（3）OCT 图像及分析：OCT 扫描成像图及其分析见图 11-4~ 图 11-7。

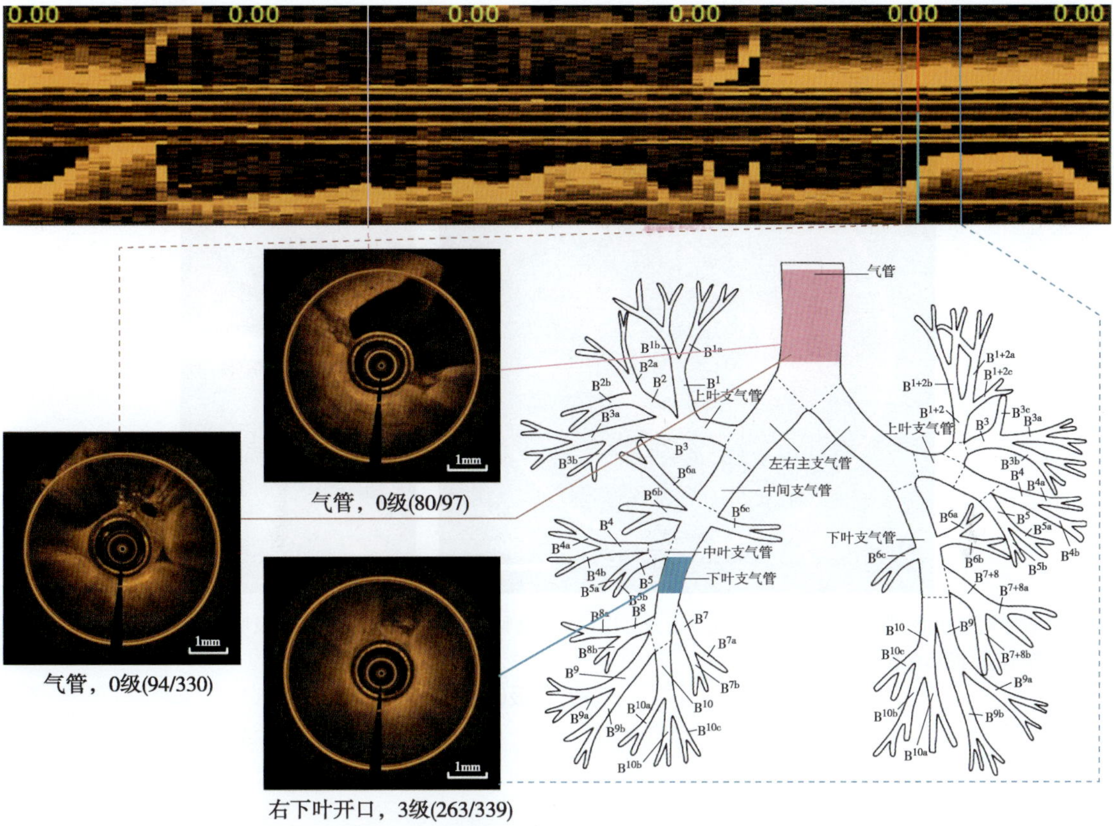

图 11-4　图像在纵截面和支气管的位置

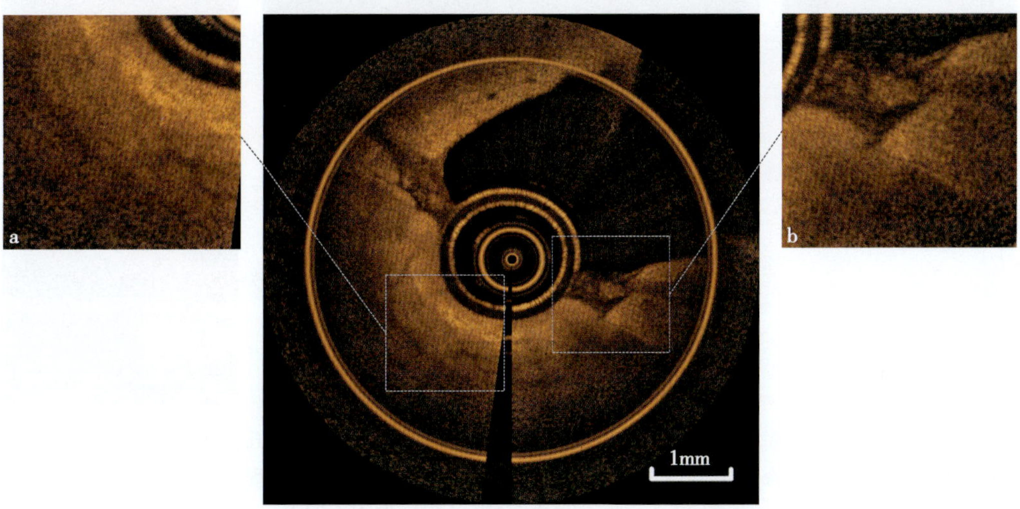

a：可见管壁黏膜、黏膜下层反射强度均匀增强，管壁显著增厚及肿胀，分界不清，呈现为大片高亮影，提示管壁淀粉样蛋白物质沉积伴气道炎症；b：管腔明显缩窄，腔内可见少量分泌物

图 11-5　气管，0 级（80/97）

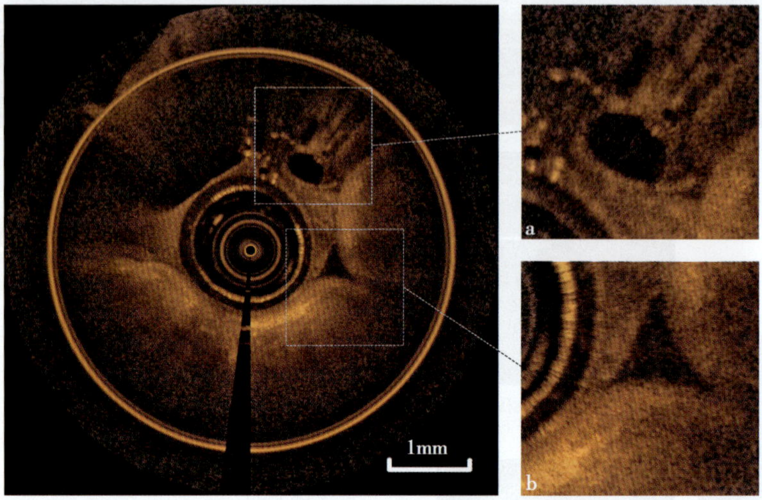

a：管腔明显扭曲、形态异常，腔内可见少量分泌物；b：管壁黏膜和黏膜下层显著增厚及肿胀，鼓起呈圆丘状，组织层次分界不清，提示存在管壁炎症的可能

图11-6 气管，0级（94/330）

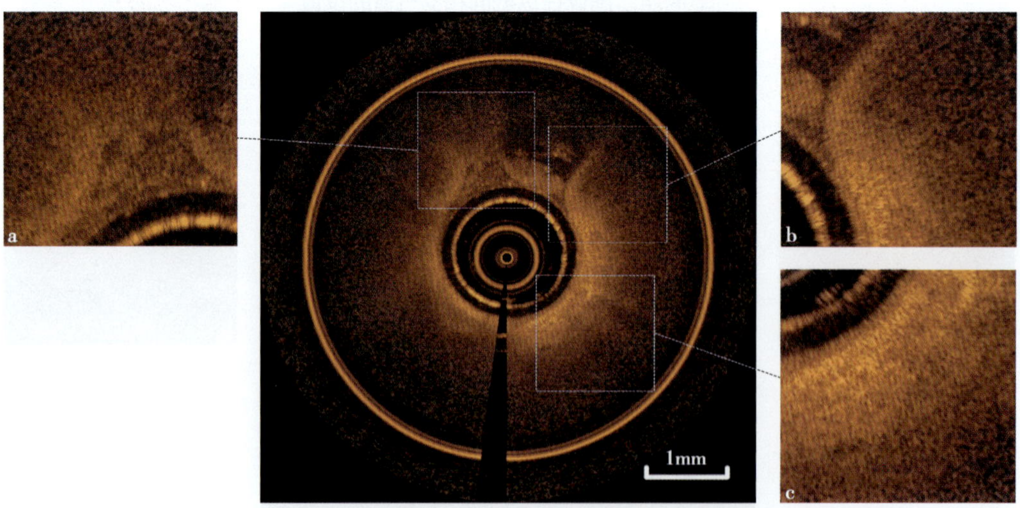

a：管腔明显扭曲、形态异常，腔内可见较多分泌物；b：管壁显著增厚及肿胀，局部丘状隆起，组织层次分界不清，提示管壁淀粉样蛋白物质沉积及炎症可能；c：可见管壁黏膜、黏膜下层信号均匀增强，呈现为大片高强度信号影

图11-7 右下叶支气管，3级（263/339）

【病例 2】

曾 × ×，女，52 岁，咳嗽、咳痰 4 个月余，外院支气管镜检查示“气管、支气管病变：淀粉样变？”。胸部 CT 显示气管、左右主支气管、叶支气管及部分段支气管起始处管壁增厚，增厚管壁密度不均，可见点状、结节状、线状稍高及高密度影，右中肺、左上肺下舌段及双下肺支气管稍扩张合并感染，右肺散在炎症。

（1）CT 图像：见图 11-8。

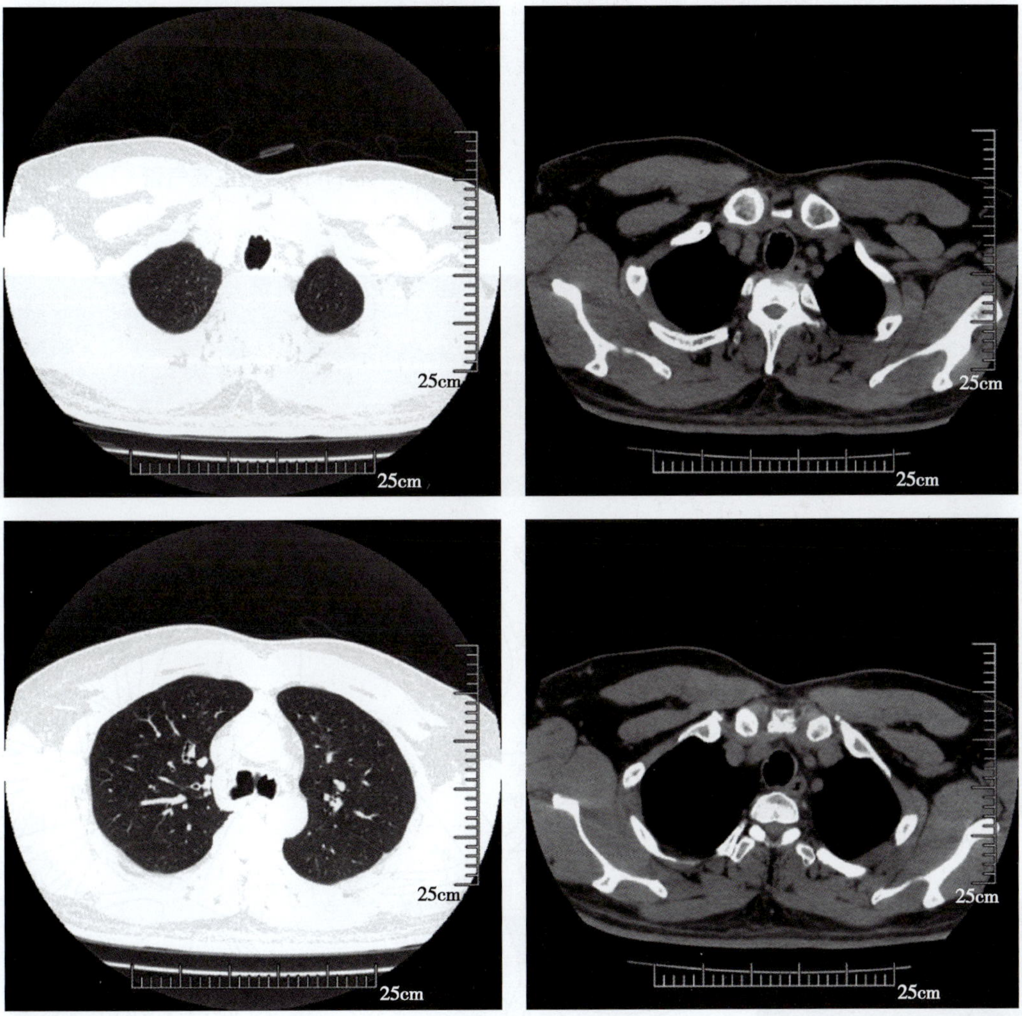

图 11-8　患者胸部 CT 影像

（2）气管镜图像：气管中段可见黏膜弥漫多发小结节（图 11-9）；右主支气管可见黏膜弥漫多发小结节，黏膜充血（图 11-10）。

（3）OCT 图像及分析：OCT 扫描成像图及其分析见图 11-11~ 图 11-13。

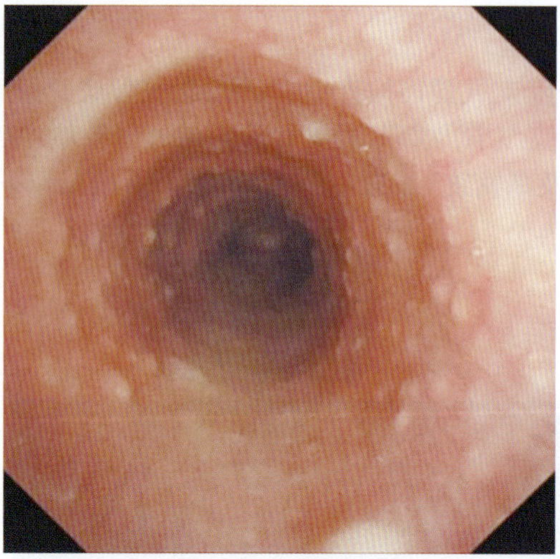

图 11-9 气管中段

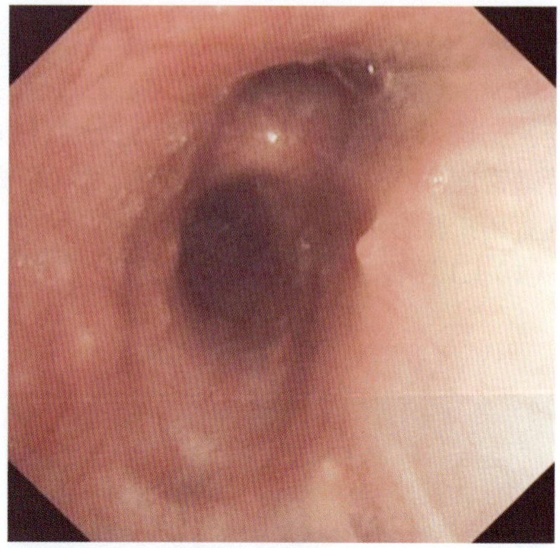

图 11-10 右主支气管

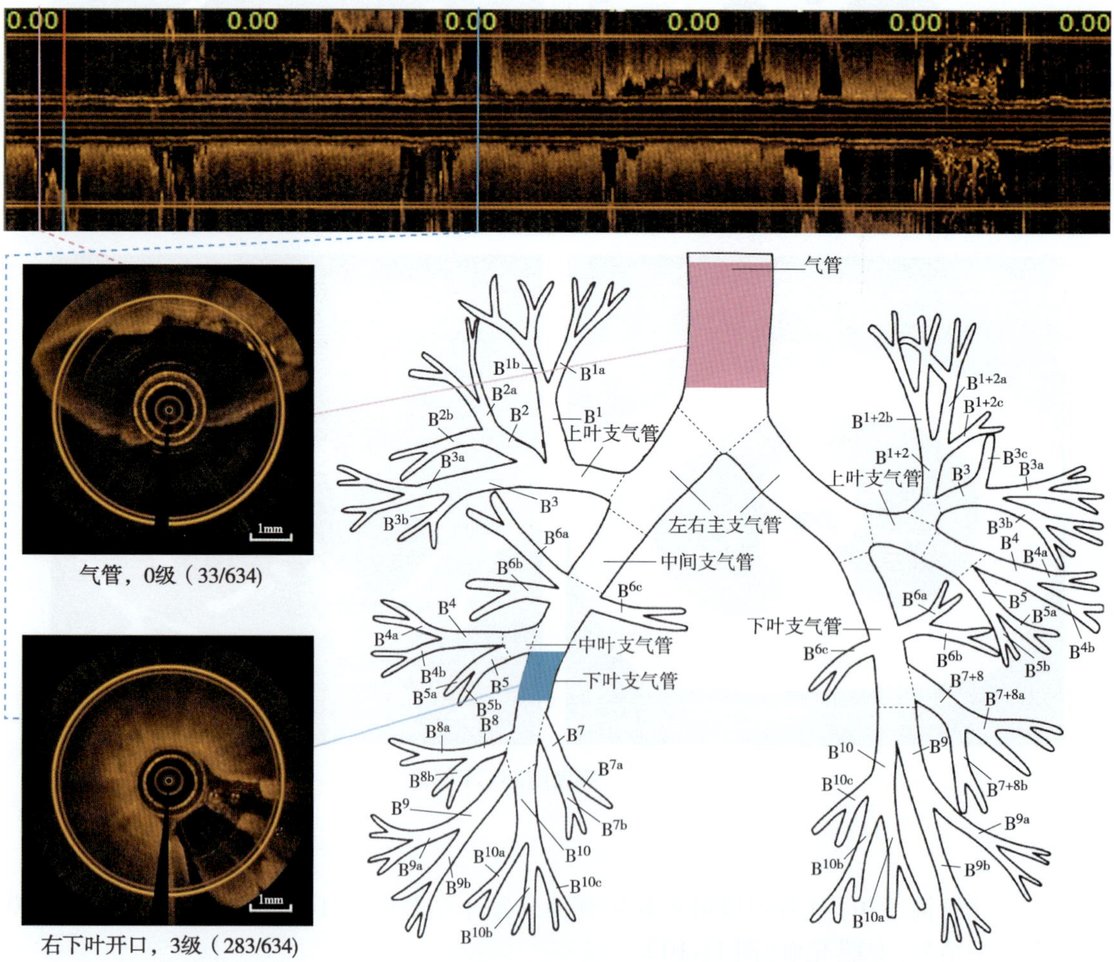

图 11-11 图像在纵截面和支气管的位置

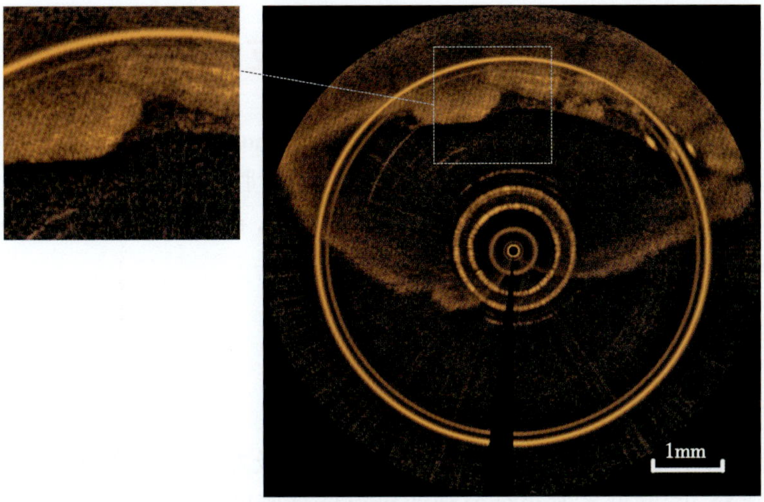

图11-12　气管，0级（33/634）

管壁局部黏膜、黏膜下层反射强度增强，呈现片状高亮影；局部增厚及肿胀，形成异常突起，组织层次分界不清，提示管壁淀粉样蛋白物质沉积及存在局部炎症的可能

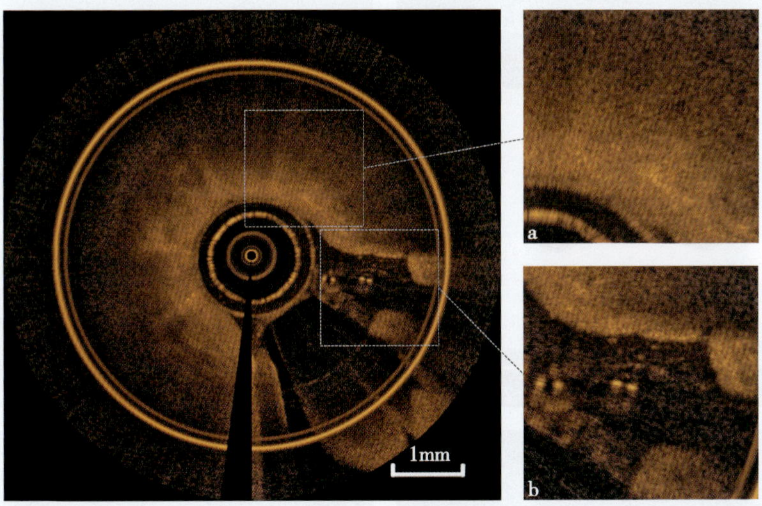

a：可见管壁黏膜、黏膜下层信号均匀增强，呈现为大片高强度信号影；管壁显著增厚，局部扭曲及隆起，组织层次分界不清，提示管壁淀粉样蛋白物质沉积及存在炎症可能；b：管腔明显扭曲、形态异常，局部形成凹槽，腔内可见较多分泌物

图11-13　右下叶支气管，3级（283/634）

二、规律总结

原发性支气管肺淀粉样变对应OCT图像特征表现如下。

1. 管壁可见反射强度增强，提示管腔内淀粉样蛋白物质沉积，组织层次难以分辨，伴有增厚、扭曲、肿胀和局部凸起。

2. 管腔可见形态异常、扭曲缩窄，腔内可见分泌物潴留。

第二节 骨化性气管支气管病

骨化性气管支气管病（tracheobroncheopathia osteochondroplastica，TO）是指气管和支气管黏膜下有多发性骨质或软骨组织结节状增生并凸向管腔的良性病变。目前支气管镜检查是诊断 TO 的"金标准"。其支气管镜下表现具有特征性，在气管远端 1/3 和主支气管近端腔内可见多发性黄白色结节状或针状赘生物。

一、OCT 图像分析

【病例 1】

万 ×，男，40 岁，咳嗽半年余。胸部 CT 显示气管及左主支气管的软骨环欠连续光整，管腔略不规则狭窄，管壁见多发小结节样或斑点样高密度影突向管腔内，考虑骨化性气管支气管病的可能性大。

（1）CT 图像：见图 11-14。

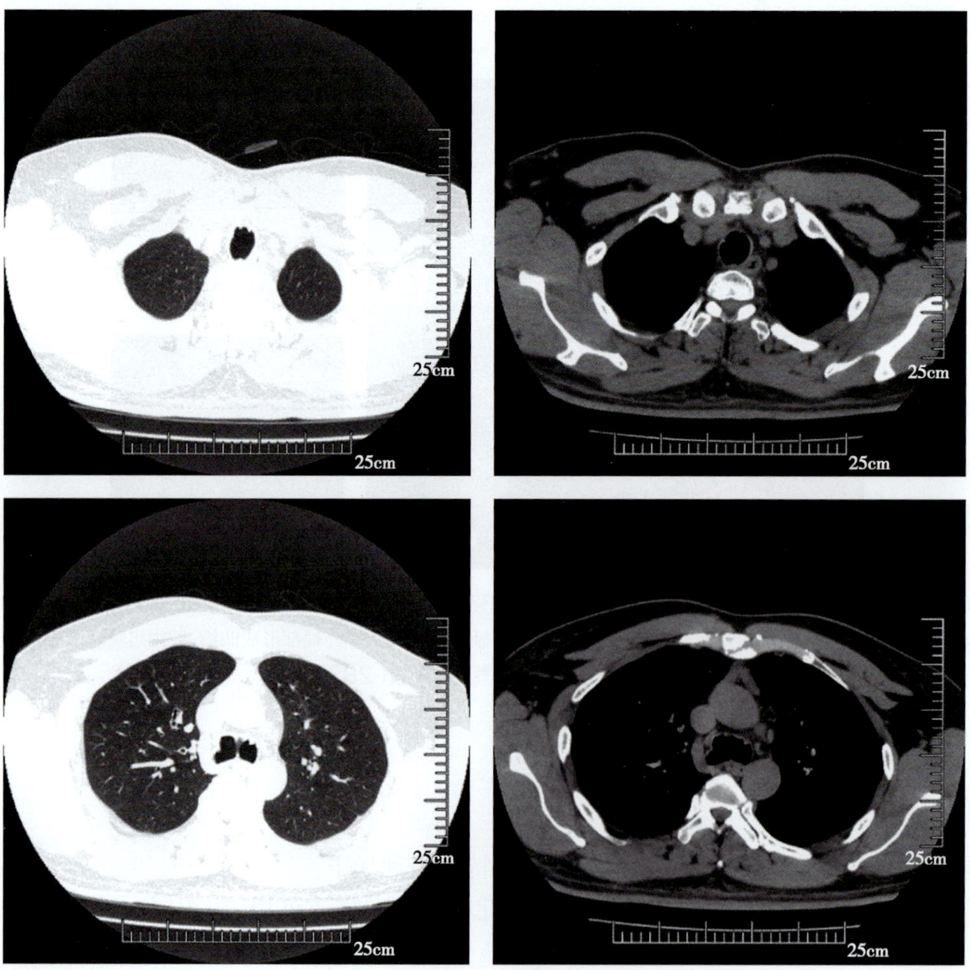

图 11-14 患者胸部 CT 影像

（2）气管镜图像：气管中段图像可见气管黏膜多发结节样凸起，沿软骨环分布，黏膜充血（图 11-15~ 图 11-16）。

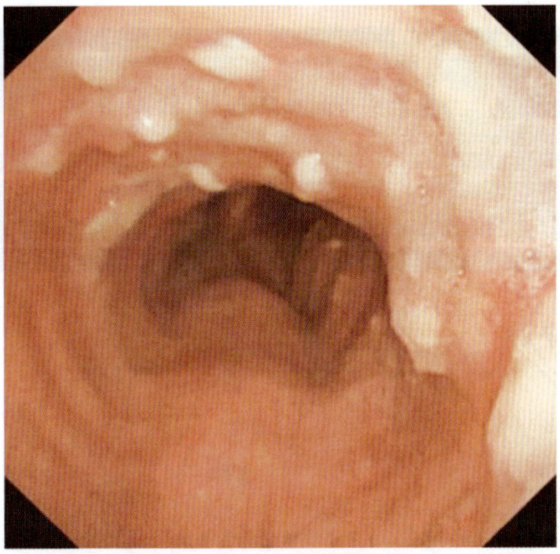

图 11-15　气管中段

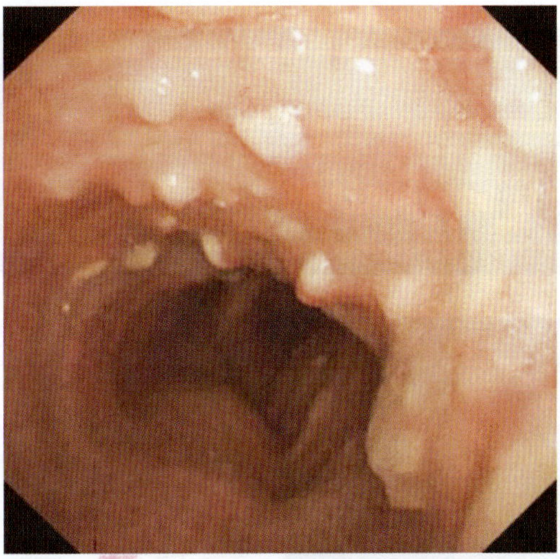

图 11-16　气管中段

（3）病理结果：部分黏膜上皮鳞状化生，部分角化，大量中性粒细胞浸润，黏膜下另见少许骨化灶（图 11-17）。

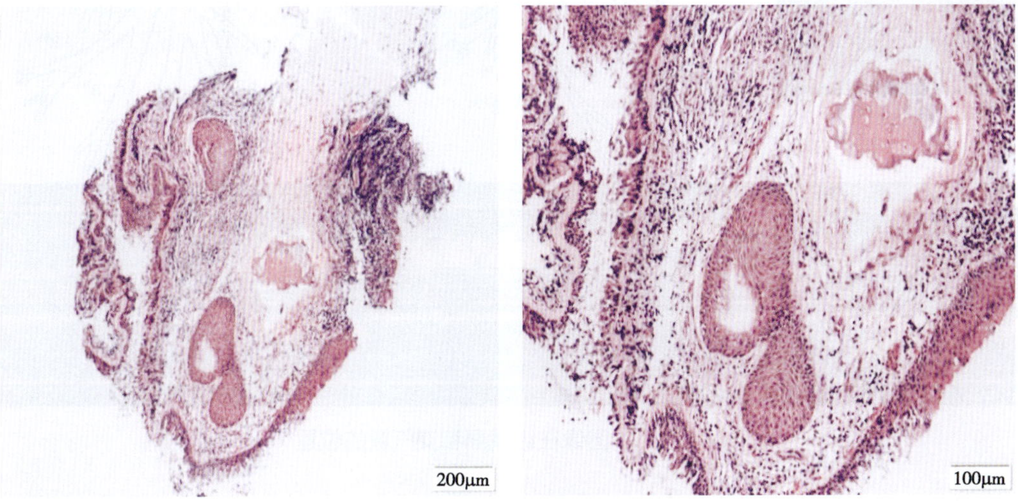

图 11-17　病理图

（4）OCT 图像及分析：OCT 扫描成像图及其分析见图 11-18~ 图 11-20。

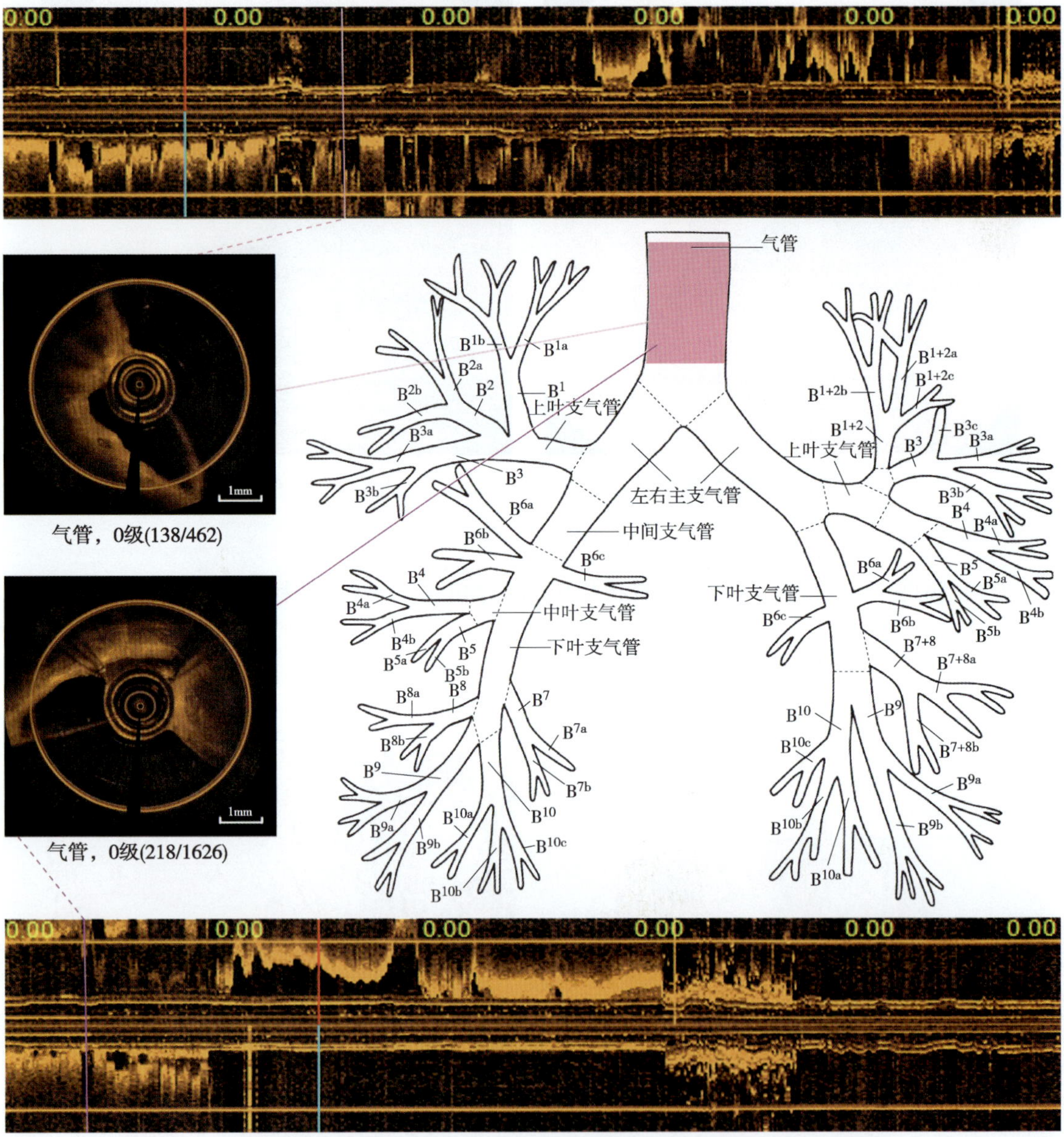

图 11-18 图像在纵截面和支气管的位置

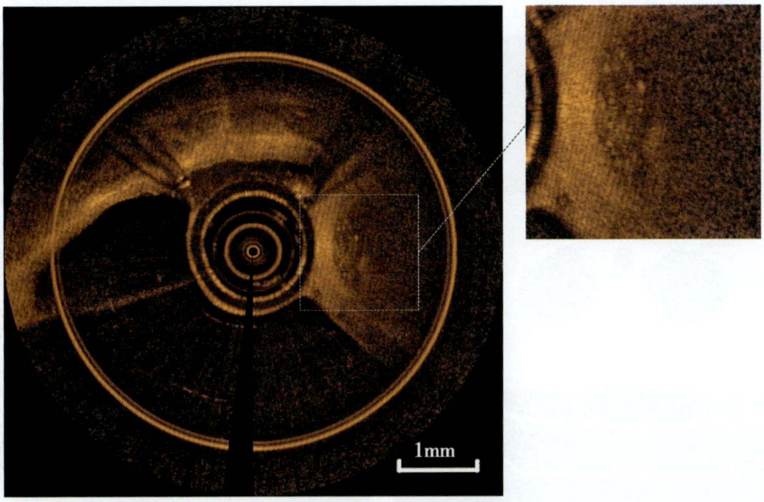

图 11-19　气管，0 级（218/1626）

可见管壁局部扭曲，凸向管腔，呈现为圆丘状异常凸起，可见凸起深部的低强度信号影，提示骨化病灶

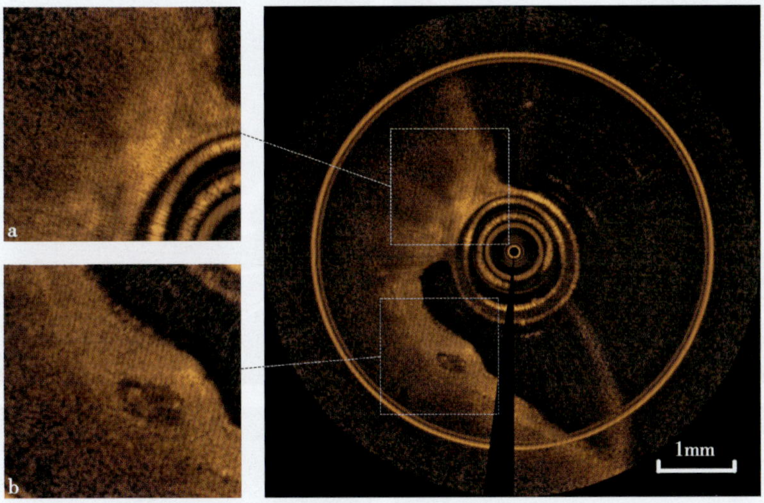

a：可见管壁上皮层萎缩变薄；局部扭曲，信号增强，凸向管腔，呈现为高强度、丘状异常凸起，提示局部骨化可能；b：可见类圆形局灶性低强度信号影，提示黏膜下层异常软骨灶

图 11-20　气管，0 级（138/462）

【病例 2】

杜 × ×，男，41 岁，咳嗽、咳痰 2 个月余。当地医院电子支气管镜检查发现：气管、左右主支气管及左侧支气管黏膜表面凹凸不平，考虑气管弥漫性病变。胸部 CT 显示气管及左右主支气管管壁稍增厚，并可见多发小结节样高密度灶突入管腔内，气管膜部未见明显受累，部分气管管腔形态稍不规则；腔内外未见明显占位。

（1）CT 图像：见图 11-21。

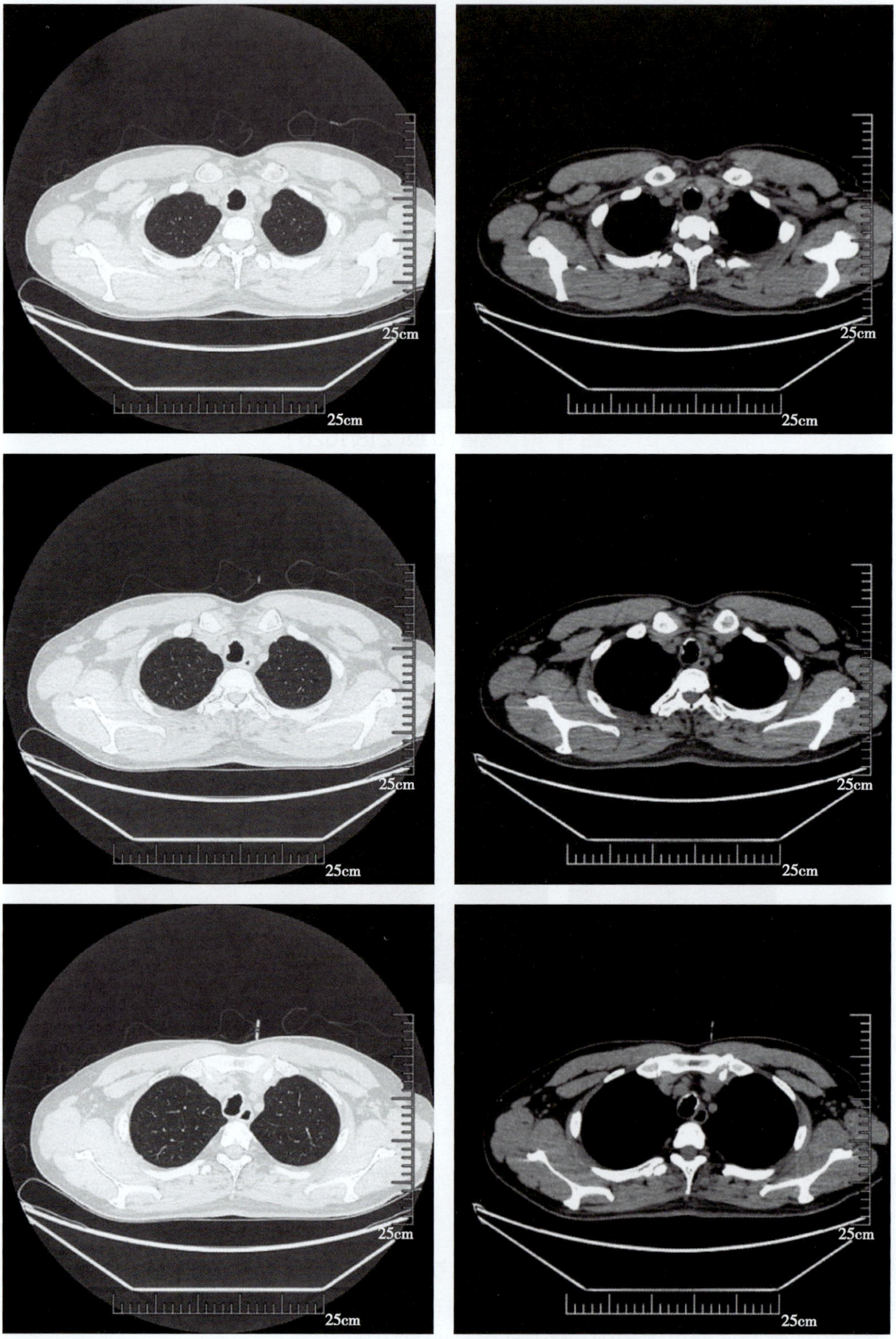

图 11-21 患者胸部 CT 影像

（2）气管镜图像：气管上段（图 11-22）和隆嵴（图 11-23）可见黏膜表面粗糙，有不规则结节凸起，触之质硬。

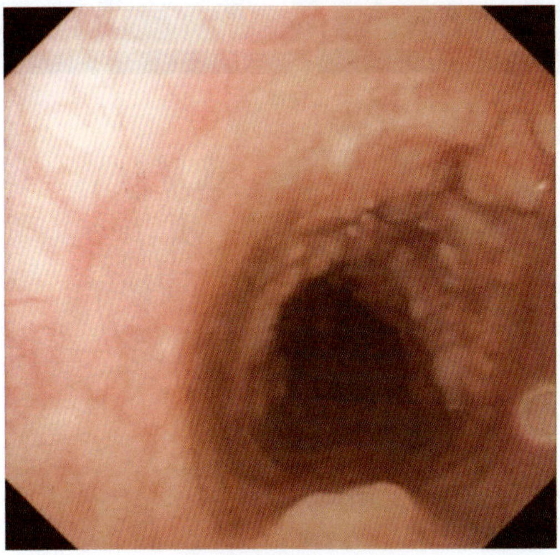

图 11-22　气管上段

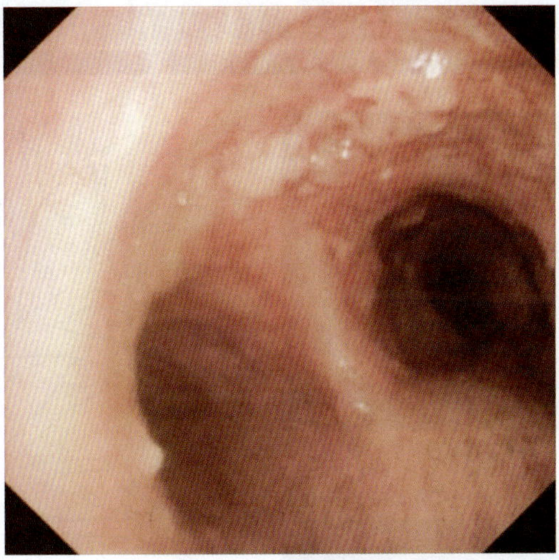

图 11-23　隆嵴

（3）病理结果：送检的气道黏膜表面被覆鳞状上皮，上皮下见多量慢性炎细胞浸润，周围可见游离的角化物和伴有脂肪髓形成的骨组织，组织改变考虑为骨化性气管支气管病（图 11-24）。

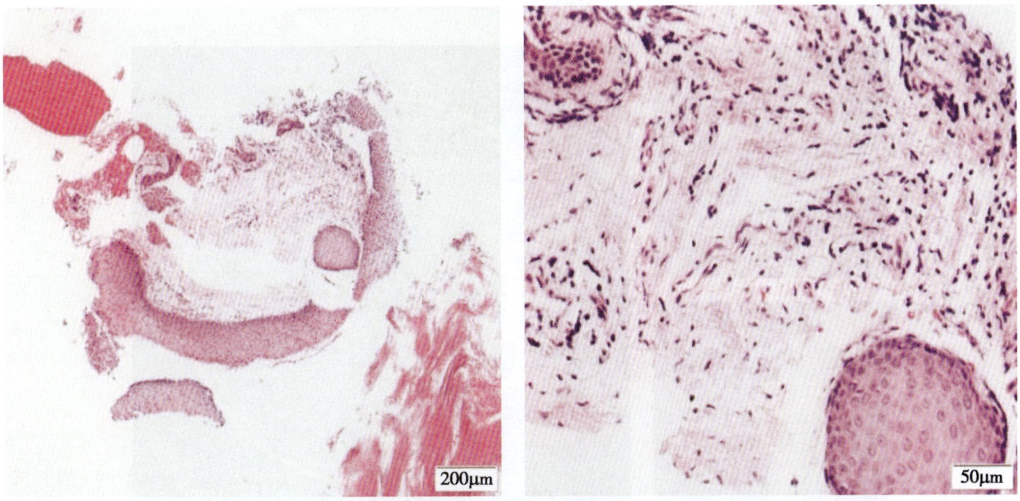

图 11-24　病理图

（4）OCT 图像及分析：OCT 扫描成像图及其分析见图 11-25~ 图 11-27。

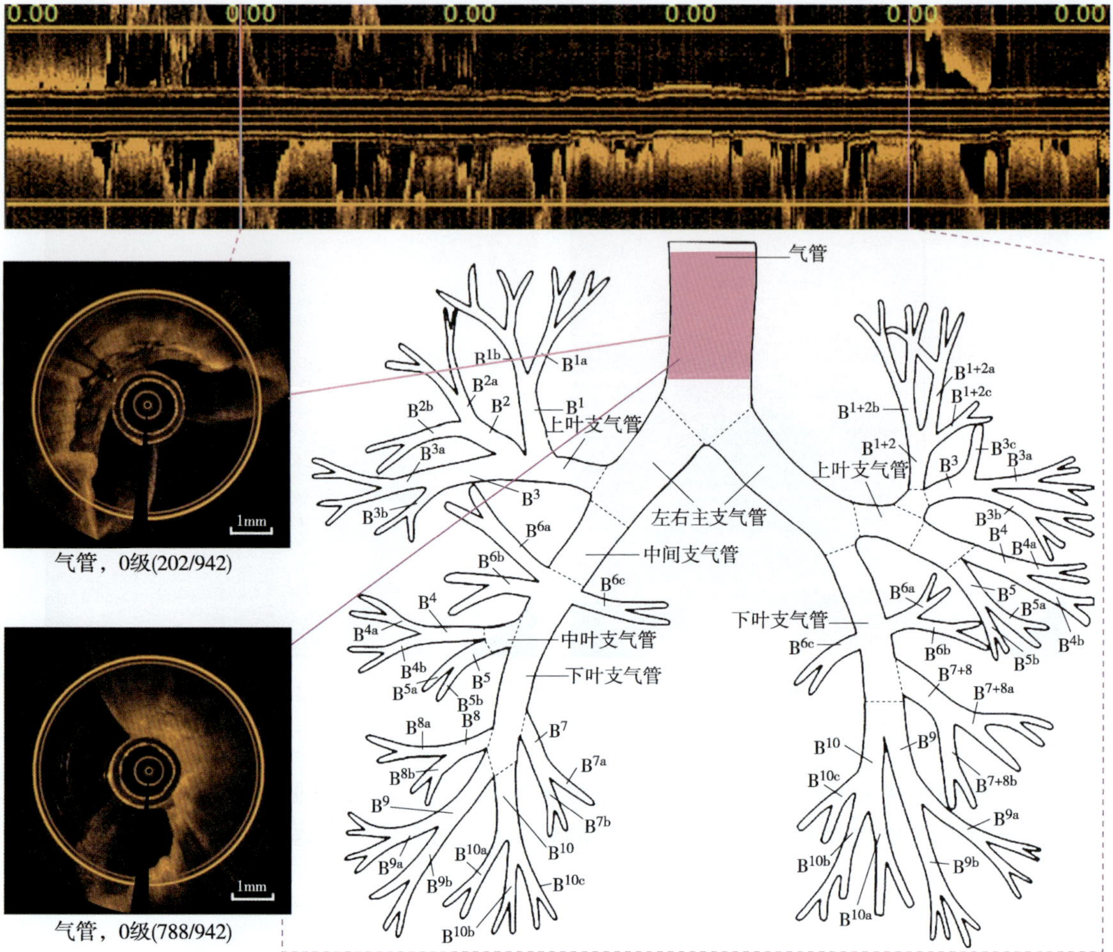

图 11-25 图像在纵截面和支气管的位置

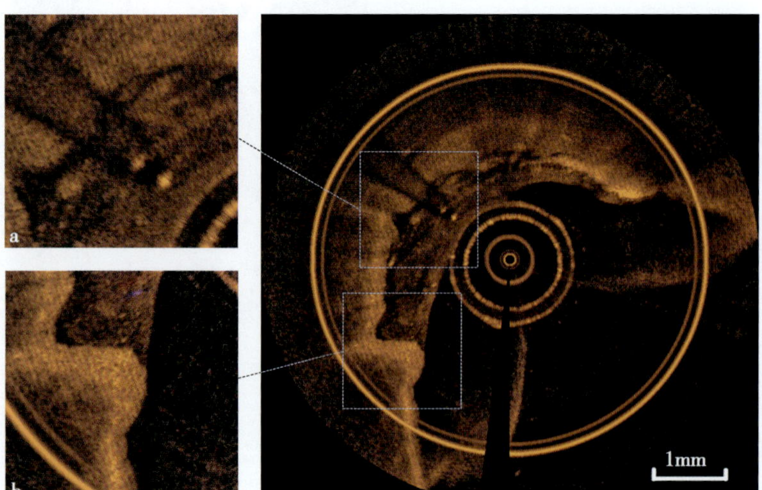

a：管腔内可见较多分泌物；b：管壁可见黏膜层信号增强，与黏膜下层分界不清，正常结构层次难以辨认，上皮层萎缩变薄，局部发生异常扭曲，形成凸向管腔的结节状凸起，提示黏膜层受累可能

图 11-26 气管，0 级（202/942）

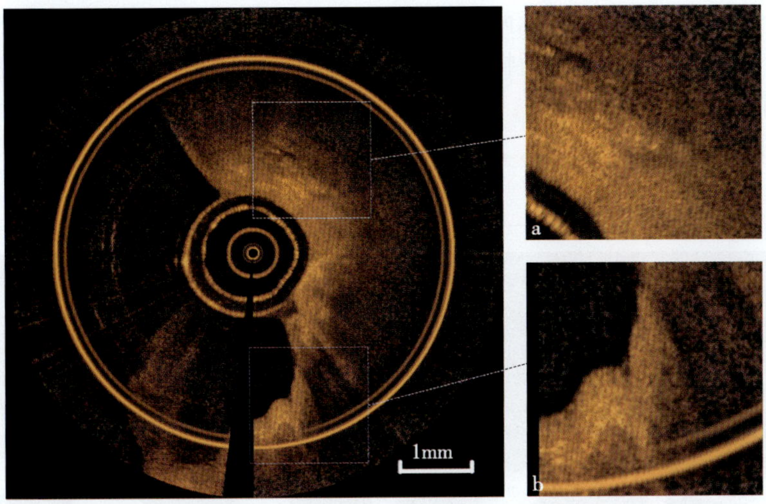

a：可见管壁信号增强，黏膜层与黏膜下层分界不清，正常结构层次难以辨认；b：上皮层萎缩变薄，局部发生异常扭曲，提示黏膜层、黏膜下层骨化灶存在的可能

图11-27　气管，0级（788/942）

二、规律总结

骨化性气管支气管病对应OCT图像特征表现如下。

1. 管壁常见信号增强或低强度信号灶，提示局部骨化灶；正常结构层次常受破坏，管壁可见结节状或丘状凸向管腔的凸起。

2. 常见气道上皮萎缩变薄。

3. 管腔可能出现扭曲缩窄，腔内可见分泌物潴留。

第三节　闭塞性细支气管炎

闭塞性细支气管炎（bronchiolitis obliterans，BO）是一种少见的不可逆性慢性小气道阻塞性肺疾病，表现为反复的持续性咳嗽和喘息，运动不耐受，伴有难以消退的肺部喘鸣音及细湿啰音。肺活检行病理学检查是诊断BO的金标准。

在OCT检查中BO表现为气道形态的异质性，会存在类似慢阻肺的中小气道（第3~9级支气管）均缩窄伴气道壁增厚的情况。同时还会出现中等气道（第5~7级支气管）缩窄，但小气道（第7~9级支气管）扩张的特征性改变。

OCT可判断患者病变气道位置及范围，评估病变严重程度，对于患者进一步的临床干预有一定指导意义，也可用于患者治疗前后的评估。

一、OCT图像分析

【病例】

张××，女，45岁，火灾全身烧伤后咳嗽、咳痰、活动后气促8个月余，确诊“闭塞性细支气管炎”4个月余。胸部CT显示两肺透亮度不均匀，可见斑片状过度透亮区，可见马赛克样改变同前。气管、各大支气管通畅，可见支气管腔广泛管壁增厚、轻度扩张，部分腔内可见嵌塞征，同前一致。

（1）CT图像：见图11-28。

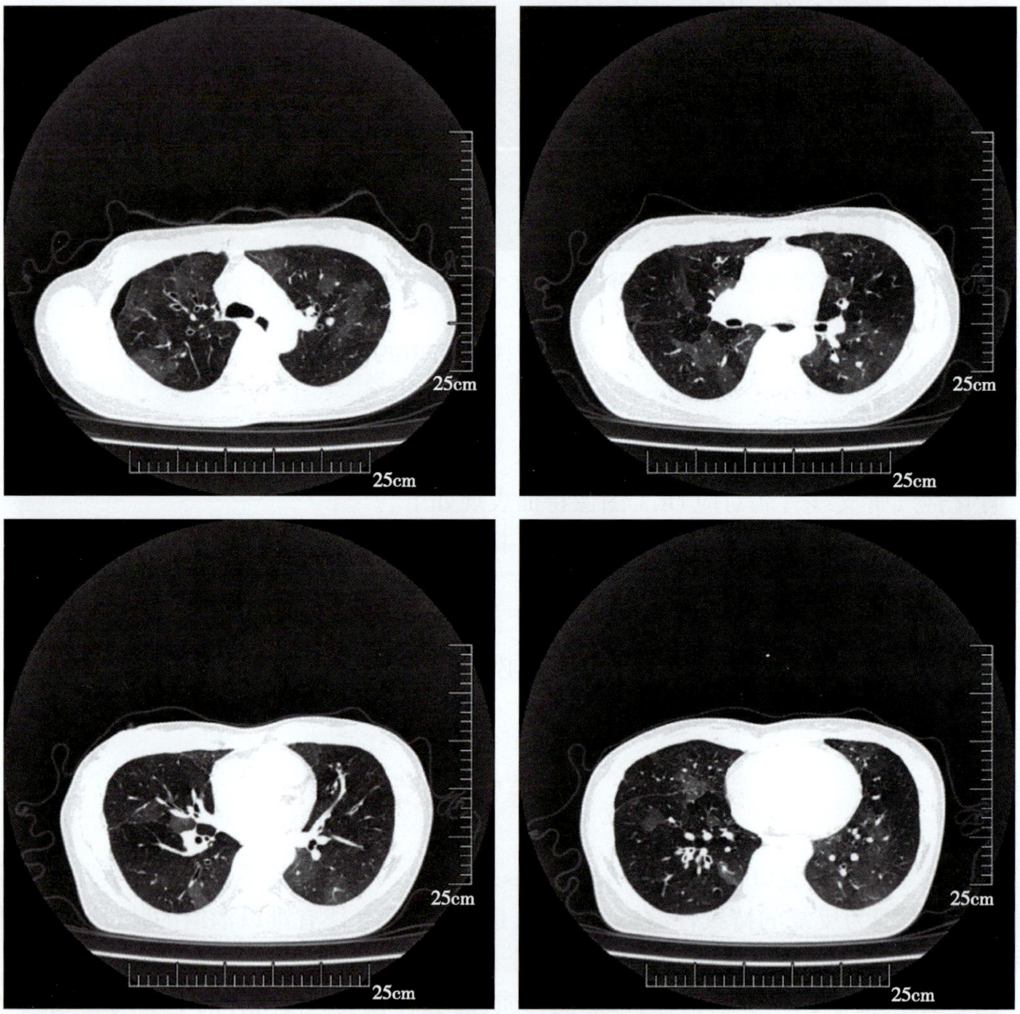

图11-28 患者胸部CT图像

（2）气管镜图像：腔内无明显异常（图11-29）。

（3）病理结果：支气管黏膜部分脱落，黏膜下间质内可见慢性炎症细胞浸润，邻近肺组织、肺泡腔内可见组织细胞，间隔灶性增宽，伴有纤维组织增生，散在淋巴细胞浸润，符合炎症性病变特征；支气管黏膜部分脱落，黏膜下间质内见慢性炎症细胞浸润，符合支气管黏膜慢性炎症表现（图11-30）。

（4）OCT图像及分析：OCT扫描成像图及其分析见图11-31~图11-33。

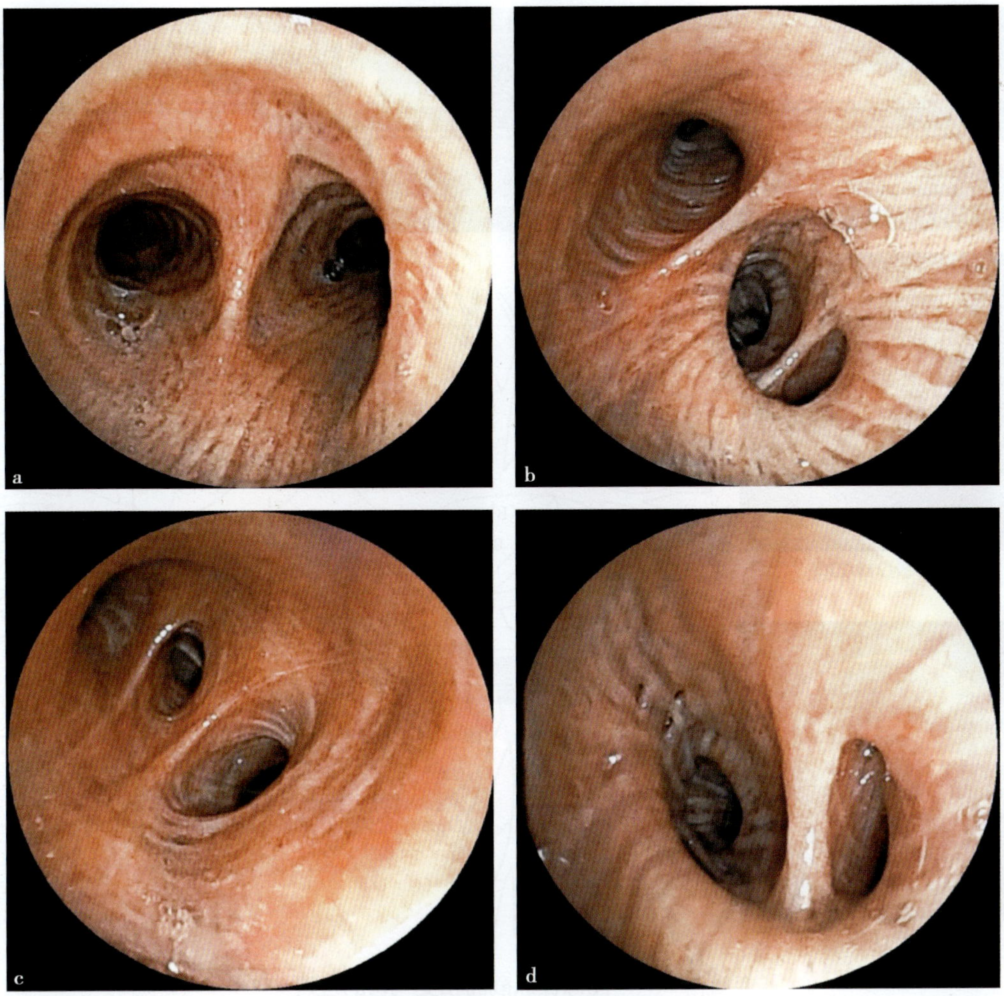

a：隆嵴；b：右中间段支气管；c：左上叶；d：左下叶

图 11-29 气管镜图像

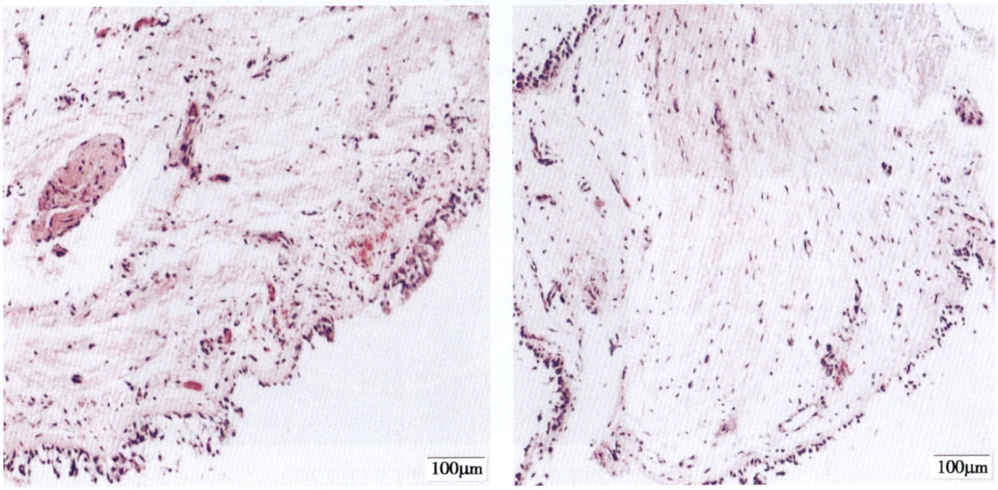

图 11-30 病理图

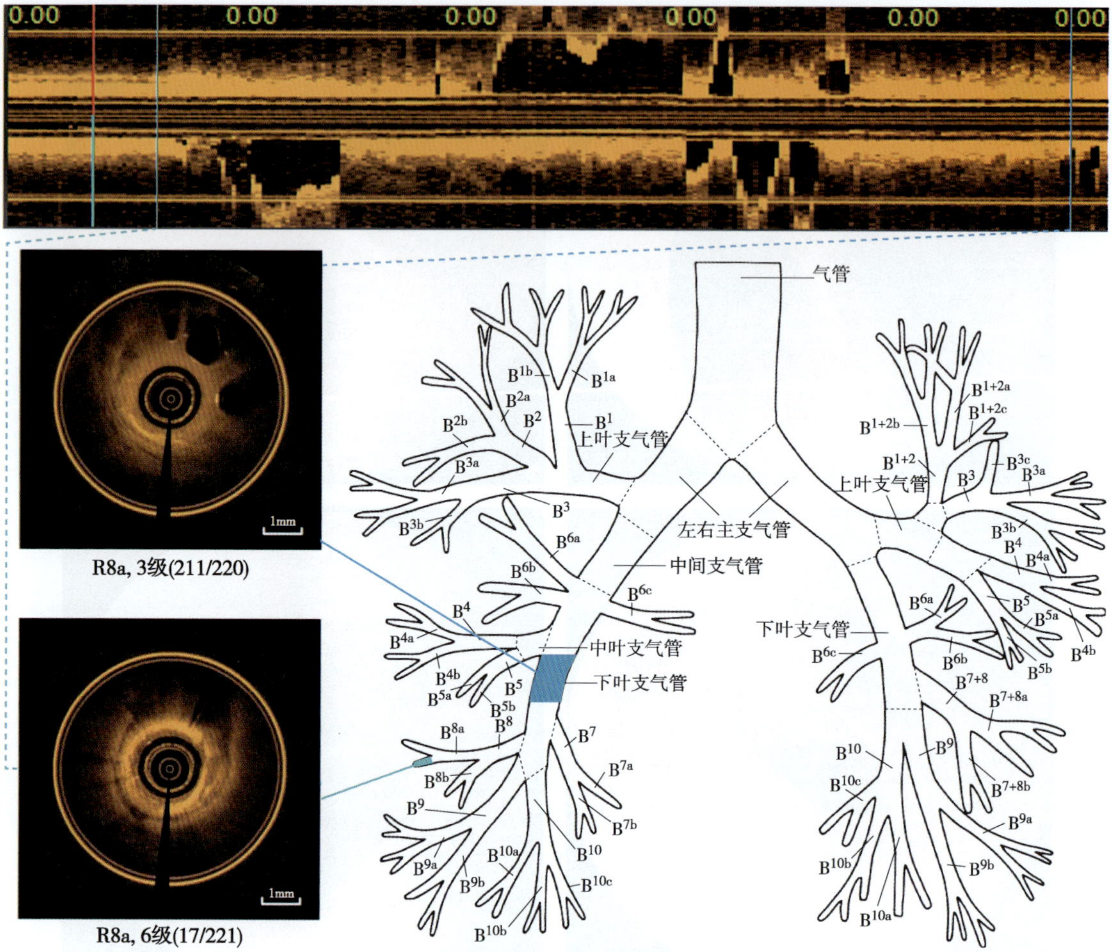

图 11-31 图像在纵截面和支气管的位置

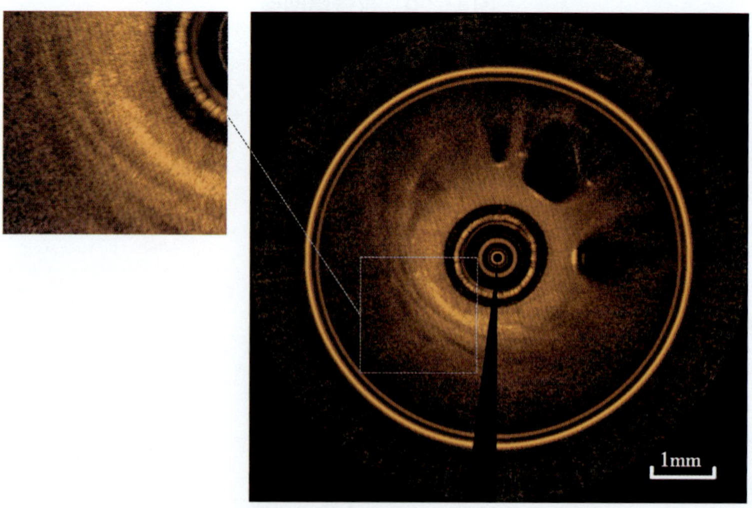

图 11-32 右下叶支气管，3 级（211/220）

管腔内中、高强度液状信号影填充，提示大量浓稠分泌物潴留

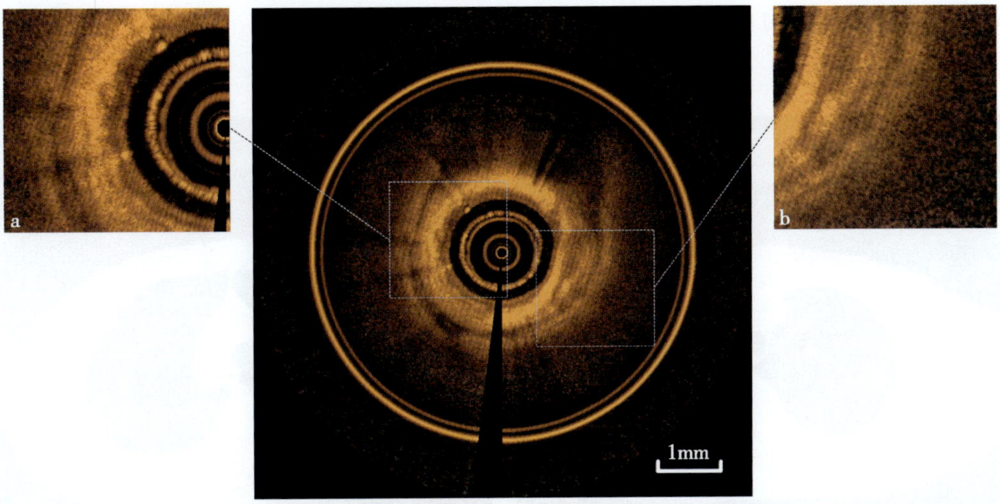

a：管腔显著缩窄；b：管壁组织层次难以分辨，管壁局部可见发暗的低强度信号灶，管壁周围可见低强度信号环形条带，提示局部水肿及管周组织水肿，存在慢性炎症可能

图11-33　右下叶前基底段支气管，6级（17/220）

二、规律总结

闭塞性细支气管炎对应OCT图像特征表现如下。

1. 中、小气道管腔狭窄及阻塞，管腔内可见分泌物潴留，远端气道可表现为支气管扩张伴大量分泌物潴留。

2. 气道周围组织可见低强度信号环形条带，管壁结构紊乱，呈慢性炎症改变。

第四节　淋巴管平滑肌瘤病

淋巴管平滑肌瘤病（lymphangioleiomyomatosis，LAM）是一种病因未明，由于平滑肌异常增殖导致支气管、淋巴管和小血管阻塞，并呈进行性发展的全身性疾病。该疾病的特点是肺泡平滑肌异常增生和肺实质囊性破坏，导致支气管、淋巴管和血管阻塞，而引起一系列继发性病理改变。临床表现以活动后呼吸困难，反复发作的自发性气胸、咳嗽、胸痛、痰中带血和乳糜胸等为主。

OCT探头可进入远端气道扫描成像，可观察到小气道周围肺组织的形态，帮助判断病变范围及其严重程度。

一、OCT图像分析

【病例】

黄××，女，29岁，发现双肺肺大疱8个月余，1个月前因咳嗽就诊，发现右侧气胸，胸部CT检查发现双肺弥漫肺大疱，考虑LAM。外院病理结果高度怀疑为淋巴管平滑肌瘤病。

（1）CT 图像：见图 11-34。

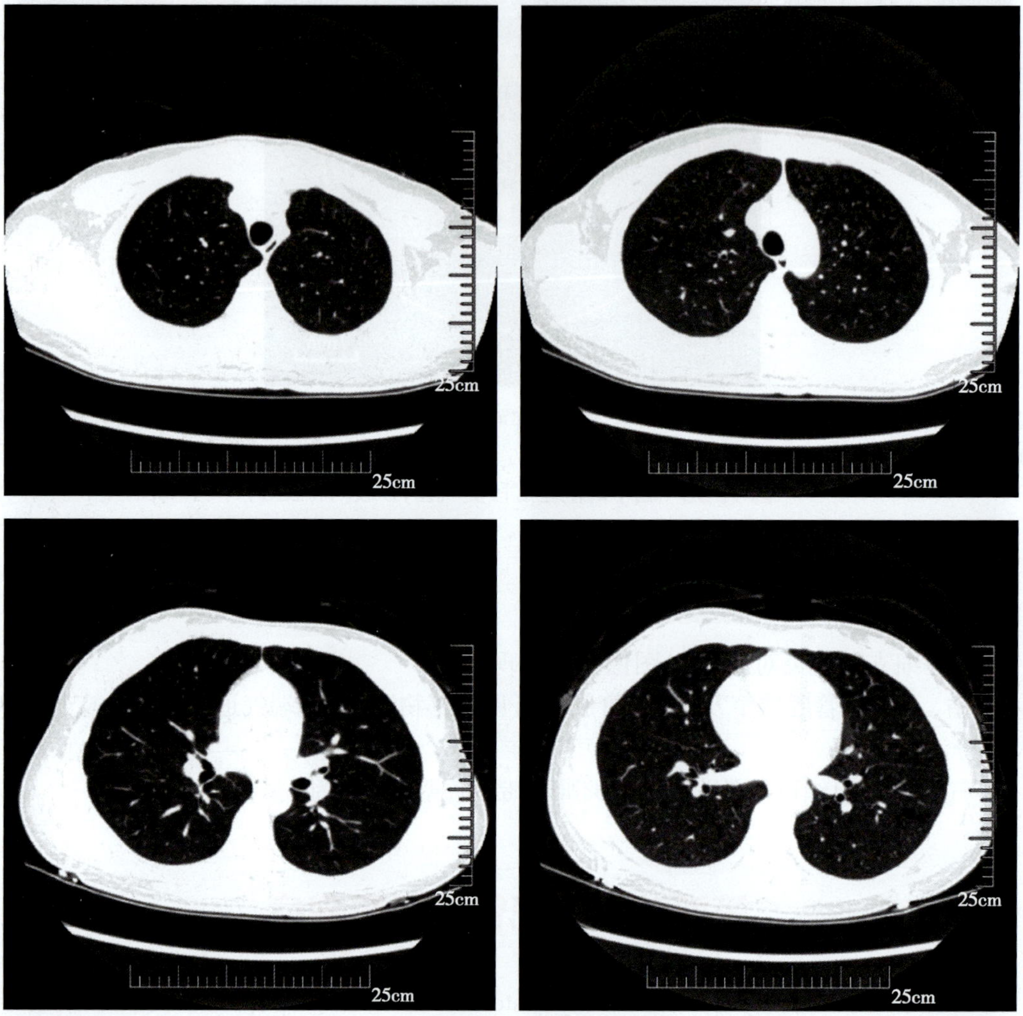

图 11-34 患者胸部 CT 影像

两肺透亮度减低，两肺见弥漫、大小不等的小囊状薄壁透亮影，直径为 2~10mm。气管及各大支气管通畅，未见明显狭窄或扩张，未见管壁增厚及腔内外肿物

（2）气管镜图像：气管镜检查未见明显异常（图 11-35）。

（3）OCT 图像及分析：OCT 扫描成像图及其分析见图 11-36~ 图 11-39。

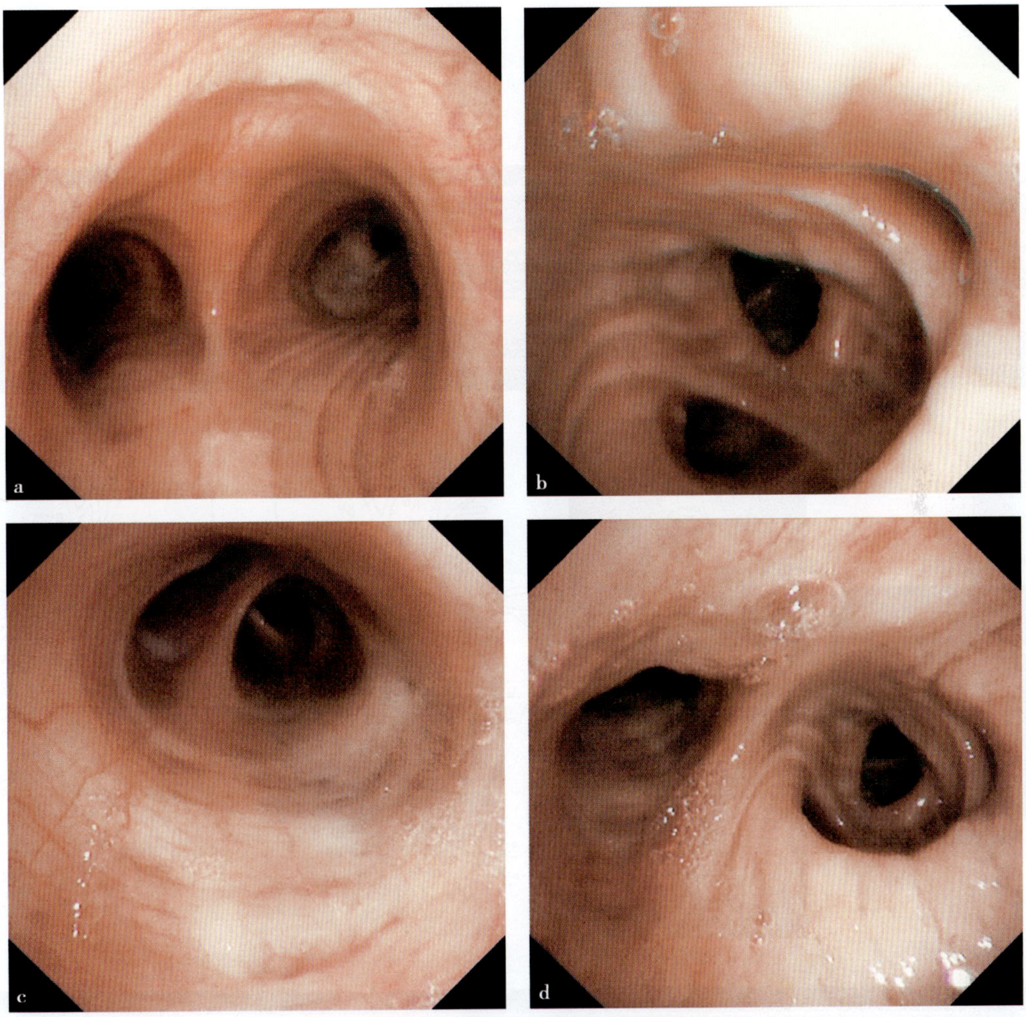

a：隆嵴；b：右下叶；c：左上叶；d：左下叶

图 11-35　气管镜图像

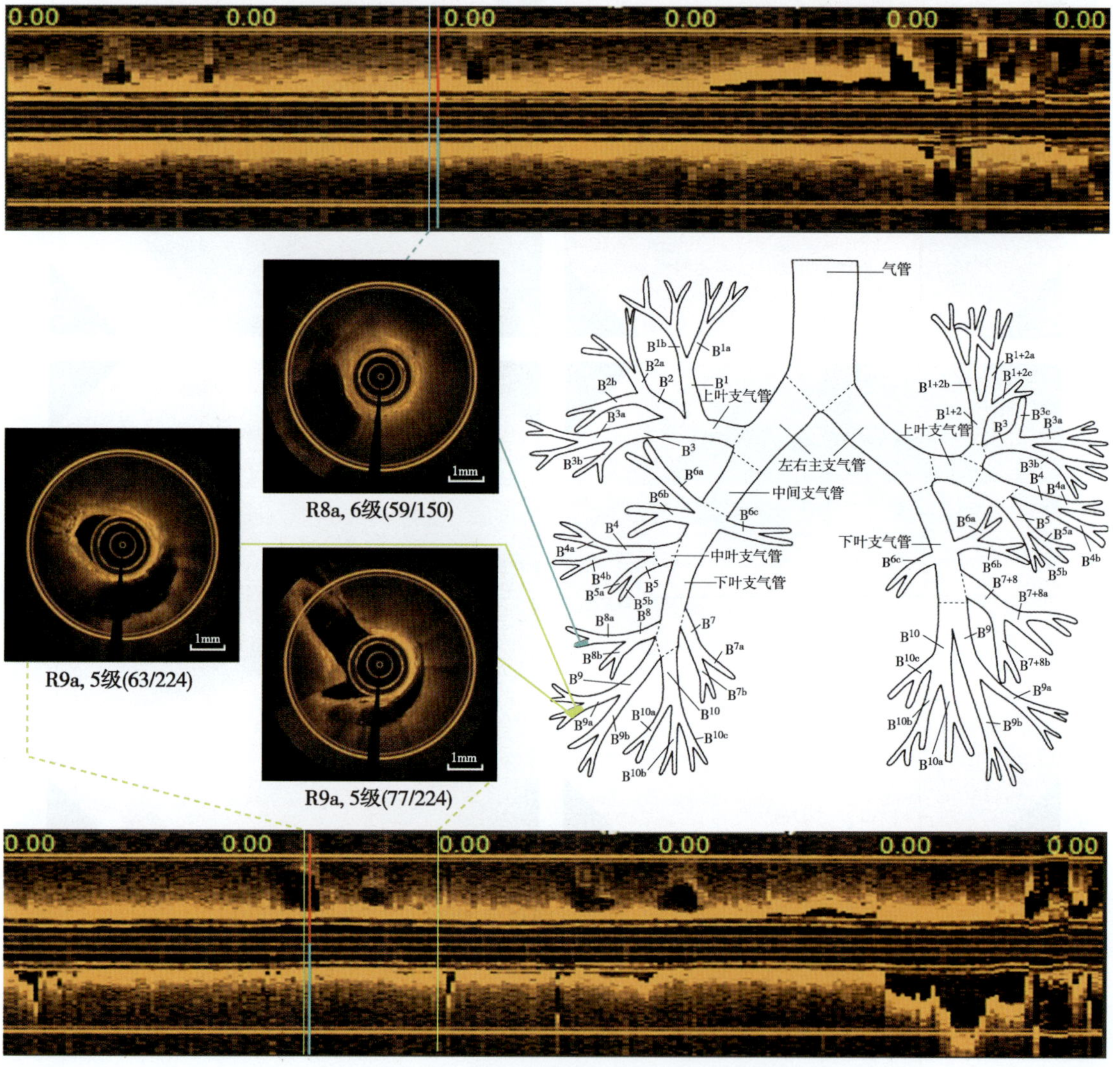

图 11-36 图像在纵截面和支气管的位置

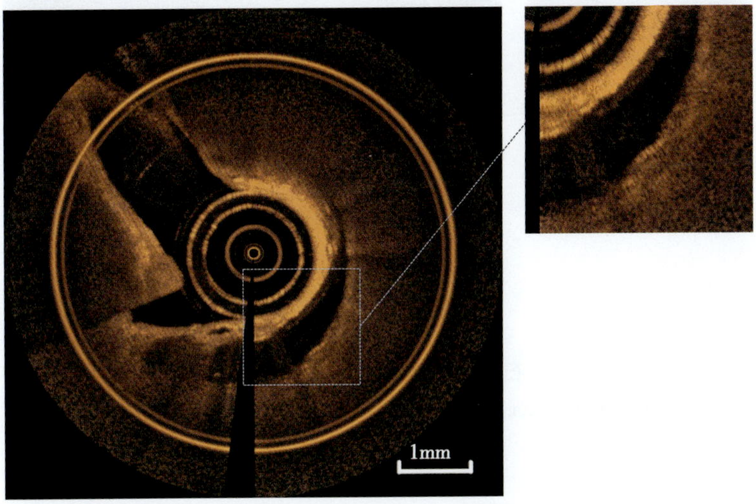

图 11-37　右下叶外基底段支气管，5 级（77/224）

可见管壁周围低强度信号的薄壁空腔，边缘清晰光滑，为囊状病变的肺泡组织

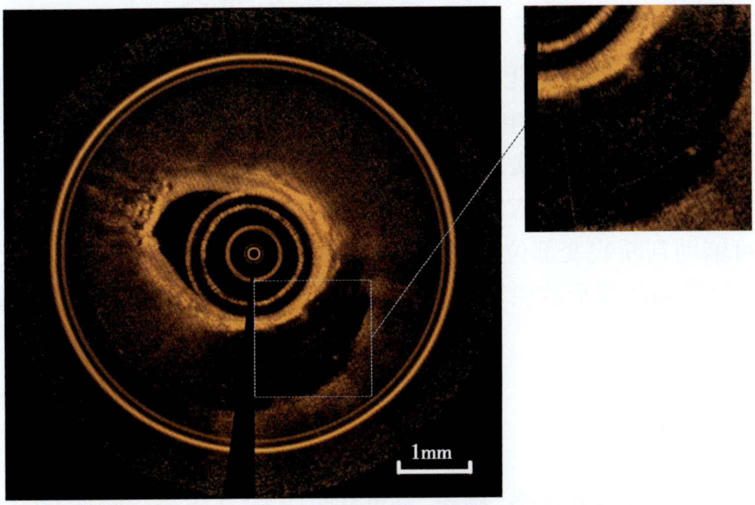

图 11-38　右下叶外基底段支气管，5 级（63/224）

可见气道旁的暗视野、低强度的薄壁空腔，边缘清晰光滑，为囊状病变的肺泡组织

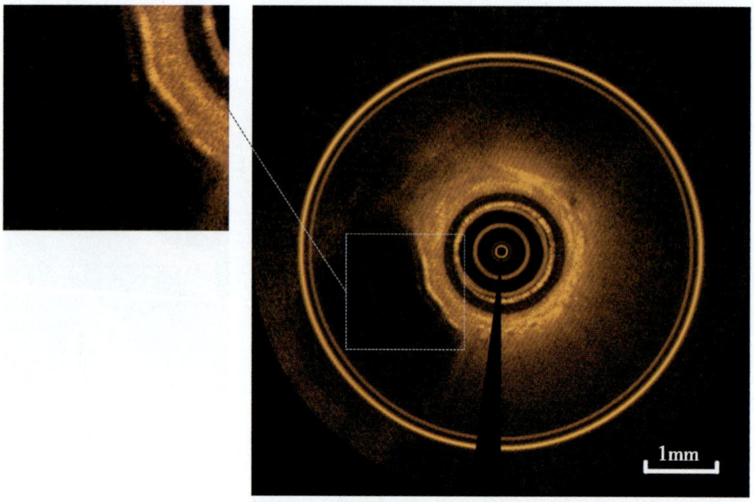

图 11-39 右下叶前基底段支气管，6 级（59/151）

可见气道旁的暗视野、低强度的薄壁空腔，边缘清晰光滑，为囊状病变的肺泡组织

二、规律总结

淋巴管平滑肌瘤病对应 OCT 图像特征表现：管壁周围存在类肺大疱的呈低强度信号的薄壁空腔，边缘清晰，为囊状病变的肺泡组织。

第五节 纤维性纵隔炎

纤维性纵隔炎又名纵隔纤维化或硬化性纵隔炎，是一类少见的以纵隔内纤维组织过度增生为特征的疾病。纤维过度增生导致纵隔内的器官受压，从而表现出相应的症状，如支气管狭窄、肺动静脉狭窄等的症状。该病预后较差，继发的肺动脉高压与肺源性心脏病是其主要死因。纤维性纵隔炎主要依靠影像学诊断，目前尚无疾病评估流程。

OCT 检查可辅助判断病变部位和远端气道的通畅程度，判断病变是累及气道全程还是仅为局部狭窄。气道局部狭窄的患者必要时可行局部治疗（如热消融、扩张等）。

一、OCT 图像分析

【病例】

幕××，女，67 岁，咳嗽 9 年余，确诊“纤维性纵隔炎”2 年余。胸部 CT 显示两侧肺门及纵隔见多发增大淋巴结影，部分融合，包绕两肺叶及段支气管并致管腔狭窄，管壁稍增厚。

（1）CT 图像：见图 11-40。

（2）气管镜图像：患者右下叶支气管图像可见各段和亚段支气管多发狭窄，色素沉着，支气管黏膜充血水肿（图 11-41）；于右下叶行 OCT 检查（图 11-42）。

（3）OCT 图像及分析：见图 11-43~ 图 11-45。

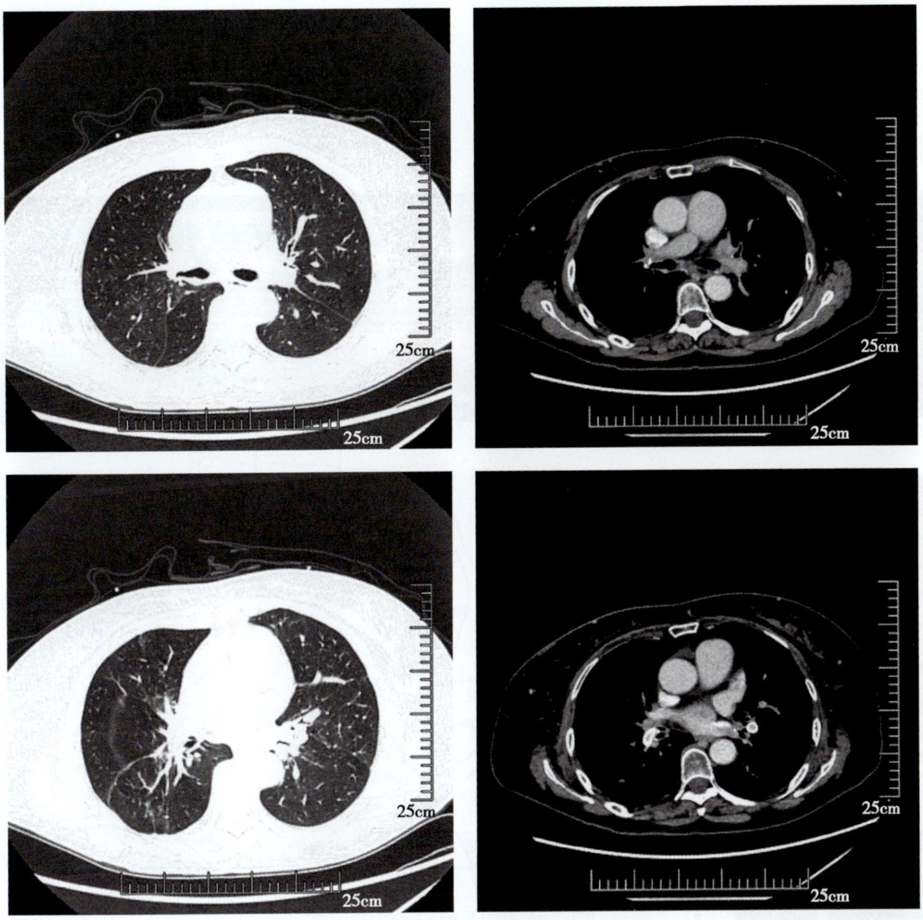

图 11-40　患者胸部增强 CT 图像

两侧肺门及纵隔见多发肿大淋巴结影，部分融合并包绕两肺叶及段支气管，导致管腔狭窄，管壁稍增厚。左下肺前内基底段容积缩小、实变，呈条片状。右下肺背段可见多发斑点、结节状、条索状影及模糊影，其中右下肺背段支气管牵拉、扩张。其余两肺透亮度不均匀减低，两肺部分小叶间隔稍增厚。胸膜未见增厚。两下肺动脉主干内见支架置入影，左下肺后基底段、右下肺前基底段肺动脉未见显影；右上肺动脉局部受包绕、狭窄

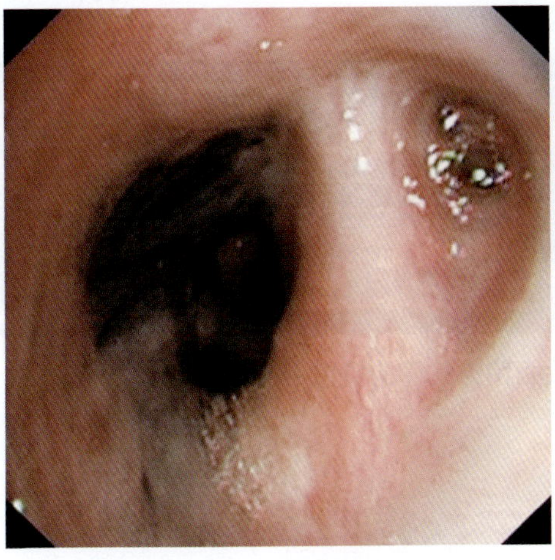

图 11-41　右下叶支气管

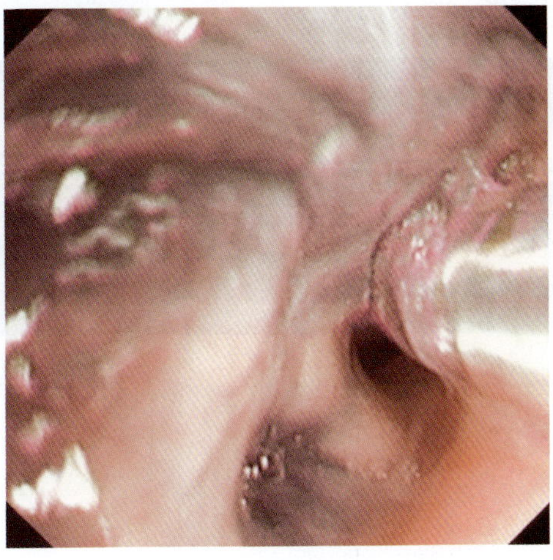

图 11-42　于右下叶行 OCT 检查

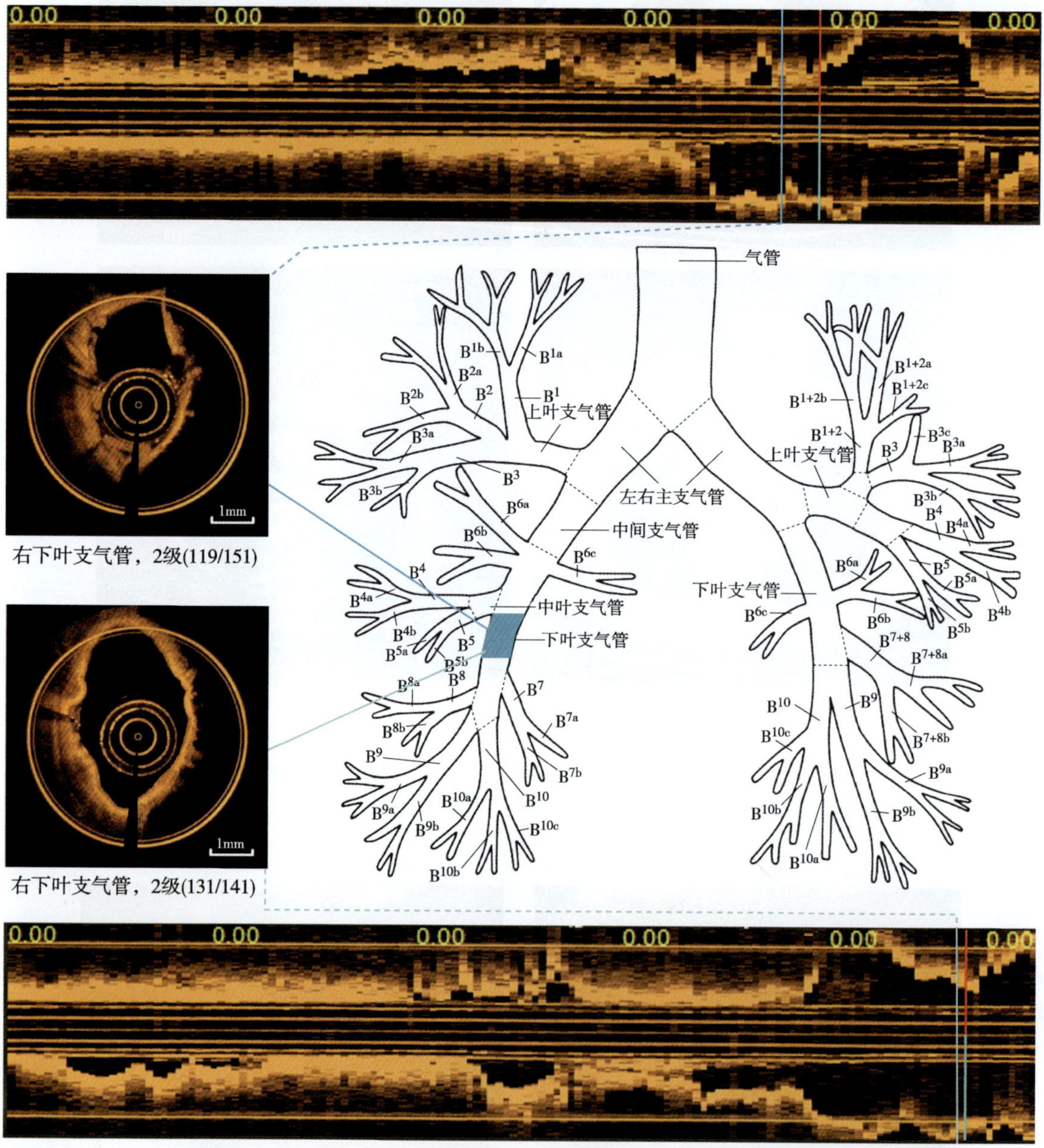

图11-43 图像在纵截面和支气管的位置

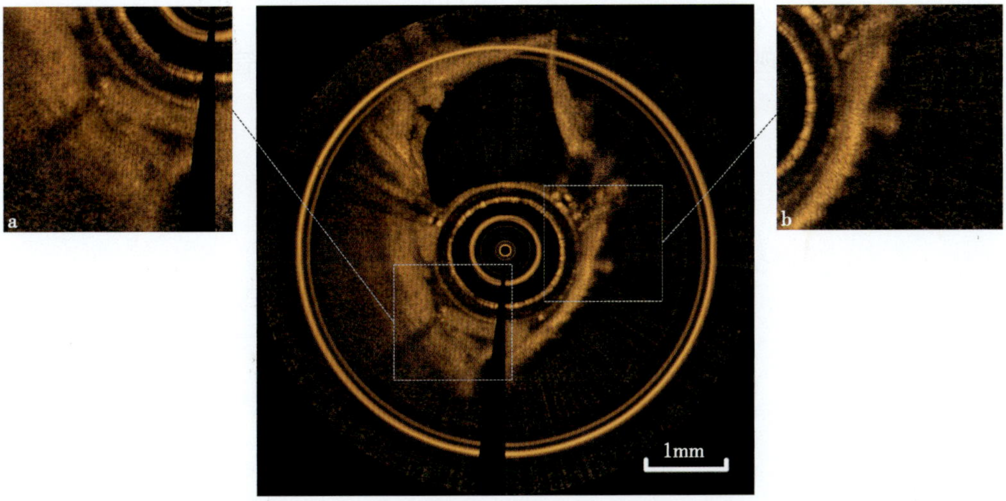

a：管腔形态扭曲，腔内可见分泌物；b：病变部位管壁变薄，管壁周围可见成片的低强度信号区域，管壁周围组织不显像，可能是碳素沉着物质完全吸收近红外光，不反射光信号

图 11-44　右下叶支气管，2 级（119/151）

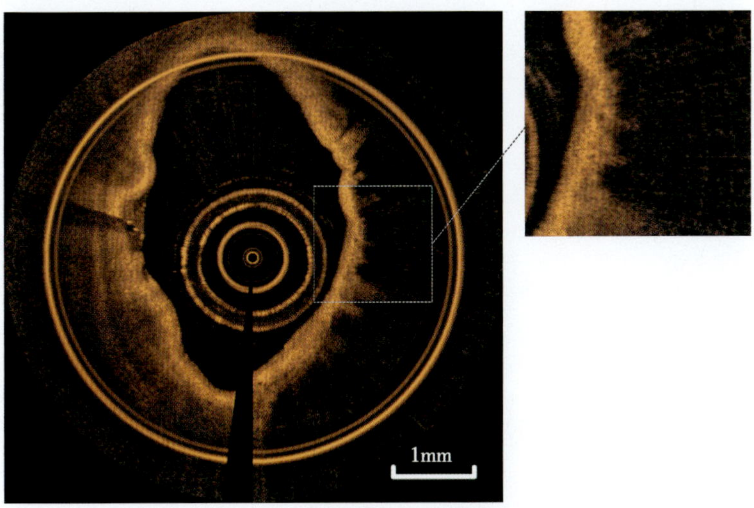

图 11-45　右下叶支气管，2 级（131/141）

纵隔侧管壁的反射信号迅速衰减消失，形成以管壁为分界线的暗视野区域，管壁周围组织无法显像

二、规律总结

纤维性纵隔炎对应OCT图像特征表现如下。

1. 管腔可见扭曲狭窄，腔内可见分泌物。

2. 病变（镜下多表现为色素沉着）一侧的反射信号迅速衰减，管壁显像不完全，管壁周围组织无法显像。